医学思想史
精神科の視点から

翠星ヒーリングセンター
八木剛平
Yagi Gôhei
桜ヶ丘記念病院／慶應義塾大学医学部精神・神経科学教室
滝上紘之
Takiue Hiroyuki

金原出版株式会社

医学思想史——精神科の視点から　目次

（目次には読者の理解の一助として「キーワード」を一部補足した。）

序章

序章

本書は医学思想（病気についての考え）の歴史をたどり、その変遷を通して現在の私たちがそれぞれ抱いている病気と治療についての考えを検証するとともに、現代医学が直面している諸問題を考えようとするものである。「医学」とは病気を対象とする（病気を治すための）学問である。「病気」を正確に定義することは難しいとしても、医学はそのような事態の存在を前提として成立しており、病気で苦しむ「病人」を治癒させようとする「医療」[1]（病気を治そうとする行為の総体）の経験を基盤としている。医療が社会の風土と文化に深く根ざしている以上、それぞれの社会にはそれぞれ固有の医療と医学と「思想」（人間が生きて世界と交わりながら抱く想念）[2]がある。

「医学思想の源流」[3]の著者の言葉を借りれば、医学の世界は、概念と思想という広大な大宇宙を小型に再現している小宇宙であり、医学の歴史は思想の歴史の一部である。したがって我々が現在つけている病気の説明には深い根があり、それは我々の生活の仕方の全体、知的背景、文化的遺産、また価値の感覚から出てくる。また、それは全体としての文化状況を反映する鏡でもあって、医学の歴史には文化や哲学・政治・科学・社会経済など人間の多面的な知識が反映されており、真に包括的な医学史は文明の歴史になるであろう。そのような歴史が誰の手にも負えないのは明らかであり、できるのはせいぜいのところ、ある限られた観点からある限られた領域について書くことだけである。

医者はこれまで病気をどう説明してきたか

本書は、日本の精神科医の視点から「医学思想」、とくに医者がこれまで病気をどう説明しようとしてきたか、を中心に記述しようとするものである。精神科医によるこのような試みは、少なくともこの国では過去に類例がないと思われるので、まず私たちの執筆の動機を述べておきたい。

＊　＊　＊

精神疾患についての一般の無視

第一に、これまでの大半の医学史には精神医学の記述が欠けており、「医学史」と言いながら実は「身体医学の歴史」であったことを指摘したい。少なくとも筆者が目を通した医学史で、精神疾患や精神医学者をとりあげている著書は極めて少ない。あらためて「病気」の定義について辞書を引いてみると、広辞苑第3版（一九八七）で「病気」は、「生物の全身または一部分に生理状態の異常をきたし、正常の機能が営めなくなる現象」であり、"The Oxford English Dictionary" 第2版（一九八九）で "disease" は「身体、または身体の部分または器官が、その機能を妨げられ、あるいは乱された状態」である。つまりこの時代においても、一般に「病気」はもっぱら身体の問題と考えられていた。

川喜田の挑戦

それだけに一九七〇年代に出版された川喜田愛郎の大著「近代医学の史的基盤」全2巻（一九七七）[4]は、「近代精神医学の出発」（第22章）、「精神医学の新しいアプローチ」（第38章）を記述して、医学史の視野を精神医学史まで広げようとした試みとして注目される。しかし「精神医学瞥見」（第42章、6〈付〉）では「精神医学領域の近年の多くの話題がまだ歴史的なプロセッシングになじまない」(P1205) としている。そして著者は医学史の中に精神医学史を組み入れながら、ここで近現代医学の本質的な問題に直面しつつあったようである。

すなわち、その前著「病気とは何か」（一九七〇）で著者は[5]、病気の記述を「神経症」までで終え、

「精神病」については、「精神病には立ち入らないわけについて」述べるにとどめている。その後の論文「医学思想史からみた精神医学」（一九八〇、一九八二）[6]で「かねてわたくしは、なぜ多くの医学史ないし医学思想史が精神疾患の存在をほとんど無視し、反面、精神医学史が終始厚い防音壁の中で仕事を続けている（中略）のかを疑問としつづけてきた」という。そこで病原微生物学を専攻していた著者は、身体医学の側から「越境」して両者の「歴史的な疎隔」の理由をたずね、それをつなぐ道を模索したいと考えたが、その試みは「方法論上の大きな困難に逢着してしまった」[6] P161。

「はじめに病人があった」

しかし著者は「はじめに病人があった」という医学の原点に立ち戻れば、近代医学の機械論的・還元論的アプローチがどんなに目覚ましかろうとも、それは「人の病い」のすべてを尽くしうるものではなく、医学は「人間学」の問題でなければならないとした。そして人間学に対して精神医学の孕む可能性、言いかえれば「病む人」の話が「人」の出来事の真相に迫る有力なアプローチとなる可能性に言及し、精神医学と身体医学とが伝統的に同じ「医学」の名でよばれていることに深い問題性がかくされているとみた。

医学は究極的に一つ

また病理学を専攻していた梶田（二〇〇三）[7]は「医学の歴史」の中で、「近年加速度的に進みつつある専門分化の勢いに伴って、諸分科の歴史については優れた専書もその数を増しつつあるが、医学の本質は単にそれらを重ね合わせただけで、それを医学史とよぶことは許されない」とし、「医学（Medicine）は究極的に、また絶えず一つ、でなければならない」と主張した。

病むのは「体」でも「心」でもなく「人」

精神医学と身体医学という「二つの医学」の問題に関連してKendell（二〇〇一）[8]は、精神疾患が体の病気よりも心の病気であるというのは18世紀末に生じた考えに過ぎないことを指摘し、病むのは「体」でも「心」でもなく「人」であるとの立場から、精神疾患と身体疾患の二分法の解体と「精神」疾患なる用語の廃止を提案した。米国精神医学会（二〇〇二）の「精神疾患の診断・統計マニュアル」(DSM-Ⅳ-TR)[9]も、この二分法を心身二元論という還元主義的アナクロニズム(時代錯誤)であるとして、どんな定義によっても「精神疾患」の概念に正確な境界線を引くことができないことを認めている。それでもこの用語が本の書名として使われたのは「不幸にも、適切な代替案を見出しえなかったため」であった。

精神疾患の比重増大

ところで21世紀は「心の世紀」とも「脳の世紀」とも言われてきた。実際に疾病構造の変化にともなって精神疾患の比重は増大しており、WHO(二〇〇五)による“No health without mental health”の発議は欧米各地域で支持されるに至った。[10]また“Nature”のキャンベル編集長は、二〇一〇年新春号の巻頭言で「二〇一〇年代は精神疾患のための一〇年である」と言明して話題になった。さらに二〇一四年にWHOは、世界中で一〇人に一人の精神疾患患者を抱えていると報告し、うつ病が二〇三〇年には障害調整生命年数(disability-adjusted life-years：DALYs)でみた疾病負荷(global burden of disease)の第一位となり、認知症は二〇五〇年には一億人を突破すると予測した。日本では厚労省(二〇一一)が、地域医療保健計画における「四大疾病」(癌、脳卒中、急性心筋梗塞、糖尿病)に精神疾患を追加して「五大疾病」とする方針を示し、精神疾患は五大国民病のひとつになった。このように近年の医学全体の動向を視野にいれると、西洋近代に始まる身体医学中心の歴史を、精神科の視点からあらためて見直してみる時期に来ているように思われる。

＊＊＊

「西洋近代」医学の偏重

第二に、これまで日本で出版された医学史の大半は、日本人の手になるものでさえ西洋の医学史であった。これは日本の現代医学が、近代西洋に始まった「科学的」医学の強い影響下にあることの反映であろう。思えば明治以降の日本人は、あらゆる分野で、いかに西洋近代と対峙し、あるいは受容するかの問題に腐心してきた。川喜田は、その大著（一九七七）の「まえがき」で、「日本に生まれ日本で働きながら、いわゆる東洋医学が本書の視野からまったく漏れている点」に言及した。著者は、「西洋近代」医学の延長線上にある現代医学を「普遍的」医学とする暗黙の前提、あるいはこれを絶対視する風潮に無条件で同調していたわけではないが、「東洋医学を人間の歴史の上に位置づける企ては、きわめて大きな学問的膂力と長い準備のいる仕事で、及び腰で論じてすむような話題ではない」とした。

ただ例外的ではあるが、小川鼎三の「医学の歴史」（一九六四）[11]では、「日本に重点をおいて、東西両洋の医学がいかなる道をへて進んできたか」が辿られている。著者によれば「日本とシナ大陸（中国）、ついで日本と欧州とのつながりは、世界の医学史でもごくおもしろい部分である。起源を異にする二つの医学系統がぶつかり合って、その一つが倒れて他が栄えたが、そこに日本人の性質がよく表れている」。「日本人はいつも海外の文化を消化吸収して己の血肉となすに敏であり、同時に、合理精神と実利主義をつよく内部に蔵している」。

もとより筆者らに東洋医学思想を論ずる学問的膂力はなく、本書は小川と同様に「日本に重点をおいて」、ただし「精神科の視点」から、まず中国、ついで欧米の医学を受容して進んできた経緯とその後の動向を記述しなおし、読者がこの国の医学思想を考える際の参考に供したいと思う。

＊　＊　＊

第三に、医学思想史は、病気についての考えの「進歩」（良い方、望ましい方に進んで行く過程）の記述というよりも、どちらかと言えば「変遷」（移り変わり）の記述である。一般に医学史では、医術の進歩を通じて、医学が病気を克服してきた過程が記述される。たしかに、福沢諭吉（一八八三）[12]

が「医術進歩の道を案ずるに、十中の八、九、器械的に依らざるものなし」、「医術は外科より進歩す」と述べたように、「近代医学の歴史は、器械・技術の発明・発見の歴史」[13]とみることもできる。実際ここ約一世紀半のあいだに蓄積された病気についての膨大な知識や――とくに現在の救命・救急医療に見られる――医療機器・技術のめざましい革新はまさしく進歩であり、医術の進歩が病気についての医者の考えを変える大きな要因であることは疑いない。

しかしキング[3]によれば「病気を如何に説明するかは、今日でも二五〇〇年前も同じように重要な仕事」であった。「遠い昔の先祖なり、最近の先駆者なりが書いたものが、馬鹿げたもののように思われたとしたら、それは彼らの対面していた背景を我々が知らないだけであって、我々の歴史評価に対する無知をさらけだしているに過ぎない。先人達は、少なくとも全体としては、我々と同じ知性を持っていた。20世紀になったからといって脳の皺が増えたわけではない。したがって、当時の知的な人が一見馬鹿げた意見を表明した場合、誤りはおそらくは我々の方にあり、その人たちの考え方に十分なじんでいないのである。思想史の研究者は、その時代に述べられたことが合理的に見えるような背景を再構築すべきなのである」。

また川喜田[4]は、その著書の目的が、病気という人の「悩み（パテーマ）」に、「人々」が同じ人の仲間として助力の手を伸べようとして、人類の誕生以来続けてきた歩みの跡を筋道を立てて語ることにあったという。そして医療機器や医療制度が未発達な時代にあっても、あるいは科学的医学が登場する以前にも、後世に名を残している医学者の多くが優れた臨床家でもあったことを、折にふれて指摘した。彼らはそれぞれの時代にあって、それぞれが抱く医学思想をよそに、病人の悩みと直に向き合ってその緩和に努めた。医学の知識も思想も、その源泉は医術の実践と経験のほかにない。「われわれは新しい時代の到来を新しい標識で飾るのではなく、過ぎ去った遠い昔の道標をそこに読みこんで、昔の人が前を向いて歩いたように、もう一度同じ道を踏み固めるようにして歩くべきなのである」[14]。

これら先人の教えに沿って、本書は古代・中世・近代の医学の中に現代の医学思想を、また現代医学の中に古代・中世・近代の医学思想を探る——いわば昔に今を見て、今に昔を見る——試みを企てた。とくに近現代の医学史には、精神医学と身体医学との重要な接点があったことを記述し、現代医学はそこからの発展として成立していること、医学とは本質的に心身医学であると同時に身心医学であることを主張したい。

＊　＊　＊

本書の時代区分は、まずⅠ. 有史以前、Ⅱ. 原始、Ⅲ. 古代、Ⅳ. 中世、Ⅴ. 近代とし、それ以降を、Ⅵ. 近現代（19世紀後半～20世紀前半）、Ⅶ. 20世紀後半、Ⅷ. 現代に細分した。そして有史以前から中世（江戸時代）までの歴史を、主として富士川游の『日本医学史・決定版』[15]（一九四一）・『日本医学史綱要Ⅰ』[16]（一九七四）・（赤松金芳・共著）『世界医学史』[17]（一九四七）から（現代仮名遣いに直して）引用・紹介する。つぎに近代から20世紀後半の初期までを、川喜田愛郎『近代医学の史的基盤』[4]（一九七七）を土台にして記述し、それが終わるところから「20世紀後半の医学思想」を始めて「現代医療の諸側面」に至る。したがって本書の前半は大部分が富士川・川喜田の医学史の祖述であり、後半は川喜田の後続書ともいえる。ただ川喜田は、その後に身体医学史から「越境」して精神医学史を論じたが、筆者らはあえて精神科の視点にとどまって身体医学の歴史を俯瞰し、現代医学における共通の問題を論じたいと思う。なお、現代医療については、一般医家向けの医療情報誌（Medical Tribune、医学界新聞、日経メディカルなど）の記事を引用させて頂いた。

第一章

アニミズム——医学思想の「ふるさと」

一 原始医術／動物医学——富士川 游の日本医学史から

哺乳類の医療行為

医（病気をなおす）という行いは、犬や猫でも傷を嘗めたり、草を噛んだり、時には傷ついた同類の傷を嘗めてやったりする行為[註1]があることから見て、哺乳動物が共有するいわば本能的な行動パターンである。ジェッター[18]は「原始動物の病気」から記述を始めており、梶田[7]は鳥や猿が互いにやっている毛づくろいにまでさかのぼっている。しかし医療（医術で病気をなおす）という行為は人類が地球上に現れてからのものであり、「医は人類とともに古い」[11]と言われるのは通常この意味である。この有史以前（文字がなかった時代）に行われていた医療こそ、人類に普遍的な医学が生育する土壌であり、また、人が生きて病と関わりながら抱く想念（医学思想）もここから生まれたと考えられる。

人類の医療行為（原始医術）

ところで「人類が外囲の自然界に接触する」ことによって直面した「第一の疾患」は「外科的損傷」であり、次が「娩産の障碍」、これに次いで「身体内部機能の異常」（カタル・炎症等）であった[16]。これに対する医術は、「熱あれば冷水に浸し、皮膚の創傷は唾液にて嘗め、リウマチ性の苦痛あるときはその体を日光に暴露し、胃不和あれば草を噛みて嘔吐を起す」あるいは「摩擦すること、口で吸うこと、掻くこと、異物を除くこと等」であった。これを「原始医術」と呼ぶとすれば、それは「早く病苦を軽快すべき焦眉の要求」に応じて起こったものであり、「動物の治療的本能に比して一歩も優るところ」なく、「医師はすなわち同時に薬品にして、病者自己は実に医師と薬品とを兼ねたるもの」であった[15]。

このような原始医術に関する記述は、これまでの医学史には（とくに歴史が古い西洋では）資料が乏しいこともあって極めて少なく、この点で富士川の論考は貴重である。原始医術の医療

〈註1〉 筆者の1人（八木）はTVで、ライオンに襲われた牛の群れの中で、傷を負った牛が仲間の牛にその傷口を嘗めてもらっている場面を見たことがある。

的価値に関する医学史家の評価は、現代医術と比較する習性があるためか、これまで決して高いものではなかった。しかし川喜田は、[4]極北から熱帯にわたって新旧大陸あるいは島々に散在する多くの未開種族の間で今も行われている医術が、まとめて一応「原始医術」という名で扱うことのできるほど共通な姿をもっていることを指摘している。そして現代の「原住民医術」を先史時代の原始医術と同一視することを戒めながらも、原始医術が医学の構造の本質的なものに深くかかわる可能性に言及した。

二　「いのちのひずみ」としての病――神田橋條治氏の病気観

ヒト（生物としての人間）の治療を考えるにあたって、神田橋[19]も、病む動物（とくに哺乳類）を出発点としている。現代医学における原始医術の意義を理解する上で示唆に富む論考と思われるので、ここで要約して紹介したい。

まず、病むことの本質は「いのちのひずみ」である。いのちは自然界の中にあり、自然界は温度・湿度・気圧・明暗・空気の成分などが刻々と変化して、いのちに影響を与え、いのちを歪ませる。環界の変化が、ある変化域を越えると、いのちはその変化に逆らおうと活動し始める（生体恒常性の出現）。「病」という概念言語で切り出された事象には、歪ませるもの・歪み自体・生体恒常性の三つが含まれている。

次に、病むことの本質はいのちのひずみであるが、動物は病という概念をもっていないので、すべての現象はいのちのひずみと、それに対する生体恒常性（自然治癒力）の反応、ないしはその発展型である。いのちにひずみをひき起こす病因が何であれ、それが一定限度を超えると、

生体恒常性（自然治癒力）の発動

生体恒常性（自然治癒力）が発動される。著者は哺乳動物におけるその働きを三種に分けて考えている。

①は因を除去する活動で、内部に侵入した微生物に対する免疫活動から、別の場所に移動したり、住居環境をしつらえたりする活動までの広がりがある。②のひずみ修復の活動は、狭義の生体恒常性であり、自然治癒力の核であって、その典型は傷の治癒過程である。③としては、動物がうちなる自然治癒力の活動を助けるべく、状況を設定する活動がある。生体の活動域を縮小して、生体恒常性の営みに専念できるように努めることであり、その典型がいわゆる「元気がない状態」である。これら三種の活動は、ある程度まで進化した動物では日常的に観察されるものであり、ヒトにおいても同じである。

著者によれば、太古の海で発生した「いのち」とともに、存続の志向と自在性の志向という二つの意志が誕生し、このふたつの志向が互いに補い合い、制御し合いながら地球上に広がっていった。自在性を希求するいのちの志向は脳（中枢神経系）の構造面と機能面の進化を押しすすめて、第一段の飛躍でことば（音声言語）の発達、第二段の飛躍で文字言語の登場に至り、ここで「こころ」の誕生の準備が完了したと考えられる。

「こころ」と「からだ」

これに対してこころを生み出した本家たる「からだ」は保守性・存続を志向しながらも、より自在な保守性を育てようとするいのちの志向が、からだの中に巧妙な組織やメカニズムを開発していった。これもまた進化であって、文字が登場する以前を「からだ」と呼ぶとすれば、それはヒトの動物としての部分であり、そこには犬や猫と共有している機能が層状に堆積しているのである。これは原始医術と現代医術とのつながりを考える上で重要な考察であり、一万年以上もの隔たりがある両医術の間には、多くの飛躍はあっても断絶はないことを示唆している。

　ところで、いのちを妨げる因による緊急事態に対して発動されるのは「退行」という方法で、これはからだに堆積している進化の先端部分を休止させて原始的で柔軟な生体恒常性を発揮させる生体（いのち）の知恵である。体調による食欲の変化はそれであり、意識変容にもその側面があって、麻酔など現代の医療手技はむしろそれを模したものであると考えるほうが、原始医術の意義を評価するのに役立つであろう。これに対して因の除去を目的とする現代の治療技術（薬物や手術など）は、外から生体に加えられる歪みであるから、治療は必ず生体に対して有害な作用をもたらす。かつてバランスのとれていた外部環境を復旧し、再設定する、いわゆる養生法のほうが手軽で確実なのは当然である。

　この著者の養生論は「大幅に生気論と合目的性を取り入れ」[〈19〉P113]ているが、その基底にあって注目すべきことは——生気論そのものよりも——「原始生命体の機能を呼び戻しましょう」との呼びかけである。[〈20〉]「いま必要なのは、他の生物と同じようにもっている、原始生命体の機能を呼び戻し、それと、進化が生み出した人間というありようとの和解を図ること」なのである。

三　現代社会におけるアニミズム

　原始医術の特徴は「動物に存する本能的療法に加うるに」、“Animismus”的の思考にもとづいて施されていたという点にある。[〈16〉〈註2〉]ここで「アニミズム」と呼ばれる自然観（宇宙観）の時代は、文字が出現する以前の人類社会であって、神と人との区別がない「神人無別」の世であり、また「こころ」と「からだ」の区別のないいわば「心身無別」の世である。分子生物学者でノー

〈註2〉　富士川は“Animisumus”に「生気主義」[〈16〉]、「生気論」[〈17〉]や、「万物霊活論」[〈17〉]の訳語をあてているが、現在の「生気主義（生気論）」は“vitalism”の訳語である。本書では欧語を仮名書して「アニミズム」とした。

ノーベル賞科学者のアニミズム体験

ベル医学生理学賞（一九六五）の受賞者モノー[21]によれば、アニミズムは人類の揺籃期にまでさかのぼり、それらは現代人の魂の奥深いところまで強く根をおろしている。

われわれの先祖は、自分の目の前の世界にたいして、またいろいろの動物や植物について、その性質が自分たちの性質と似かよったものであるのを一目で察知することができた。さらに自分たちのまわりに、もっと神秘な物体——岩、川、山、嵐、雨、月や星を見た。これらの物体が存在するのは、なんらかの目的のためであり、その目的をはぐくむには魂が存在している必要があった。こうして自然のいろいろの形や出来事のなかに、自分たちに決して無関係ではない、いろいろな力の働きを見てとることができた。アニミズムの本質的な思考法は、自然現象は窮極的には、人間の主観的・意識的で目的をもった活動と同様な仕方、同じ《法則》によって説明できるし、また説明されなければならないという仮説であり、「原始的」なアニミズムはこの仮説をまったく素朴・率直・明確に提示したものである。このようにして優雅な、あるいは恐るべき神話が自然の中に息づくことになり、芸術と詩に糧を与えてきた。アニミズムは〈自然〉と〈人間〉とのあいだに深い盟約を確立したのである。

モノーによれば、科学にもとづいていると自称し、その気でいるイデオロギー（たとえばマルクス主義）のただなかにも、多少とも隠蔽されてはいるが、アニミズムの投影が見いだされる。[21] P182 彼自身が、あるとき架空の想像上の経験に注意を集中したあまり、何ものも意識から消え去って、ただ自分が一個のタンパク質分子に同一化してしまっているのを知って驚いたことがあるという。生粋の自然科学者におけるこのようなアニミズム体験を、科学的思考のいわば「ふるさと返り」とみることもできよう。

「日本的アニミズム」の再評価

ところで、原初のアニミズムはその後の狩猟社会から農耕社会へ、さらには産業社会へという歴史的変動の中で脈々と生き続けた。とりわけ日本人は伝統的に「花鳥風月」にも心を寄せて喜怒哀楽の情を注ぐとされ、万物に生命を認めるアニミズム的習性を連綿と遺していると言われてきた。[22]これは欧米などの一神教からは見えない世界で、原始宗教などとさげすむ位置づけをされてきたが、近年「日本的アニミズム」を再評価する機運が高まっている。それはひとと自然のかかわり方を考え直し、もっと根本的にその本来のあり方を取り戻そうという動きであり、そういう動きの行きつくところ、あるいはその出発点として、アニミズムを再検討しようとしているのである。[23]とくに「心の働き」を実は「自然の働き」（心的自然）とする「ラディカルな物活論」[24]は、近代科学の既成の自己理解を根底から破砕する起爆力を秘めた革命的理念でもある、という。[24 P252]

＊　＊　＊

アニミズム概念・用語の混乱

アニミズムについては同義語・類縁語が多く、訳語・定義を統一的に記述するのが難しい。その一つは有霊観。宗教の原初的な超自然観の一つであり、自然界のあらゆる事物は、具体的な形象をもつと同時に、それぞれ固有の霊魂や精霊などの霊的存在を有するとみなし、諸現象はその意思や働きによるものと見なす信仰〈広辞苑〉、あるいは無生物と自然現象の性質を、生きている霊魂に帰すること〈ＯＥＤ〉とされる。

シュタールのアニミズム（現在のヴィタリズム）

もう一つは『真正医学説』（一七〇七）の著者シュタール（独）の「アニミズム」である。有機体（オルガニスムス）は機械（メカニスムス）とは根本的に異なると考えられ、生物の諸現象は、物質からは区別される非物質的なアニマ、または霊魂、生気的な原理によって産生されるとする学説である〈ＯＥＤ〉。古来のアニミズムが汎神論または汎生命論（一元論）であるのに対

物活説（hylozoism）

して、「シュタールのアニミズム」は生物と無生物との区別（二元論）を前提とする反機械論としてのヴィタリズム（生気論）である。

さらに、アニミズムの類縁語（または同義語）として「物活説（hylozoism ヒュロゾイズム）」がある。こちらは「もの」の中に「いのち」の内在を認めるイオニアの自然哲学者たちの物質観、[4 P49, 213] あるいは「物質は生命を賦与されている、生命は物質に固有の特性とする学説」〈Oxford〉とされる。モノーの著書[21]では、原文の“animismes”が「物活説」と訳されている。

第二章

原始医学

「病苦を軽快すべき焦眉の要求」

治療本能の医学的根拠が「医学の精神」

そもそも「人類文化の歴史」を考えてみれば、[15] あらゆる学問は初めから知識を渇望して人がこれを興したのではなく、自然の必要に応じて初めてその基本を作ったのである。病気とは何か、薬物は何処にあるのかもはっきりしていなかった有史以前の時代にあっても、「既に早く病苦を軽快すべき焦眉の要求あり、医学の発端たる治療法はこの自然の要求に応じて起これるなり」。つぎに「人智更に進みて事物の経過を観察し、その原因を尋究するに至りては、疾病の発生にも一定の因由を附し、これを治療するにも方則を設くるを見る」。そしてその治術は「単なる本能的のものでなくして、何らかの考案が加はったもの」となった。たとえ治療法は原始的であっても、病気についての知識を必要としたから「病理学の萌芽」がここに顕われたが、解剖学及び生理学は、身体の外形にいくつかの名前を付け、「霊魂ありて肉体を支配することを信ぜるに過ぎず」。

日本とくらべて遥かに古い歴史をもつ国々には、[17] この時代の資料が乏しいため、当時の医学についての言及はむしろ極めて少ない。しかし「医学の根本として、その内面的・心理学的基礎について考ふるためには、零細の資料といへども」、この時代に「遡りて攻究することを必要とする」。[17] しかも「人間における治療本能は動物より引続きて、種々の方面にあらはれるのであるから、「その心理学的根拠とするところ、即ち医学の精神 “Geist de Medizin”（原文のまま）と称すべきものは、今日の文化人民の間に於けると同じものであることが認められる」。しかしこの「医学」を現代の医学と混同してはならない。[15] すなわち、現代医学で治療を考えるには、病理を極めなければならず、病理を究めるには先ず解剖学及び生理学の知識を要すると思われているが、医学の歴史は全く反対の現象を私たちに示す。いまの私たちが医学の終着点と考えている治療法は、むしろ医学の出発点であった。

一　民間医学と魔法医学〈17〉——エジプト／インド／ギリシャ／中国

民間医学

「原始人類が漸次にその文化を進めて」、その生活を移動・狩猟・採集から定住・農耕・家畜へと変えて、「家庭と社会とを造り、規整せられたる法的生活を営むに至ったとき」、（原始医術の次に）「単純なる経験を本（もと）にした」いわゆる「民間医学」があらわれた。民間医学は、「原始人類が、創傷、骨折、脱臼などから発熱、下痢、腹痛、便秘などの苦痛を観察し」、その一部は人の力を借りることなく、一部は人の力によって軽快・治癒することを経験し、「それが積り積もりて獲得したる経験の事実が国民の所有」となって成立する。その民族の中で優秀なものが指導者となり、疾病の治療をつかさどるようになって、「医人と名づけらるべきものがあらはれ」、とくに優れた医人が医神または医祖として後世に名を残すことになった。

医神（医祖）の出現

すなわち、エジプトでは人身鳥首のトート、女神にして医神のイシス、インドのアトレヤは内科の祖、ススルタは外科の祖で、ともにBC６世紀の人である。ギリシャのアスクレピオスは半神半人であったが、死後には神に祀られて医祖となり、その娘のヒギュアは健康の神と称された。支那では神農（BC二七八〇頃）または黄帝（BC二六四〇頃）が医神または医祖とされている。

魔法医学

また「人々が自然界の事物につきて因果の関係などを思考するようになりていわゆる「魔法医学」があらはれた」。原始人類も、外傷を受けたために出血し、疼痛があらわれること、また寄生虫が自身の身体に対して障碍をなすことを知っていたが、その他の多数の疾病については、その原因を説明することが出来なかった。そこで「四季の変化や、太陽・月・暴風などの自然界の現象を見ても、それは我々人間を超越せる意志の感作に依るものであると考えたと同様に、我々の身体に於ける過程をも、ある特別の意志のはたらきに依るものであるとした」。「かくいふ観念の上に立ちて、疾病が起こるのは、遠くの離れて居る人の悪意に本づくか、或は魔（Dämon）が一定の形態にて人間の身体の中に入るがためであると信ぜられた」。

呪術的・宗教的／合理的・経験的要素の混在・併存

民間医学と魔法医学とは原始医学の「主要なる部分をなすもので、厳密に両者を区別することは出来ぬ」し、また両者は「親密に結合してあらはれ、いずれを前ともすることの出来ぬようである」。いずれにせよ「疾病の原因を窮むることに力を盡さずして、ただ当面の病苦を緩解することにつとめる」民間医学と、「人々が自然界の事物につきて因果の関係などを思考する」ようになって現れた魔法医学とが混在した時代は、文字が出現した時期と重なっている。古代オリエント（エジプト）はBC一九〇〇〜一六〇〇以前に文字と紙（パピルス）を持ち、この時代には呪術一色に塗りつぶされていた原始医術が、呪術的・宗教的（magico-religious）要素と合理的・経験的（rational-empirical）要素とが混在ないしは並存する医術に移行していたことが知られている[4]。

文字の出現

また「支那の医術は原始の時代では本能的・経験的なものであった。それが少しく発展して魔法的のものとなったので、祈祷・祭祀の類が治病の要法とせらるるに至った。さうして巫（みこ）と医と一人にしてこれを兼ねたものが多かったから、一概に巫医（ふい）とせられた」[17]。漢字はBC一四〇〇年頃の殷（いん）で発明されており、一説によると「醫」よりも古い漢字「毉」の上部は箱に入れた矢（左）と槍（右）の意味で、外科手術を示すとか、悪魔の姿をあらわすとかいわれており、下部の「巫」は魔法をする人のことであった。しかし、現在の漢字「醫」の下部にある「酉」は酒を意味するとされており、魔法をする「巫」が科学的要素のある「酉」に代わったとすれば、「毉」から「醫」への変化には人智の進歩がよく表われているという。

『古事記』、『日本書紀』、『風土記』

二　日本の太古医学[15]——古事記の記述から

日本という国が始まった年代は詳（つまびらか）でないが、いずれにせよその最初期には神と人の区別がなく、歴史家はこれを「神代」と称している。さらに時代が下っても、神武天皇から開化天皇に至るまでの四〇〇～五〇〇年はなお「神人無別の世」であったから、富士川は、国初からこの時代までを医学上の「太古」または「神祇（天の神と地の神）」の時代とした。当時の事情を伝える記録は三種あり、『古事記』（和銅五年、西暦七一二）、『日本書紀』（養老四年、西暦七二〇年）、『風土記』（元明天皇和銅六年、西暦七一九年）である。

これらの資料から当時の「病理学」を推測すると、「太古混沌の時代にありては、人々は社会万般の現象は悉くこれ神霊の所為に出づるものなりと信じ、従て疾病の如きも之を神霊の所為に帰せしことは世界中何れの人種の歴史にありても皆同じく然りとなす」。日本でも、人については言うまでも無く「『天も地も、みな神の霊によりて成れるものなれば、天地の間なる吉事も凶事も、すべて神の意なり。現人（うつしひと）の顕（あらは）に行う事の外に幽事（かみこと、神事）あり、顕はには目にも見えず、誰為（たがな）すともなく、神の為し給う業なり』と信ぜるが故に、疾病も神の心に由りて起こるものなりとせるなり」。

「疾病は神の意に因る」と言っても、一般にどのような神もこちらに冒涜するような言動があれば「祟りて病ますする」ので、「疾病は神の罰」と信じられていた。その他に「特殊なる神（荒ぶる神）」が存在し、その神の暴挙によって病気が生ずることもあるとされており、この場合に「疾病は災害」という意味があった。病気に関するこのような考えは、ギリシャの『太古医学史』に「疾は魔（Dämonen）の所為にして、魔は元これ神に出ず、これに善と悪とありて、

大穴牟遅神（おほなむぢのかみ）と少名毘古那神（すくなひこなのかみ）

一つは病を起こし、一つは病を治す」と言っているのと同類であり、また「支那の古書」に「疫神」「邪気」などの諸説があるのにも似ている。ただし疾病は多種多様であって、古事記の記述からは「その因由」が神の霊以外にも、「人の身に穢気（けがれ）悪毒ありても病のこれに乗じて起こること」、また「偶然の事故のために、自然に疾病を生ずること」、「物に傷ぶられて疾病を生ずること」も知られていたことがうかがえる。

この時代には「既に一定の医方あり、薬品あり、又医師ありて治病を司どりしことを證するに足る」資料があり、日本書紀の記述から大穴牟遅神（おほなむぢのかみ）と少名毘古那神（すくなひこなのかみ）の二柱の神が、「医人の鼻祖」（元祖、先祖）とされている。ただし、この「両神が定めたまひたる医方の如何なるやは固より之を詳（つまびらか）にするに由なし、思ふにこの両神は既に久しく行はれたる療病の方を集めて以て医方の則を立てたまひたるものならん」。

当時の医術については「疾病の本態に関する思考に相応して、第一に用いられたるは祈祷なり。もし病あれば、すなわち占合して神の教えを仰ぐを旨とし、歌舞して祈祷し、以て神霊を調和するを以て治病の方法としたり」。また「疾病は一つの災害なりと信じて、禁厭（きんえん、悪事・災難を防ぐための「まじない」）の法も行はれたり」。そしてこの二法は「並び行われて、療病の方、禁厭となり、また禁厭の法、療病となりしものなるべし」。

「さらに一歩を進めて薬物を内用するに至りしも」、「ただし病は神の意にもとづくとせしことなれば、薬物の内用も、その病を療することは奇（く）しき神の霊によるとせるにて、薬物の内服も禁厭の意に出たるものなるべく、始めよりしてその薬理学的効用を求めしにはあらず」。そして当時の記録から「酒の古くより用ひられたるを知るべし。これ支那にありて酒を以て薬物の始となすに相似せり」。そのほかにも草根木皮、動物の臓器を「治病の用に供したること記録に見えたり」。

外科の領域では、創傷に対して止血・鎮痛のために薬物の貼付などの処置が行われたほか、「すでに鍼もありしことなれば、膚肉に針して血を取りしこともありしならん」。また「何れの邦にありても、その太古の医術にて、外科に次で起りしは産科なり、混沌の世にありて既に産婆の存せしことにて之を證すべし。我が太古時代にありても（中略）、既に産室の備あり、産する時には必ず新に家を建て、これを産屋と云ふ。産おわれば火を以て室を焚きたり。助産に関する技術の既にこの時に存せしことを想ふべし」。

衛生（健康の保全・増進、疾病の予防・治療）に関しては「鎮魂の法あり。鬼を鎮め和らぐること神に仕うるが如くにして、穢さず、傷めざることを専らとし、かつ五穀を多く食し、酒と菜とを少しく取り、肉を稀に食うて性命を養うべしとせるものにして、衛生の意（こころ）まずここに現れたり」（ここでは児科・水治療・温泉については省略）。要するに日本の太古時代における医学の全体は、「大部が治療法にして、これに病理学の初歩を加え、更に解剖学及び生理学の萌芽を交えたるもの」であった。

三　現代社会のいわゆる「超自然」的医学思想／宗教的医療活動

「民間医学は疾病の原因を窮むることに力を盡さずして、ただ当面の病苦を緩解することにつとめた」とはいえ、「健全なる人間の理解と、冷静なる熟慮と、論理的の結論とから成立するものである」ことから、それは「疑もなく輓近の科学的医学の基礎をなすものである」。これに対して魔法医学は「現在の我々の知識の上から見れば」、「空想と欺瞞とがその内容となって居る」「全く迷信的のものである」。それにもかかわらず「魔法医学は医学の歴史にありて重要の事項をなすもので、原始医学の時代から、文化の中心にされて存し、今日にありてもこの精神は全くその跡を絶っては居らぬ」[17]。

小川（一九六四）[11]は、20世紀も半ばを過ぎて医療の進歩で多くの病気が征服され、宇宙船が飛ぶ科学時代に「原始医学のおまじない」が行われ、無病息災を神仏に祈ってその護符の類がいかに多く社や寺から出されているかに注目している。そういう護符の効力を信じている人が幾パーセントいるだろうか、たいていは気休めの程度であろうとしながらも、宗教的な安心立命は現代の医学においても大きな問題であると考えている。川喜田（一九七七）[4]は、今日のいわゆる未開民族の間にみられる「原始医術」を、そのまま歴史的な意味での医術の原型とみることは軽率であるとしても、その原住民の間に広く深く浸透している呪術的精神は、いまなお医学の周辺にたちこめているばかりでなく、隙あらば噴き出そうとする力を蓄えていて、それが医学の構造の本質的なものに深くかかわる可能性を指摘した。酒井（二〇〇〇）[25]は、癌を告知された現代人の例をあげて、医学の限界を突きつけられたときに求める医療が、原始的な医療、つまり医療の原点に近いという事実に注目している。

他方では民間医療の中で存続している魔法医学が時に悲惨な結果をもたらしている。新聞報道（産経新聞）によると、一九九四〜一九九五年に福島県の祈祷師は、共同生活していた信者を、「悪霊払い」と称して太鼓のばちで殴るなどし、四人を殺害、二人を死亡させ、一人に重傷を負わせた（二〇一二年九月二八日）。また二〇一一年五月には、自称コンサルタント業の女（六十三歳）が自宅アパートで、女児（一歳四カ月）を「悪魔を払う」として頭から落として死亡させた（二〇一七年二月二五日）。さらに二〇一五年四月には「龍神」と名乗る祈祷師が、糖尿病の男子（七歳）に「腹の中に死神がいるからインスリンでは治らない」として注射を中断させ、特定の飲食物を摂取させて死亡させた（二〇一五年一一月二七日）。

国外に目を転ずれば、米国では輪廻転生や精霊の存在を前提とする「前世療法」[26]〈註3〉が一部で強い関心をもたれており、フランスのルルドにおける超自然的な癒し（奇跡）は「自然現象」以外のなにものでもないという主張[27]〈註3〉や、特定の宗教からは距離をおいた「祈り」を手術や薬物と同等の治療手段として現代医学の中に再導入すべきだという提言[28]がある。脳科学の分野ではセロトニン系が霊的体験の生物学的基盤であることを示唆した研究[29]があり、「神経神学」(neurotheology) という新しい領域を論ずる研究者も登場している。これまで現代医学は西洋の伝統に従って「霊」や「魂」を禁句としてきたが、科学がこの世界のすべてを化学的・電気的に説明しようとするなら、いずれはデカルトが科学的思考と世界から締め出した霊と魂の領域に入らざるをえないとする意見もある[30]。

大貫（一九八五）[31]は、現代社会においても宗教的基盤に立つ医療の実例が多数存在し、欧米でも日本でも主要な宗教組織が健康維持に重要な役割を果たし続けていることから、科学の発展が医学を魔術や宗教から切り離してしまった、という暗黙の諒解を批判している。近年の日本における寺院・神社の驚くべき人気は注目されるが、ただし日本人も欧米人と同様に、寺院や神社が行う病気平癒の祈祷、儀式などを本気で「医療」とはみなしていない。著者は、宗教的治療を正当の医学体系とみなさないのも、逆にこれを最も有効な治療法とする「憧憬主義」も、これを他の医学体系と区別して取り扱っている点で疑問であるとしている。実川[32]によれば、そもそも宗教という営みは、世界と人生に不可避な不合理面を管理し、扱いやすくする工夫であっ

〈註3〉　「超自然」とは「人間のまだ知らない自然現象」であるという科学者もいる。

たが、今日のわが国の臨床心理学は、かつて宗教の果たした役割を、積極的に引き継ごうと試みている。その組織や考え方は宗教団体と極めて似ており、それは現代の新宗教のひとつの形態として、それも巧妙で勢力の強い集団となりつつあるという。

第二章

古代医学

一元論（空気／呼吸／水／火）から多元論（陰陽二元論など）へ

I　自然哲学的医学と経験的実際的医学

神と人とが分かれ始めると、自然の諸現象を統一的・思弁的に理解しようとする試みが現れ、「原始時代の経験に併びて理論的に生命の本質や疾病の本質を考え出す」に至った。「まず人間をば大宇宙Makrokosmosに比較し、宇宙の一切のものとの関係を考へることは固より何れの民族にありても略ぼ同様にあらはれる」[註4]。その経緯は、メソポタミアのハムラビ法典（BC二二五〇）からエジプトの数種のパピルス（BC二〇〇〇～AD一二三〇）、インドのヴェーダ（BC一五〇〇年頃）、中国の「黄帝内経（こうていだいけい）」（BC二四九～AD八）などに至る医療の記録や医書の中にたどることができる[17]。

すなわちメソポタミアの住民は、「宇宙の一切の事象は神の意志によりて統制せられて一定の法則のあることを知り、また天文学にも詳しく」、「疾病は日月星辰の関係で起こると考え、その医術は妖術的・占星術的であり、また数学的の影響も受けていた」[17]。それがエジプトでは運動する空気［呼吸気］（プノイマPneuma）、インドでは呼吸［アートマンAtoman］が生活の根源とされ、イオニア・ギリシャ文化圏では「水」（ターレス）や「火」（ヘラクレイトス）、「数」（ピュタゴラス）が万物の本源として、中国（黄帝内経）では「気」が生命の根源[34]と考えられるようになった。

これら一元的な宇宙観・生命観から、インドの四大不調説［地・水・火・風］、イオニア・

〈註4〉　これは「一般システム理論」で同形性（isomorphism）の法則（実在の異なったレベルが構造の一様性をもつこと）[33]と呼ばれているものに相当するかもしれない。

ギリシャ文化圏に属するエムペドクレスの四元素説（水・火・土・気）やデモクリトスの原子論、中国の陰陽・五行[註5]（木・火・土・金・水）説など、それぞれの文化圏に特徴的な古代哲学・医学思想と多元的な疾病観が発展するに至った。これらは「人々が自然界の事物につきて因果の関係などを思考するようになりて」現れたという点で、いわゆる魔法医学から発展したものとみることもできよう。人が呪術や神々と訣別して「自然」の中におのれを発見し、自然界の万象の構成と変遷とを、呪術的な道具立てをいっさい用いないで、統一的・原理的に把握しようとする自然哲学(自然の根本原理を直観と思弁によって解明しようとする学問)の意図は新鮮であったに違いない[4]。

物活論と原子論

その中でイオニアの哲学者たちは、「もの」の中に「いのち」の内在を認める物活論(hylozoism)の立場をとっており[4]、前6世紀頃にイオニア・ギリシャの文化圏で始まった医学は「自然哲学者と、自然研究者と、医者とが共に治療の問題に干与して、今日より見れば、素朴的にして超越的、形而上学的なる考を本としてその説を立てていた」[17]。他方では、前5世紀の後半に活動したトラキアのデモクリトスが、世界は原子（アトム）という分割できない粒子と原子間の空虚から成立し、空虚の中を運動する原子の離合集散によって森羅万象が成立すると考えた。この物質的・唯物論的な説明が、後代の科学・医学思想に与えた影響はきわめて大きかった[4][註6]。

生気論

デモクリトスに端を発した機械論に対して、アリストテレス（BC三八四～三二二）は、生きものの世界の秩序を支えているのは「アニマ」（霊魂、精神）であるとし、生命を学問の世界に導き入れた。生気論[註7]はここに初めて学問的な形をとったとされる。しかもアスクレピアド(医神アスクレピオスの子孫・末裔）の家に生まれた彼にとっては、「健康も病気も生命を欠くものに生ずることはできないから」、医学も自然学者の仕事であった[4]。「プラトンの観念論

〈註5〉　陰陽二元論は、周代の初期（BC1100頃）に作成されたとされる「周易」（占いの書をもとにして、陰陽の二元を組み合わせた64卦で自然と人事との変化や道理を解説した書物で、「易経」ともいう）の説に基づいたものである[35]。

〈註6〉　例えば反ヒポクラテスのアスクレピアデス（BC124～60）の医学思想やモノー（1970）の自然観。

〈註7〉　生命には、機械にはない独自の本質があるとする考え。

(Idealismus）と袂を分かったアリストテレスの実在論（Realismus）は、その後の解剖学的・生理学的医学、とくにガレノスの医学体系の形成に深く影響し、その自然哲学的思考は古代中世を通じて西洋医学の根本をなした[17]」。

実際的・経験的医術

このような自然哲学的医学とほぼ並行して、この時代には呪術的・宗教的な要素を払拭して今日では合理的・経験的と呼ばれる医術と医学が現れた[4]。それは「疾病の原因を窮むることに力を盡さずして、ただ当面の病苦を緩解することにつとめた」民間医療から発展した医学であり、「健全なる人間の理解と、冷静なる熟慮と、論理的の結論とから成立する」ことから、それは「疑もなく輓近の科学的医学の基礎をなすもの[17]」であった。

それを代表する医書が、西洋ではヒポクラテス全集、東洋では傷寒論である。両書ともその著者および成立の経緯について不明な点も少なくないが、共通しているのは呪術的・宗教的な要素の払拭に大きな役割を果たした自然哲学的な思弁をも排除して、医術の専門性・独立性を主張したことである。本書は、まず古代ギリシャ・ローマ時代の代表的な経験的医術としてヒポクラテス医学を、自然哲学的医学としてガレノス医学を、次いで古代・中世の日本医学に影響を与えた中国の代表的な自然哲学的医学として「黄帝内経」を、経験的・実際的な医学として「傷寒論」を取り上げる。

＊　＊　＊

自然哲学の再興

なお16～17世紀の自然科学の勃興によって、自然哲学はいったん駆逐されたかに見えたが、19世紀前半のドイツで興ったシェリングの自然哲学は、光・重力・電気・磁気・化学作用など自然科学の語彙を使った汎神論の復権ともみられており、医学史の上で「自然哲学的医学」といえば、その影響を強く受けてドイツで始まったロマン派医学を指す。〈4〉 また20世紀の代表的な自然哲学としては、ベルグソンの「創造的進化」（一九〇七）とベルタランフィの「一般システム理論」（一九四八）〈33〉〈註8〉があり、モノー（一九七〇）の「偶然と必然」〈21〉の副題は「現代生物学の自然哲学（philosophie naturelle）試論」である。

ただし分子生物学者モノーの自然哲学〈21〉は、一方でアニミズムには興味を示しながら、他方で生物と無生物を根本的に区別する生気論（とくにベルグソンの「形而上学的」生気論とその後の物理学者たちの「科学的」生気論）を厳しく批判している。細胞はまさしく機械であり、DNAの変化は偶発的・無方向的で、進化の根底には、絶対的に自由であるが、本質は盲目的な偶然があるだけとした。このように現在の自然科学が断ち割ってみせた自然の断面は、しかし自然のもつ可能性、潜在的現実性のごく一部であって、自然科学という枠組みが自然から選びとった一つの現実性に過ぎないという批判〈36〉もある。

〈註8〉　著者自身が、これを「新しい自然哲学」を構成するものとしている〈33〉英国版への序文、P15。

II　古代ギリシャ・ローマ医学

一　ヒポクラテス医学（経験的／非体系的医学）

ヒポクラテス全集〈37〉の著者とされるヒポクラテスは、コス島の医者の家系の二代目とされており、「全集」はBC四四〇～三二〇頃に主としてコス医学派の医師たち――すぐ向かいの半島のクニドスという町で勢力をもつクニドス医学派と対立していた――によって書きためられたものが、コス派内の重要参考図書として一つに集められたものと考えられている。当時はすでに医療がかなり活況を呈していた一方で、医療に対する批判・非難・罵倒も熾烈であり、これがまた医学の独立と医師の使命についての自覚を促す大きな要因になったという。それは有名な自然哲学者が輩出した時代でもあり、その考えがヒポクラテス医学派に大きな影響を及ぼしたとされるが、その医学思想は一元論から四元論まで諸説紛々としていて、この点で「全集」は一つのカオス（混沌）とみなさざるをえない。それでもその時代に「ヒポクラテス」の名に帰一した高い倫理的な自覚をもつ医者の集団が形成されていたことは疑いがない。ここでは非体系医学としての「ヒポクラテス全集」の中から、現代医学の立場で歴史的な意義があると思われる部分だけを抜粋して紹介したい。

（一）医業の自立

西洋医学において初めて医術の専門性・独立性と医師の倫理・品位を強調したと思われるのは、「古来の医術について」〈37〉P61-96、「誓い」〈37〉P581-2、「法（医の本分）」〈37〉P585-7、「品位」〈37〉P1003-12である。

医は賤業

まずヒポクラテス時代のギリシャの職業観では、思想や芸術は貴族の高尚な仕事、道具や機械など生活手段の制作は平民の仕事、衣食住を得るための仕事や技芸は奴隷のものと考えられ、医業は市民の自由な職業であったが、医者は上位の市民ではなかった。〈38〉ギリシャ医学の基礎のひとつに運動競技があったといわれ、闘技場をはじめとして戦場・災害で発生する負傷の外科治療はヒポクラテス医学でもっとも注目されるもののひとつである。解剖学の知識は乏しかったものの、骨折の処置、脱臼の整復、傷の手当、包帯術、止血法などは極めて高い水準に達していた。観血手術も行われ、診察室に備えられた外科用器具は優れた技術をうかがわせる。〈4〉

それにもかかわらず、医者の社会的地位は低かったらしい。またこの時代は「魔術師、潔め師、山師、いかさま医師」が横行し、「このまさに破廉恥な者たちは、市場に集まってくる人たちに大道芸人のように振る舞い、巧妙にだましながら、町々をへめぐって行く」のであった。医者たちは国の中を自由に移住できたが、彼らの不始末をどこかで取り締まる法律もなかった。

医の本分

そして「医の本分」の著者が置かれていた状況は、「医術はすべての術のなかでもっとも卓越している」のに、「それを行う人々の無知と、見さかいもなくそれらの人々の非をなじる人々の無知のために」、「医術が甘んじて受けるものはただ世間の不評だけであり、しかも不評だらけの医者にとってその不評は何ら痛くもかゆくもない」というものであった。そこで著者は「真の医者」となる六つの条件（資質、教育、勤勉、年月など）を列挙し、それらを「実際に身に備えて医術を行うようになり」、「こうして町々を訪ねるような人こそ、名実ともに医者として認められなければならない」とした。

素人との違い

いわゆる素人との違いについて「古来の医術について」は、「医術については誰しも全くの素人ではなく、是が非でもそれを用いなくてはならない事情から皆それなりの知識をもっているのだから、誰もとくにその技能家と呼ばれるにはあたらない」が、「そうはいっても、医術の発見は、相当大変な幾多の探究と技術をまって成就される仕事である」とする。「自分自身の病気がどのように発生したり治癒したりするのかを自力で詳しく学び知ることは、何せ素人の身としては容易ならぬことである。でももし、しかるべき人によって発見されて説明を受けるならば、理解するのはたやすい」のである。彼らは呪術師や神官とは質の違った技術を磨く職人たちであった。空疎な思弁を斥けて、個々の病める人をその環境とのかかわりのなかで凝視し、そこから「人体の自然（ピュシス）」と呼ぶ回復への法則性を読みとった。[4]

「誓い」

そして「誓い」は――その内容はすでに（かなり美化された翻訳によって）繰り返し紹介されているので[39, 40]ここでは省略するが――医師の戒律・守秘義務を強調して、後に「医の倫理」の出発点として有名になった。ただし訳者の解説によると、その文章には紀元1世紀まで言及した人がいなかったことから考えて、ほかの誰かによって作成されたものが、紀元1～2世紀ローマ時代のヒポクラテス全集刊行時に差し込まれた可能性がある。[37 P579]

（二）宗教・哲学からの自立

神聖病（てんかん）

ヒポクラテス医学が鬼神論的疾病観を排し、医学を宗教から独立させたことを象徴するのが、啓蒙的・論証的な論稿「神聖病について」である。「神聖病」とされていた癲癇について著者は次のようにいう。「この病気は、他の病気とくらべて何ら神的でもなければ神聖でもないと私には思われる。この病気も他の病気と同じように自然を原因とし、そこから生じるのである」〈37〉P113。「この病気を最初に神聖なものとしたのは、いまで言う魔術師、潔め師、山師、いかさま医師のような人々である。…これらの人々は、自分たちがその病気の治療に役立てうるものを何一つもっていない無能力さゆえに、神的なものを前面に出し、この病気を神聖とみなすのである」。「この病気は他の非常に重い病気と同様に脳が原因である」〈37〉P119。

次の記述は、説明が困難で治癒しにくいために神がかりの病気とされていた俗説に対して、当時の医学的知識によってこの病気を合理的に説明し、治療可能性を指摘した部分である。「この神聖病と呼ばれる病気は、他の病気と同じ原因によって、すなわち体にはいってくるものや出ていくもの、冷え、太陽、絶えず変化して決して静まることのない風によっておこる。それぞれの病気はみな固有の性質とそれ自身の力とをもっており、それらはいずれも理解し難いものでもなければ、処置に窮するものでもない。それらを起した当のものによって治療することが可能である」〈37〉P131–132。また「人間の自然性について」〈37〉P955–972では自然哲学の影響が明らかであり、ヒポクラテス医学が宗教から独立するにあたって大きな役割を果たしたと考えられる。

医術を哲学（こんどは自然哲学）から独立させようとするのは、「古来の医術について」である。「医術についてこれまで語ったり書いたりしてきた人たちは、それぞれ熱・冷・湿・乾（エンペドクレス）あるいはそのほか思い思いのものを自分たち自身の論拠の前提にした。彼らは、人々の病気や死の原因を簡単にまとめていき、すべてに共通する一つ二つの原理を前提とした」。しかし「医術は術にかかわるものであり」、ほかのすべての「術」の場合と同じように「熟練と知識」によって、「医術には、古くからそなわるべきものはすべてそなわっていた。原理も方法もすでに発見されていた。その方法によって、多くのすぐれた発見が長きにわたってなされてきたし、またこれからも新しい発見がなされるであろう」。「だから、医術に関する事柄には、前提とするようなものは何一つ必要がないのである」。

「医術に前提を設けようとする人たちは、いったいどんな方法で彼らの前提どおりに人々を治療するのか、私にはどうしても理解できない」。「そういう人たちの論は哲学説であって、ちょうどエンペドクレスやその他の人たちが自然について書き、いったい人間とは何であるか、人間ははじめどのようにして生じたか、…を論じたものに似ている」。それは「医術とはもっとも遠く隔たっていると私は考える。しかし自然についてのことは、本当は医術以外のどこからも何か確実なものを知ることはできないのだと考える」。ただしヒポクラテス医学が哲学を排除しようとしたのではないことは、「医師が知恵を愛する人（哲学者）であれば神にも等しくなる」〈37〉P1006の有名な文句からも明らかである。「実際に医術と知恵の互いの違いはきわめて少ないので」あり、「知恵を医術に、医術を知恵に密にかよわせる必要がある」。

このように「全集」には、一方では自然哲学的思考によって医学を宗教から独立させようとする意図（「人間の自然性について」）を、他方では知恵と医術との密接不離の関係のなかに自然哲学的な思弁が介入することによって、医術そのものが歪められることに対する戒め（「古来の医術について」）を読むことができる。いつも個々の病人が目の前にあって助力を待っている、という医療の緊急性とその強く技術的な性格とが、人にもって廻った思弁の余裕を与えなかったとみることができよう〈4〉。

(三)「病気は自然が癒してくれる」

「病気は自然が癒してくれる。自然は癒す手立てを自分でみつけることができる。しかもそ

ヒポクラテス全集に「自然治癒力」はない

養生法

れは、熟慮してのことではなく、…自然は、何も教わったり学んだりせずに、必要な処置を施すことができる。[37 P708]」。この言葉はのちに「自然は病気の医者である」というヒポクラテス医学の箴言として知られるようになった。

ヒポクラテス医学では、病気の際の自然（〈physis〉ピュシス）の働きが極めて綿密に観察され、著作の至る所で病歴が鮮やかに語られ、そのことによって自然の働きが証言された。とくに急性熱病においては自然治癒過程が典型的に見て取れる。すなわち煮熱（体温上昇）によって自然は誤った混合状態にある体液と原料を変化させ、体液は嘔吐・下痢・尿・痰・汗、ときには鼻血や痔といった出血や膿などによって、悪しき体液は分泌され排泄される[41]。ここには「病気それ自体が治癒過程」であると考える医学思想を読みとることができる。

また「病気に関してはつぎの二つのことを行うこと、すなわち、患者を救うかあるいは傷つけないようにすること[37 P231]」が説かれた。これはヒポクラテス医学のもう一つの箴言「助力せよ、せめて損なうな」につながるものであろう。そこで治療は人体にそなわったその自然治癒のはたらきを助長すること、つまり養生法、とくに食餌療法が重視され、その他に温罨法・入浴・灌腸・マッサージ・体操・睡眠・散歩にまでおよび、下剤など薬物の投与も行われたが、それは養生法の補助手段と解され、後世さかんになった瀉血は頻繁には行われていないように見える。養生法は、少なくとも明晰に意識され、行きとどいて組織された形では、ヒポクラテス医学が初めて教えたことであった。川喜田は[4]、ヒポクラテス医学がすべて治療を中心にものを考えたと推測しており、しかもその背後に、有名無名の医者たちの仕事があったことが重要と考えている。

なお後世の著作家の多くが言う特殊な「自然治癒力」は、ヒポクラテス医学のあずかり知らぬ所であった。[41] ノイブルガーによれば、ヒポクラテスにおいて「自然」とは、〈合法則性〉であったり、〈本質や実体〉であったりするが、「自然（Natur）」の本質や治癒本能を思弁的に語ることは拒絶した。実際に、ヒポクラテス全集の日本語訳に[37]「自然」はあるが「自然治癒力」の訳語はない。[42] P48 つまりヒポクラテス医学において強調されたのは疾病の自然治癒「現象」であって、自然治癒「力」説の起源は、通説とは異なり後世のガレノス医学であった。

（四）ヒポクラテス医学の反対者（アスクレピアデス）

デモクリトス流の原子論・機械論

病気の治癒にかかわる「自然」というヒポクラテスの教えを幻想と非難した最初の人は、アスクレピアデス（BC一二四〜BC六〇）とされる。[41] デモクリトス流の原子論・機械論をその学説の基礎において、病気は原子の変化や、原子の運動の乱れなどから生じるのであって、自然とは物体とその運動以外の何物でもなく、「自然は有益であるばかりでなく有害でもある」。病気の時に「自然」をあてにすることはできず、秩序の回復は医者の情熱的な介入による以外にない。ヒポクラテスの治療術は、自然の治癒力を注意深く見守り、それが効かないときにのみ介入するものであったが、アスクレピアデスにとってそれは「死の観想」としか見えなかった。

現代医学の自然観に酷似

彼は鋭い観察者であったから、自然治癒に相当する臨床経過があることを見逃しはしなかったが——自然は目的を持たない以上——それは単なる偶然であった。田辺[43]によれば、これは現代医学の原子論的・機械論的な自然観に驚くほど似ており、ヒポクラテスとアスクレピアデスの対立は、その後その時々の学問の道具立てを反映して少しずつ異なりながらも、生気論的・目的論的な疾病観・治療観と原子論的・機械論的なそれとの対立として繰り返されてきた。モノーの著書[21]（一九七〇）は「宇宙のなかに存在するものはすべて、偶然と必然との果実である」

というデモクリトスの言葉で始まっている。

アスクレピアデスの名は、ヒポクラテスを錦の御旗とする後世の医学者たちによって不当に低い評価をうけてきたが、彼はローマではなはだ人気のある医者であった。自然のなすわざを「骨折り損」と嘲笑ったり、ヒポクラテス派の治療術や医師を「死の世話人」と呼んだり、激しい反ヒポクラテス的発言とは裏腹に、治療においてはギリシャ末期から目につきだした過剰処置の弊から免れており、「安全で、速やかで快適な治療」をモットーとし、瀉血などの消耗的な方法よりも主として養生的な温和な方法によった。[4] しかも「奇妙なことに」、ヒポクラテス医学が「治癒本能の道具」とみた発熱を「自らの治療においては用いると公言した」[41] という。このように、その時代までの諸派の医学理論と治療方針とのかかわり合いは本質的にはこじつけを多く出なかったようにみえるが、それは見方をかえれば、古今東西すぐれた臨床家たちは、その抱く理論の如何にかかわらず、患者を前にした時はその学説をおおむね「よそ」に、経験的・折衷的にふるまうのを常としてきたのであろう。[4]

二　ガレノス医学（自然哲学的／体系的医学）

紀元前1世紀の半ごろから、ギリシャ医学は次第にローマに浸透し、そこに根を据えてその集大成たるガレノスの巨大な体系を生んだ。「ガレノス（一三〇～二〇一）はローマ時代医家中随一に位すべきもので、ヒポクラーテス没してより五〇〇年、医家は互いに派を立て流を分かちて、区々たる論争に余念なかった時に方（あた）り、断然としてヒポクラーテスを祖述（先人の説を受け継いで述べること）し、解剖に重きを置きて医学を論じ、当時及び後進の医家をして拠るところあらしめた」[17]。その学説はその後一四〇〇〜一五〇〇年にわたってヨーロッパ・アラビアの世界を支配するに至った。

（一）ヒポクラテス主義——自然治癒現象から自然治癒「力」思想へ

自然力が健康を保持し、病気を癒す

ガレノス医学の大きな特徴の一つは、ヒポクラテスを「神のごときヒポクラテス」と讃えた正統ヒポクラテス主義である。ヒポクラテス医学を理論化・体系化したガレノスは、自然は機能障害を正したり健康を回復したりするために、生体にあって生命を正常に保つのと同じ力を用いるとし、生命はこれらの「力」（自然力：dynamis physike）で健康を保持するだけでなく、病気をも癒すとした[41]。そして、原子論・機械論を唱えていたアスクレピアデスを初めとする当時の反ヒポクラテス陣営に対しては、「自然」（ヒポクラテス）にそなわっている「諸力」を否定すると考えて激しい攻撃を加えた。「諸力」とは、自然（霊魂的統御）が営む諸（能）力であり、生命現象を発現させる生命力とされる[44]。

排出療法（瀉血・浣腸、下剤・吐剤など）の多用

ガレノスはヒポクラテス医学の体液説を継承して、四種の体液（血液・粘液・黄胆汁・黒胆汁）が「適正な混和」にあるとき人は健康であり、それが不調に陥ったとき（混和失調）が病気であるとした。そして不調の体液から生ずる「邪悪物質」を排泄する能力は、自然の治癒力の大きな要素であり、瀉血（静脈切開）や浣腸にはそれを補う意味があった。とくに瀉血はのちに、中世・近世を通じて全盛期を迎える。ただ川喜田[4]は、体液とその病理についてはエジプト由来の長い伝統があること、液体病理学説はヒポクラテス医学の実技にあまり強い指針となっているようにはみえないことを指摘している。

しかしガレノスの治療法はヒポクラテス医学よりもずっと積極的であった。すなわち「ヒポ

医術の科学的基礎を確立

クラーテスの療法は主に理学的・衛生的・食養的で、薬物を用ひるのは疾病を治するのが直接の目的ではなくして、これによりて有害なる体液の排除を期待したのであった」のに対して、「ガレノスはヒポクラーテスに異なりて薬物をば疾病の治癒を図るために補助として複雑の形式にて応用した」[17]。また自然の治癒力の大きな要素は「邪悪物質」を排泄する「能力」と考えていたので、それを補う意味で瀉血や浣腸を好んで用い、下剤・吐剤・発汗剤・利尿剤・発泡膏などによる薬物療法をおこなった。とくに、複雑な組成をもつ多くの解毒剤「テリアカ」の処方を残しており、これは中世以後に万能解毒薬の性格を持つようになって、唐代（7世紀）の中国にもその名が見られたという[4]。

(二) アリストテレス哲学・動物解剖生理学

ガレノスは、アリストテレスの自然学とヒポクラテス医学との統一を意識していたと推測されている。ヒポクラテスの「自然」をアリストテレス流の目的論[註9]の線に沿って掘り下げることによって、自然の「諸力」および生体の形と働きとの「合目的性」を想定したと考えられる[4]。「力」はガレノスにとってはまさに〈現象の原因〉そのものであった。「というのも、力とは働きの第一の原因[41]だからである。

ガレノスについての高い評価[4]としては、ギリシャ医学のすぐれた伝統を集大成し、――現代医学にまで通ずるような――解剖学・生理学・病理学を基盤に壮大な医学体系を構築したことによって、医術がここで初めて科学的な基礎を確立したことが挙げられている。ただし――それに先立つアレキサンドリアの学者たちの時代と違って――人体解剖の機会が与えられなかったため、その検索を猿・豚・山羊・牛などの動物に求め、それらの所見をそのまま人体にあて

〈註9〉　目的論とは「生体は目的に率いられて動く統一的な存在である。その目的の原理は生体の諸部分にまで浸透していて、全体に向かって仕え、そこには何一つむだにはつくられていない」[4]という考え。

はめた。それでもその医学体系が千古不易の教典と仰がれるようになった要因のひとつは、ガレノスの一神教的な霊魂論[註10]がまずイスラム世界にすなおに迎えられ、まもなく——彼はキリスト教徒ではなかったが——中世キリスト教会の認知によって権威づけられたことの両面があずかっていたものと考えられている。

(三) ガレノス医学の盛衰・再評価

西洋近代医学における「自然治癒力」のタブー視

しかし、もっぱら自然の治癒力（とくに排出力）に頼った治療論は、その追従者たちによって瀉血・浣腸の多用や下剤・吐剤・発汗剤・利尿剤・発泡膏などによる薬物療法を招いた。他方ではアリストテレスの自然学を背景にした医学思想の思弁的側面が、その信奉者たちを似非科学的な教条主義・権威主義に走らせた。ガレノス医学は16世紀にパラケルススの激しい批判[45]を浴び、17世紀にはガレノスを奉じる医者たちは、モリエールの「病は気から」（一六七三）など一連の喜劇で痛烈な諷刺の対象になった。西洋近現代医学で永らく「自然治癒力」がタブー視されてきたのは、ひとつにはガレノス流の医学体系に対する反発あるいは警戒心からであろうと筆者は推測している。

しかし学者たちの間に広がったガレノスの低い評価は、近年むしろ批判されてその真価が再評価されている。「思想史の研究はその時代に述べられたことが合理的に見えるような背景を再構築すべきである」と主張するキング[3]は、ガレノスの学説に「馬鹿げた」というような形容詞を使うのは全くの見当外れだという。

ガレノスの再評価

まず、中世の医学思想を固定して18世紀まで馬鹿げた影響を与えたという批判に対しては、この時代に医学の進歩が遅かったことは認めなくてはならないが、ガレノスの誤りが何であれ、

〈註10〉　二宮[44]によれば、成長と栄養は動物にも植物にも共通で自然力（ピシス）の表われであるが、感覚と随意運動は動物に特有で霊魂（プシケ）の表われである。動物は霊魂と自然力の両方の支配を受けていて、身体各部の役割は霊魂と関係している。アリストテレスの「霊魂論」との関連は明らかで、ガレノスの解剖学も生理学的実験も身体各部の役割と霊魂との関係を実証するためのものであり、「人間は知恵のある動物であって、地上の全生物のうちただ独り、神に似ている」とされていた。

その死から千数百年間も医学の進歩がなかったことをガレノスの責任にするわけにはいかない。ガレノス批判は、主として中世から近世にかけて長く風靡した頑な教条主義の教祖としての彼に対する反発から出ているが、教条主義の責任はもとより彼にはない。また後世の追従者たちが「馬鹿げた」理屈を振り回していたとすれば、ガレノス医学の背景にあった自然哲学それ自体に内在する危険、(4) つまり乏しい経験的知識とそれに基づく奔放な思弁ないし宇宙論とが、話をどこにでも導く無法な思考を許してしまうという陥穽に、医者たちが嵌まってしまった結果であろう。

つぎにガレノス医学の解剖学と生理学に対する批判であるが、人体の死体解剖が許されていなかった時代に、アレキサンドリア期の人体解剖の知識と動物から得られた所見に基づく諸仮説は、近代医学の端緒となったヴェザリウスの人体解剖学（一五四三）とハーヴィーの血液循環の発見（一六二八）の先駆的な業績とみなすことができる。さらに、よく知られているのは「諸（能）力」に対する非難で、これが何よりもガレノスの思想体系の評判を悪くしていたようであるが、これについてはギリシャ哲学のあるものを認めれば理解しやすいという。ガレノスを知識の歴史のなかで考えてみると、彼は新しい地平に向かっての開拓者というよりは、すでに作り上げられていた枠組みの中で知識を統合した組織人であった。(3)

なお日本の医学にガレノスの名が現われるのは、安土・桃山時代にポルトガルから渡来した南蛮流の医術を伝訳した「南蛮流外科秘伝書」である。(15,16) 富士川は、「その説は遠くヒポクラテスに出で、ガーレン（西暦一三一年に生まれ、二〇一年または二一〇年に没す）によりて大成せられたるものなり」として「ガーレンの病理学」を紹介している。またヒポクラテス医学については、「我が織田・豊臣両氏の時代は西洋の十六世紀の後期に相当するが、彼の邦十六世紀はいわゆる文運復活時代にして、医家のヒポクラーテスを研究するもの多く、ヒポクラーテスの古説は、この時再び世に行われしが、その四原液の説はポルトガル人の伝訳によりて、かくの如く我が邦にも入れるなり」としている。

中国最古の体系的な「気」の医学

経絡（けいらく）思想

Ⅲ　古代中国医学

一　黄帝内経（自然哲学的／体系的医学）

古代日本の医学に影響を及ぼしたのは、黄帝内経（以下「内経（だいけい）」）の医学思想である。これは現存する中国最古の体系的な医書で、成立の時期や過程は明らかでないが、紀元前2世紀頃に編纂されたと考えられている。内経は「気の医学」[34]であり、気は「人間を含む万物を構成する究極的な極微の要素」であるという[註11]。そして内経の医学思想を特徴づける陰陽五行論のうち、まず「陰陽」はもともと日陰と日向、寒と暖という日光の多寡を意味していた言葉が、やがて自然界のさまざまな状態を説明する原理的な性格を帯びるようになったものである[34][註12]。次に「五行」は人間の日常生活に必須の五つの代表的物質（木・火・土・金・水）を指していたのが、やがて事物の分類や関係を示すカテゴリーへと概念化したと考えられている。

「内経」は、疾病を「体内における気血（生命活動を維持する「気」）が不調和に陥った状態」としており、それを調和のとれた自然状態にもどすための手段をもっぱら鍼灸術に求め、症状に応じた具体的な治療法と原則を詳細に説き示した[34]。この治療法で重要な理論的役割を果たすのが経絡（けいらく）思想である。経絡とは、体内を循環して生命活動を維持する「気」（血気または気血）の通行路で、「経」は身体の縦軸方向に流注する一二種類の幹線（一二経脈）、「絡」

〈註11〉　富士川[17]は「内経」で重視される「気」について、古代エジプトで生活の最重要原理と考えられたプノイマ（Pneuma）と後にギリシャで興ったプノイマ説、メソポタミアで生活の根元とされた血液、古代インドの呼吸（アートマンAutoman）に言及し、その異同を論じている。

〈註12〉　19世紀前半のドイツ・ロマン派医学の病理学の特徴のひとつとされる「対極性」は、病理の根本を陰陽二気の不調和とする古代中国の医学説が援用されているという[4]。

張仲景

ヒポクラテス医学に比肩

は経脈を横に連絡する一五種類の支流、経絡上の皮膚に生体の反応点ともいうべき刺鍼・施灸の目標となる穴（いわゆるツボ）がある。解剖学的には認められないので、近代西洋医学の側からその存在が疑問視されてきたが、最近になって電気的測定法などによる検証が行われているという。

二　傷寒論（非哲学的／実際的医学）

「傷寒論」は張仲景（ちょうちゅうけい）が、後漢時代（二五〜二二〇）に著わした「傷寒雑病論」の宋時代（九六〇〜一一二六）版とされている。〈46〉「傷寒」とは伝染性の重篤な疾患で、腸チブスであったらしい。「太陽病」「陽明病」「少陽病」「太陰病」「少陰病」など八種類の病名には、陰陽の用語が使われているが、「内経」にあるような自然哲学的な思弁はない。症状の記述は例えば「脈浮（みゃくふ）、頭項強痛（ずこうきょうつう）して、悪寒（おかん）す」（太陽病）、「口苦（くちにが）く、咽乾（のどかわ）き、目眩（めくるめ）くなり」（少陽病）、「脈微細（びさい）、但寐（ただいね）んと欲するなり」（少陰病）などと具体的で、一八二の症状とその経過に対応した処方が書かれている。

富士川・赤松〈17〉によれば、その「医方は実際的臨床的のもので、（それ以前の黄帝内経における）『素問』が深遠なる思索を主とせるものとは全くその趣を異にしている」。陽陰といっても「自然哲学的のものではなくして、陽とは温暖、陰とは寒冷というほどの意味である」。張仲景の意は「空論を避けて専ら実際の事に当たり、親切に病を治するにあったと見るべく」、「支那の医学にありて、疾病を治療するの方法を明確に説くに至った」最初の医書とされる。その特徴は「疾病の変化の法則と、それに順応する治療法を述べた」ところにあり[46]、またその医術の精妙さは、ヒポクラテス医学に比肩するといわれ、あるいはそれ以上とも評される[47]。

Ⅳ　古代日本医学

一　医術・医療

「崇神天皇の朝、始めて神と人との別ありてより、大和の盛世を経て、文武天皇の朝に至るまで」（BC九七~AD七〇九）は、その前半が「韓土服属の世」で韓医方の輸入、後半が「仏教渡来および隋・唐往来の世」で、仏教に伴うインド医術の渡来および唐医方の輸入があった。神祇時代の「医学は、神秘的、魔術的なりしに、それが進みて経験的、宗教的の医術となり、この時代になりてさらに印度および支那の自然哲学的医学の影響を加うるに至りたるなり」。また「聖徳太子の四天王寺を建てられしとき、すでに敬田院・悲田院・療病院・施薬院あり。爾来諸処にこの四院ありて、貧窮および重病のものを養い、または貧窮者に業を授け、生を遂げしむ[16]」。

大宝律令（七〇一）に始まる律令国家時代[註13]には医事・医療の制度が整然と系統立てられた。布施[38]によれば、宮中・中央・地方すべての医事・医育をつかさどる役所は、典薬頭（てんやくのかしら）を長官とする典薬寮（和訓で「くすりのつかさ」とも読む）で、医博士（くすりのはかせ）一名と医師（くすし）一〇名とが、鍼（針）博士（はりのはかせ）・針師・咒禁師（じゅごんし）・薬園師・按摩などとともにここに属していた。

〈註13〉　刑法（律）と行政諸法（令）を統治の基本法典とした古代中央集権国家〈広辞苑〉。現存する最古の律令「養老律令」（718）にある「癲狂」という病名が、日本における癲癇と精神病についての最初の記載とされている[48]。

施薬院／悲田院／救急院／済苦院

施薬院（「ヤクイン」と読む――貧しい病人に施薬・施療した施設）[註14]・悲田院（ひでんいん――貧窮者・病者・孤児などを救うための施設）の経営や天災・疫病流行の際の救療活動などはすべて朝廷中心の事業であった。平安時代には「武蔵国多摩・入間両郡界に悲田所を置き、大宰府に続命院を建て、相模国に救急院、出羽国最上郡に済苦院を設けて、以て飢病者を救護せることあり[16]」。

洋の東西をとわず医者は賤業

しかし当初この制度は「唐の制度を模倣せるものにして、その多くは空文に止まり、実際に行われたるは僅かにその小部分なりしことを憾（うら）みとすべし[16]」。また中世までの医師は、洋の東西をとわず、単に病気や怪我を治療する賤しい技術を職業とする者にすぎなかった[38]。しかも「仏法の行わるることようやく盛んなるに従いて」、「咒符（じゅふ）、祈祷を以て災厄を祓除するに兼ねて治病のことに干与することますますその度を加うるに至り、僧にして医を兼ねたるものこの期に多し」。奈良朝時代（七一〇～七八四）に朝廷が仏教を崇信してこれを勧奨したために医術への影響も少なからず、平安時代（七八四～一一八六）には敬神・崇仏が国政の大綱となって、「国民の思想は一に仏教の左右するところとなり、疾疫起これば僧徒をして加持、祈祷せしめて、医薬を後にし、穢悪を忌むの極、病人を厭いてこれを路上に棄つるの弊習を致せしことあり[16][註15]」。

またこの時代には仏教と並んで隋・唐から「陰陽・五行の説」や「経絡の説」も伝わった。さらに『医心方』（九八二）はインドの「四大不調の説」を挙げており[16]、「これは例えば、形骸は支那に模擬しながら、その精神は印度の思想を移さんとするにて、あえて両者を融和せるにあらず、また固よりこれを同化したるにもあらず、当時の社会が神と仏を混淆し、ついに神にして菩薩の称あるに至りしと同様の奇観とすべし[15]」。この「奇観」は、その後も日本医学が外

〈註14〉　孤独な老人や幼児も収容。730年（天平2）光明皇后創設、中世に衰亡、豊臣秀吉再興、江戸幕府が受け継ぎ明治まで存続〈広辞苑〉。

〈註15〉　この時代に大道や橋の下、河原、山野などに病人が捨てられていたのは、もののけに取り憑かれた患者を一方ではそういう場所へ逃がし、他方では家族や周囲の人々のために隔離するという呪術的治療法ではなかったかという指摘もある[49]。

国の医学を受容する際にみられる基本的な特徴になったようである。

二　『医心方（いしんほう）』（九八二）——現存する日本最古の医書

この時代に日本固有の医術を集大成する作業が始まった。まず『大同類聚方（だいどうるいじゅうほう）』百巻（八〇八）ついで『金蘭方』五十巻（八四六）が出たが、いまその原本は失われたとされ、現存する最古の医書は、鍼博士の身分で典薬寮に属していた丹波康頼（たんばやすより）が著わした『医心方』三十巻（九八二）である。槇の解説[50]によれば、これを「隋・唐代の医学」の撰集とする通説は誤りで、古代中国だけでなくインドのヴェーダや、中国語に訳された古代オリエント医学を含む集大成である。薬物もアフリカクロサイの角やモルッカ諸島産の沈香（じんこう）など広域な国々のものが記載されている。

まず首巻の冒頭に掲げられているのは医の心の真髄（医の倫理）である。医学の独立が医師の社会的・職業的使命の自覚から始まるとすれば、老子の教えをひいてそれを促したこの記述は、日本の医学が独立に向けて踏み出した最初の一歩であったといえよう。この背景となった平安の世には、医師のみか僧侶までが権門（官位高く権勢のある家柄または賄賂）に馳せ参じる一方で、ひもじさに耐えきれずに一握りの粟を盗み、折檻されて死ぬ奴婢がいた。病気の民衆は息のあるうちに路上に捨てられて野犬の餌食となり、河原には屍が満ち、御所にまで風が腐臭を運んだという。

——立派な医者は、病気を治療するとき、必ず精神を安らかにして確固たる志を持ち、何も欲せず何も求めず、まず仏のように広大な慈悲と憐憫（れんびん）の心を持ち、霊魂ある者の

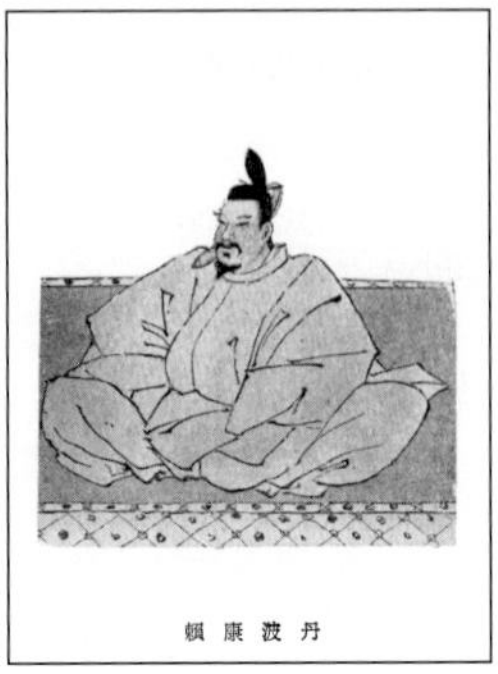

丹波康頼「医心方」(984) の著者
富士川 游「日本医学史・決定版」日新書院，1941，55頁

病疾を救おうと誓願すべきである。もしも病気や災難のために来て救を求める者があったら、相手が貴い身分の者か賤しい者か、金持ちか貧しい者か、年齢や美醜、恨みのある者か親しい者か、善人か道にはずれた者か、中央の者か異民族や蛮族の者か、愚者か智者かを問題にするな。すべての者を差別せず、皆、親が子を想うようにせよ。

また、前後のことを考えたり、自分の吉凶について思いめぐらせたり、骨身を惜しんだりしてはならない。患者の苦悩するのを見て、その苦悩が自分のものであるごとく、心の底からいたましく思い、未開の地や険しい山道を避けてはならない。昼と夜、寒さ暑さにも影や響きのように患者に寄り添い、空腹と渇き、疲労しているときでも、一心に救うために赴き、そのためのやりくりの痕跡を表面に出さないようにせよ――

当時も現在も批判の対象となる医師像に違いはない――医者たる者の法は、多語、嘲笑、談謔（だんぎゃく）、せんか（やかましく騒ぐこと）をしないことである。是か非かを道説（あてにならない噂をする）し、声名をひけらかし、さまざまな医師を非難し、自分で自分の徳を誇り、たまたま一つの病気を治療して癒すことができると、そっくり返って大きな顔をし、自信たっぷりの様子をして、天下無双だと思いこむ。これは医者の罹る治しがたい病である――

生命の倫理

次の文章は今なら「生命の倫理」にあたるであろう――昔から名医は病気を治療するのに、生命のあるものをたくさん用い、それによってかわるがわる危急の人命を救ってきた。禽獣（きんじゅう、鳥と獣）虫魚は賤しく人は貴いというけれども、命を愛（いと）しむということにおいては、人も禽獣虫魚も同じである――

予後の重視

「諸病における不治の証候」として予後の判断を重視している点もヒポクラテス医学と同様である。「生死の証候は顔かたちに現れる（ヒポクラテス顔貌を想起されたい）。それはまるで物に影が寄り添い、音に響きが伴なうように、決して違うことがない。必ずこれを詳細に診察すべきである。万に一つも見落としてはならない…」。これに続いて、その場合の身体的症候が詳しく列記されている。

ところで『医心方』では「病気は湯薬によって内面から治療し、鍼灸によって体外から治療する」とされ〈51〉、薬の処方はこれに基づいて指示されている。多くの症状と病理は陰陽論によって自然哲学的に説明されているが、当時の貴族たちの日常が干支（かんし――えと）や易、天文道、陰陽道の禁忌でがんじがらめになっていたこともあって、咒（まじない）・呪術的要素が占める比重も小さくない。とくに『鍼灸篇Ⅱ』〈51〉では、「夏至と冬至の日を境にして、天地の陰陽は入れ替わり始める。各七日間は、すべて薬の服用や灸、鍼をしてはならない」とか、「灸をするときに呪文を唱えよ」などとされている。また疣目（ゆうもく）（イボ・ウオノメ・タコ・マメ）の治療法には〈52〉、「塩を疣（いぼ）の上に塗り、それを牛になめさせる。三回以上してはならない」とか、「古い床箒（ゆかぼうき）を手にとって、虹の青い色に向かって呪文を唱える」（箒は疣目を掃き捨てる呪術のための小道具）などの記述がある。

第四章

中世医学

I　ヨーロッパ（西欧）医学

富士川・赤松の世界医学史[17]は、ガレノス（一三〇〜二〇一）以後16世紀に至る間を「中世西洋」医学とし、①ビザンチン帝国の医学、②ヨーロッパ（西欧）の医学、③アラビアの医学に分けて記述している。この中の「中世西欧」医学を本書で詳述するのは、これに続く「近代西欧」医学――現代医学に支配的な影響を及ぼした――の勃興期との間に大幅な時代的重複があり、表面的には「相反的」と見える両者の間に実は密接な関係があると考えられるからである。

また西欧医学については、①僧侶医学の時代、②サレルノ時代、③スコラ哲学の時代、④人文学の影響を受けたる時代の四期が区別されている。一般にガレノスの死と共に西欧医学史における「暗黒時代」が始まったとされるが、ジルボーグ[53]によれば、いわゆる「暗黒時代」は死と分解の時代ではなく、それは落着きのない、混乱した、騒がしい時代で、不安な暗中模索や、鋭い、時には混乱した想像力にみちた多産な時代であった。ここでは富士川・赤松の時代区分に沿いながら、中世西欧医学をめぐって特徴的ないくつかの事項を記述したい。

いわゆる暗黒時代

一　僧侶医学／スコラ医学――医学の神学化

キリスト教と修道院

まず僧侶医学は「教父医学」、「修道院医学」とも称される。[4] 中世初期のキリスト教という新興宗教は、他の諸宗教とともに病気の治療に深く関わっており、このような背景をもつ病院——Hôtel Dieu（オテル・ディユ——神の館）——の起源は4世紀の終わりまで遡る。教父たちの中には、ヒポクラテス・ガレノスなどの文献に通じて医学に高い見識を持つ人々が少なくなかった。ギリシャの医師たちは不治と診断された病人をみとることを職分外とみなしていたが〈註16〉、貧しい者・寡婦・不具者・病人の友であったキリスト教会は、その世俗的な勢力・権限の増大とともに、病人も収容する救貧院の設立と管理運営に力を注いだ。とくに6世紀から12世紀まで続いたベネディクト派を中心とする修道院では、医学と医術が修道僧の初級課程の一部になっていた。この時代に、医学における僧職と神学の役割は著しく増大し、中世後期における医学と教会との深い交渉の前触れとなった。

次に、スコラ学とは中世カトリック教会の神学・哲学である。13世紀の半ば過ぎ、中世最大の神学者トマス・アクィナス（一二二五〜一二七四）によって、「キリスト教思想の統一性と生命力を守るために、哲学の助けによってすべての神学上の問題を再考」すべく、アリストテレス哲学のキリスト教的な改造が行われた〈4〉。それとともに、医学におけるガレノス、天文学のプトレマイオス、また錬金術・占星術などアラビアから流入した古典科学の権威が、強大な力によってヨーロッパの学問の世界を支配するに至った〈36〉。

スコラ哲学によれば、神は膨大な数の存在者を創造し、完全性のヒエラルキーにおいてそれらを編成した。頂点は天使、その下に人間、それに動物や植物が続き、最終の位置を四大エレメント（火、空気、水、大地）が占めている。人々が描いていたこのような宇宙の姿は、アリストテレスに始まり中世を経てルネッサンスに至るまで、ほとんど変わらなかった〈4〉。

「医学はその影響を受け、瞑想を事として、観察と実験とを忽諸（こつしょ——なおざり）に

〈註16〉　これに対してカッパドキアのアレタイオスは「医師は不治の患者からも離れてはならない」と説いた。その伝記は不明であるが、この話がいろいろな書物に引用されているのは、それが古代の医師の通念や風習といちじるしく異なっていたためと考えられている〈4〉。日本では江戸時代の「天命説論争」（1759〜）でこの問題が議論された。

「医学は瞑想を事とし、観察と実験とをなおざりした」

サレルノ（伊）の医学校

附した」。「ガレノス以後、中世期に至るまでの欧州の医術は、ほとんど無為と称すべきで別に新しきものを加えたものはなかった」[17]。たしかにガレノス医学は教会に歓迎されるものを多分にそなえていたが、科学的方法（解剖学と生理学）によって仕事をしたガレノスの半面はまったく無視され、このことが14～15世紀にわたる医学の沈滞の要因になったと考えられている。ガレノス治療体系において、不調の体液を排除するという意味で、峻下剤の投与や浣腸などと並んで重要な意味をもっていた瀉血が、中世にはますます重くみられるようになり、「吸血鬼療法（Vampirism）とさえ評されるほどになった[4]。

二　養生訓（regimen sanitatis）

中世西欧医学史で「サレルノ時代」と呼ばれるのは、イタリーのサレルノの医学校が全盛を極めた12世紀の頃である。その起源は明らかでないが、この地は「ヒポクラテスの町」と呼ばれ、中世的な迷信や魔術、多剤濫用からは遠い医学があった。この時代の代名詞になった医学校は13世紀に入って急に衰退したが、素人向けに書かれた詩形式の書物として名高い「サレルノの養生訓」[註17]（regimen sanitatis）の方は、むしろ15～16世紀ごろから数多くの国語に翻訳されて19世紀に至るまで読み継がれ、古今の医書でこれほど広く流布したものはないという[4]。この書物に代表される健康訓（養生訓）は「個人的志向をもった医学書」とみなされる[54]。日本では江戸時代の儒者・貝原益軒による「養生訓」（一七一三）が良く知られており、こちらは今なお古典の一冊として読み継がれている。

シュミット[55]の紹介によると、それはヒポクラテス・ガレノスの伝統を受け継いで、人間を形

〈註17〉　それは次のように始まる――汝逞しくあらんと欲せば／次に告げるところを聞け。／心を圧す憂いを捨てよ。怒りとは／賤しきことなり、聞けよ。／僅かな食べ物のみを摂りて／強き酒には心せよ。／食し終えたらば好んで立ち上がれ。／真昼の眠りを控えよ！」。その結びは簡素な詩である――安静を憩うは有益なり、／そして節度ある飲酒は祝福をもたらす。これにてサレルノの訓戒は終われり[54]――。

作るのは「自然のもの」で、宇宙の自然と同じものであるから、人間のうちには宇宙の組成と作用が再現されているとする。当時の医学は、デカルト以後のように体と心を二つの実体的範疇として区別することを知らなかったから、体も心もなく、全体としての「からだ」(Leib)が宇宙論的に理解されていた。それは中世の医学で治療以上に大きな比重を占め、12～15世紀の全盛期にはスコラ医学の中核をなしていた。この時代に、個人的な健康思想が文芸の一分野という形をとりえた背景には、世界の階層的秩序――そこに人間が根を下ろし、それに支えられていると感じていた世界――についての壮大な観念があったためであろうと考えられている。

そしてシュミットが中世の健康学説を重視しているのは、当時の治療手段が、豊富ではあっても効果に乏しかったということだけによるのではなく、その前提として個人の積極的かつ能動的な姿勢を要請するように、健康の概念にも積極的な規定が与えられているからである。すなわち健康は単に病気を免れている状態ではなく、絶えず流れのうちにあって、そのつど新たに調整し続けなくてはならない身体の平衡のことである。健康と病気は、その両極においては互いにはっきり区別がつくけれども、その原理においては両者を分かつ境界線はない。中世の考えでは、健康は努力目標であって、まず到達できないものであり、ほとんどのひとは完全に健康でも完全に病気でもない。「正常」とは「健康と病気のいずれでもない」ことを指し、健康と病気とは「中立性」という広範囲の移行領域の二つの限界点であって、病気だけでなく健康も異常の一種だということになる。今日のわれわれは、個人的な健康の秩序を欠いた公共の健康管理などというものが、砂上の楼閣でしかないことを再認識する必要があるだろう。

ミアスマ（空気のよごれ）説からコンダギオン（接触伝染）説へ

三　黒死病（ペスト）

14世紀中葉のヨーロッパ全土を恐怖のるつぼに叩きこんだ黒死病（ペスト）の大流行（とくに一三四七〜一三五一）は、医学史のみならず科学史[36]においても特筆される出来事であった。これによる死者は二五〇〇万と推定され、ヨーロッパはその人口の1/3ないし1/4を失った。人影のまったく絶えた村や部落はヨーロッパ全土で二〇〇万に達したという。[4]この大流行は大衆のパニックをひき起こし、これを呪術的な悪霊のたぐい、ないし倫理・宗教的な神罰に帰する見方や、占星術的な説明（土星・木星・火星の不吉な結合など）が横行した。それは「心理的流行病」となって、神罰説に基づく鞭打ち苦行者たちの集団行進や、泉の汚染によって流行をもたらしたとする何千人ものユダヤ人の火刑として表現された。のちの異端審問と魔女妄想も、このような社会の中にその根源を見出したとされている。[54]

しかし当時の医者たちにとっての深刻な問題は、それまで全幅の信頼をおいていたヒポクラテス・ガレノスなどの医学書が、この人類最大の惨禍に対してはまったく役に立たなかったことである。古代の権威に依存していた医者たちは、みずからの経験だけでその病理を見極め、治療法を案出し、予防法を探さなければならなくなった。このような疫病（流行病）に際して考えられたのは、ギリシャ・ローマ時代からのミアスマ（空気のよごれ）説であったが、やがて黒死病に直面した人々の間に接触伝染（コンダギオン）説が浮上し、流行が始まって約二〇年後（一三七四）のヴェネチアで、患者の検疫・隔離という公衆衛生的な予防措置が初めてとられることになった。黒死病の流行は、ヒポクラテス・ガレノスを超えざるをえない医学の領域が意識されるようになったという意味を持っていた。[4]

また流行病の伝染説は、黒死病を中に挟んでレプラがその露払いを、梅毒がその仕上げの役目をつとめたといわれる。一部の流行病に対して患者の隔離〈註18〉という手続きが開けたことは、伝染病という一群の病気の分野で、長いあいだ濃い霧につつまれていた病気の世界の整理がその緒についたことを意味していた。さらに、それなしにはおこらない“sine qua non”の病因がはっきりしている病気という点で、のちに科学的な病理学を打ち樹てる上にきわめて大きな意義をもった〈4〉。なお日本で最初のペストは、明治三二（一八九九）年になって流行地の中国から侵入した。これは日本が流行地から遠く離れた島国であったという地理的な条件による〈56〉。

四　魔女狩り

15世紀の終わりから17世紀の初めにかけて頂点に達した精神病の「鬼神論」と精神病者に対する「魔女狩り」は、中世西欧医学の大きな特徴のひとつである。病気の原因を神の祟りや悪魔の仕業とする考え（鬼神論）は、古今東西むしろ普遍的な病因論であるが、それが中世キリスト教社会ほど極端な形で現れたことはない。この特異な社会現象は、精神医学史には必ず登場するが、これまでの「医学史」ではほとんど言及されることがなかった〈註19〉。

まず当時の思想的背景については、紀元二〇〇（二〇一？）年のガレノスの死とともに、ギリシャ・ローマの古典的な科学的医学とは別に、様々な学派の神秘主義や哲学的抽象論が、他方では民間の迷信や魔術が勢力を拡大した。医業は頽廃し、医学は排除されはしなかったものの、単に身体的な疾病だけを癒す技術となった。精神現象の考察からは完全に離れたため、とくに精神病は医学から完全に無視されて迷信の一部となってしまった。このような傾向は当時

〈註18〉　ただしレプラは、自然現象としてよりは罪と神罰という宗教的な観点から眺められ、医学がまったく無力であった一方で、その「汚れ」に対する教会の発言は強く、はじめは教会の権威によって、のちにはこれに世俗的な権力が加わって、患者は社会から完全に放逐された〈4〉。

〈註19〉　この問題に言及した数少ない著者〈4〉の見解を敷衍すれば、精神（病理）現象は、人の外にあって物理学や生理学の対象となる自然現象とは異質の世界に属しており、その理解は「たいそう困難な仕事」なのである。長いあいだ医者、そして医学史家たちが「身体」の病気にみずからの仕事を限定して、「魔女狩り」の問題を避けてきたことは学問的に「賢明な抑制」であり、職業的には「保身の術」であったとも考えられる。

ひろまっていた種々な思潮の一般的融合の結果として生じたもので、初期キリスト教神学からのみ生え出たのではなかったが、この迷信的態度はキリスト教社会で次第にはっきりした体系をとるようになった。[53]

悪魔祓い

そもそも最古の一神教である旧約聖書（BC一四〇〇〜四〇〇）の医学では、神から送られる悪霊が精神病の原因として大きな役割を演じていた。[57] それが新約聖書（AD五〇〜一〇〇）では、悪霊が人体の中で「病因物質」として働くとされるようになり、キリスト教社会は実体としての悪魔の存在を信じて、AD二五〇年以降に悪魔祓いを専門にする聖職者の階級を設けた。精神病者は悪魔に憑かれた存在と観ぜられ、悪魔祓いが医療に取って代わり、精神病は医学書から消えて「悪魔学」の対象となった。それでも拷問や死刑は暫く後に至るまで流行せず、彼らに対する態度は思慮深く親切であったという。

魔女裁判と火刑

その後の「鬼神論・魔女裁判・魔女狩り」の経緯はジルボーグの記述[53]に譲るが、それらはやがて二人のドミニコ派修道士による『魔女の槌』（一四八五）が宗教裁判の教科書となって頂点に達し、火刑による死刑は、悪魔に拉致された人の魂を火によって解放し天国に戻す恵みとされるようになった。魔女がすべて精神病者であったわけではないが、ほとんどすべての精神病者は魔女か魔法にかけられた者であった。それから17世紀の初めまでに犠牲となった精神病者の実数はさだかでないが、ヨーロッパ全土で数十万とも数百万ともいわれる。フランスで魔女の死刑が禁止されたのは一六八〇年、最後の魔女の死刑はドイツでは一七七五年、スイスでは一七八二年であった。[53]

＊　＊　＊

〔精神病者を襲った災厄（その1）〕

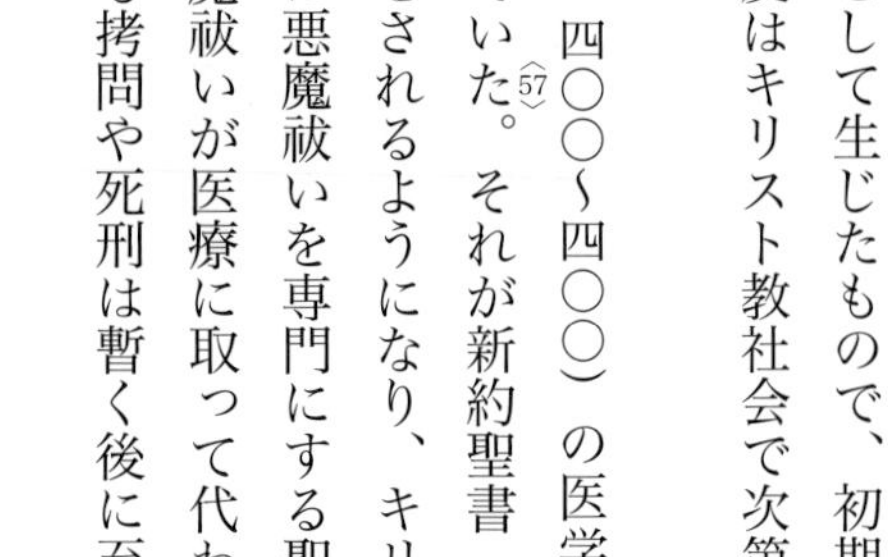

中近世ヨーロッパの魔女狩り
（現代精神医学定説批判　金原出版，2005，132頁）

魔女狩りと近代科学

一般に魔女裁判は「暗黒の中世」の像を負わされているが、いわゆる「魔女狩り」の蛮行がその頂点に達したのは、ルネッサンスの後期から17世紀にかけてであった。占星術や錬金術の興隆ともほぼその時期をひとつにしており、教会や民衆にかぎらず、アンブロワズ・パレ（一五一七〜一五九〇）のようなすぐれた医学者たちの中にも、悪魔の存在を信じ、精神病をその力に帰する見解が広まっていた[4]。ルネッサンスは深い矛盾の時代であって、魔女迫害の激化と科学的抗議の開始という二様相があり、また一方では精神病者を魔女として苛酷に迫害しながら、他方ではその不幸な病者に対する深い同情の徴が到る所にあった[58][註20]。

「魔女とヨーロッパ」の著者[59]によれば、「魔女狩り」の時代は、コペルニクス・ガリレイ・ケプラー・ニュートンによる「近代科学」誕生の時代と重なり合っており、ヨーロッパに固有の自然を客体化ないし敵対視する「都市の思考」（自然排除の論理）が、ひとつには魔女狩りを生み、もう一つには合理的な近代科学を生んだと考えられる。両者は深部でひそかに手を結んでおり、自然科学の華々しい成果が近代の正の側面であるとしたら、魔女狩りは近代の負の側面である。科学的な秩序の世界が確立され、自然が「客体化」されていくとともに、近代の理性主義と合理主義は「非理性」（内なる自然）を次々と排除し、「魔女」は近代社会から排除されていった。そのため17世紀後半に魔女狩りが下火に向かうと、排除の対象は非理性を象徴する「狂気」に集中し、精神病者を――他の社会的不適応者とともに――隔離・監禁する時代に入って行った。

＊　＊　＊

アラビア医学における精神病

なお中世の西欧医学に対してアラビア医学で特筆すべきは、8世紀ころから精神病者のため

〈註20〉　精神病者のための施設が、アラビア医学の影響が強かったスペインのセビラ（1409）、サラゴッサとバレンシア（1410）、バルセロナ（1412）、トレド（1483）に建てられた。また『魔女の槌』（1485）に対する最も敵対的な文献は、精神病者を初めて医者の手に取り戻そうとした臨床家の一人ヨハネス・ワイアーが、ラテン語（後にドイツ語）で出版した『悪魔の幻について』（1563）である[58]。

の施療院を開いていたことである。バグダットとフェズに七〇〇名、カイロに八〇〇名、ダマスカスとアレッポに一二七〇名の患者が収容されていたと言われており、これが確かな記録に残る最古の精神病院である。[60] ラーゼスはバグダットの大病院の院長で、この病院はこのような早い時代に既に精神病患者のための部門を有するほど進歩的であった。また、イスラム教のコーランにも悪魔の記載はあるが、アラビア人たちには、精神病者は悪魔に憑かれた者だという思想がなく、キリスト教の世界を襲った鬼神論的学説から自由であった。[53] ヨーロッパで患者が鞭打たれ、拷問され、火あぶりにされているころ、ここでは——やがて16世紀に暗黒時代に突入するまで——カウンセリング・認知療法・夢判断・薬・浴場・音楽・作業療法が提供されていた。[61]

五　パラケルスス——中世西欧の怪医

(一)　時代背景

「15世紀より16世紀に亘りグーテンベルグ（Gutenberg）の活字印刷の発明（一四五〇）、コロンブス（Colonbus）のアメリカ大陸の発見（一四九二）、マルチン・ルーテル（Martin Luther）の宗教改革（一五一七）、コペルニクス（Copernicus）の地動説（一五三〇）等の社会的変革が起こり、それがため医学にも重大なる影響を及ぼした」。「医学における革命は解剖学より始まった」が、「その革命者として挙ぐべきはオランダの」ヴェザリウスで、その「人体解剖書（De Corporis Humani Fabrica）」（一五四二）によりて、斯学に一新紀元を劃した」。そして「シェクスピーアがガレノス以後の第一人者であると賞讃した通りに、この時代の医学をば根本的に

「私は変人だ」

改革した」のは、ルネッサンス後期のもっとも有名な医者であった通称パラケルスス（〈Paracelsus〉一四九三〜一五四一）[註21]である。ただし、その「思想の根本には神話的・占星学的及び錬金術的の神秘説が横はって居つた」[17]。

パラケルススの著作集のひとつ「信条」[62]は、「私は変人だ。奇妙だと思わないでくれ給え」で始まる。この人物の「独自の魅力の虜」になったという川喜田[4]は、「毀誉褒貶のはなはだ大きかった」「何とも人騒がせな医師」と評し、その思想と業績を「独自性」がきわめて強く、はなはだ「難解」としている。C・G・ユングによれば、パラケルススは「矛盾そのもの」であり、「彼は彼の世紀を映す真の鏡であり、彼の世紀は今日においてもなお多くの未解決の謎を示している」という。実際その選集[62]やパラケルススについて述べた諸家の言説の大部分は、筆者らの理解をはるかに超えているので、ここではそのごく一部を抜粋して、断片的・表面的ではあるが、本書のパラケルスス論としたい。

（二）放浪医

放浪の名医

まず医者として実地の医療はきわめて優秀で、名声はヨーロッパ中に轟いていた[63]。とくに臨床家としてのすぐれた資質は、外科医として発揮されたという。しかも医者の使命に関するパラケルススの自覚はきわめて深かった。そして晩年の十数年間の生活は、宗教的な社会思想家としての活動、貧しい患者の友としての勤勉な診療と、どこでも判で押したように衝突と転住を繰り返す「放浪医」であった。しかもその放浪の間に後世に残る多産な著作活動が織り込まれていた。

「長年にわたり、私はドイツ、イタリア、フランスに向い、スペイン、イングランドを経て、

〈註21〉　テオフラストゥス・フォン・ホーエンハイムの姓ホーエンハイムをラテン語化した別名でよく知られている。

「子羊医者」と「狼医者」

内科と外科は一つ

マルク、プロイセン、リトアニアを通り、ポーランド、ハンガリー、クロアチア（ほかに三つの地名）、その他ここに数え挙げる必要もない国々を遍歴した。私は医学博士たちのもとにだけでなく、理髪師や温泉主のもとにも、学識ある内科医のもとにも、産婆や魔術師のところへも、治療の術を行なう者のところならどこへでも出かけた。錬金術師や修道院僧のもとへも、貴族のもとへも賤しい身分の者へも、熟練した者のところへも素人のところへも行った」[62]。

彼は長い放浪の途上で「子羊医者」の恵みと「狼医者」の災いを十分に見聞した。「神によって生まれた医師は子羊や羊のようであらねばならない。自分のためではなく他人のために利益を運び、利益を与えるべきであって、この模範を放棄してはならない。しかし神に反して自分の薬を用いる医者は狼のようで」、彼らは「自分を高貴で能力あるもののように見せたがり、大量のおしゃべりと無駄口を用いる。こういったことは尼僧の讃美歌と同類である」[54]。「二種類の医師がいる。愛から行為するものと、利己から行為するものがそれである。医師たちの間のねたみはとても大きいので、誰もが他の者に名誉や賞讃を与えるようなことはない。むしろ患者を殺してしまいさえする」[62]。

彼は「信条」の中で誓った。「私の医術を完成し、神が私に職務を許される限り、ここから決して離れることなく、またあらゆる誤った医術と教理に対抗することを。次に、病める人を、彼らの一人ひとりを、私自身の身体がたとえ病むとも、それ以上に愛することを」。

(三) 外科内科医

パラケルススは自分が「外科医であって内科医でない」と言われることに憤慨している。彼は長年の経験に基づいて、内科と外科は単純にひとつのものである、という最終的理解に到達

傷の癒える過程は自然の業そのもの

「自然の光」

し、「医師にして外科医でないものは、絵に書いた猿も同然の朴念仁に過ぎない」といっていた。真の医師は、大工が家と全ての建具に対して正確な知識を持つように、身体についての正確な知識を有するべきである。「医者を作るものは思弁ではなく、技術である。技術は思弁ではなく、実験であり、手によって作られるものである。思索がそれに属するのはその後である」〈54〉。

臨床医が熟知すべきことは、傷の容態に応じて、何を洗い、何を癒し、何を早くして何をゆっくり為すべきかということである。傷の治療では「傷を清潔に保つ」ことに、医者の唯一の仕事を認めた。「そのつど自然は香膏（Balsam）を携え、それによって傷は癒える、必要なのは傷を清潔に保つことだ」。傷の癒える過程は自然の業そのものである〈64〉。ただパラケルススは外傷医の眼が切開や焼灼の部分的行為にしか向けられていないこと、病前の患者の状態や現在の患者を取り巻く状況が考慮されていないことを大きな誤りであると考えた。損傷は、その結果にも原因にも同様に考慮がなされなければならず、患者の生活様式の全てが観察され共に治療されなければならない。こうして第一に問題にしなければならないのは「食物と飲物」であり、そうして「消化と排便」に注意し、さらに「…睡眠と覚醒に、運動と安静に、そして喜びと悲しみに」、要するに日常全体の様式化と律動化に注意せねばならないのである。中世の優れた医師たちが外科的手術とともに重視したのは「生活法」であり、真の医師は外傷を治療することと、患者の内的な危機に際して助言することのどちらもできなければならないとされた。

彼は当時あまりにも軽視されていた自然治癒力の重要性を主張した最初の人であった〈64〉。「医師は自然から来たり、自然から生まれる…。経験を自然から受け取る者だけが医師であり、頭と自らひねり出した推論から自然に反して自己流の仕方で書く者は医師ではない。医師は自然の僕（しもべ）であって、その主人ではない。それゆえ自然の意志に従うのが医学にはふさわしい。君が「技術」を用いんとするとき、それは「自然の光」の中にあるべきで、浅薄な行為であってはならない」[62]。

(四) 伝統医学への反逆

一般にパラケルススは、ガレノス医学やアラビア医学を継承する正統医学の形式主義、教条主義、保守主義を痛烈に批判した反アラビア・ガレノス主義者、アウトサイダーとされる[40]。彼の医学改革への性急な情熱と戦闘的性格を象徴する行為として、一五二七年二月にバーゼルの市医兼大学教授に就任すると、六月二四日の聖ヨハネの祝日に、市内の広場で燃やされる焚火の中にアヴィセンナの『医学規範』を投じた有名な事件がある。しかしキング[3]によれば、彼自身が古代ギリシャの哲学から発し、古代及び中世の間に徐々に変化してきた長い伝統から生まれたことを認識しなければならない。彼はヒポクラテスだけは、過去の医学に対する全面否定的判断の例外としていたのである[64]。

いささか稚気をおびた彼の行動や反アラビア・ガレノス主義は、学説上の疑義よりも医者の無力という医療の現場から出たものであった[4]。たとえば不調の体液を除去するという意味での瀉血は、中世には「吸血鬼」療法と評されるほどになっていた。パラケルススは伝統的な体液説とそれに基づいた医療に特に激しく反対した[3]。また薬物の世界には、ミイラの粉末やナイル川のワニの糞、架空の動物（一角獣）の角のような珍品から、人畜の糞便・尿・月経血などのいわゆる「汚物薬」、さらには刑死人の骸骨に生えた苔などが入り込んで昏迷をはてしないものにしていた[4]。これに加えて商業主義との結びつきによる医業の腐敗があった。「医学とはいかに不確実ででたらめな技術であり、ほとんど何の役にも立たないのではないか。一人を癒す間に一〇人を殺しているのではないか」[62]。

（五）精神病の鬼神論

パラケルススは放浪中にさまざまな精神病に出会って「理性を奪う病」（一五二五／一五三一）、「癲癇について」（一五三〇）、「目に見えぬ病の原因について」（一五三一）を書いた[40]。癲癇については、大宇宙の発作（雷雨、地震、嵐など）に対応して、人間にも全身痙攣やその他の発作型があるという[62]、いわば自然哲学的病因論である。精神病についても、最初の著書の序文で悪魔や悪霊の支配するものではなく「自然から起こる」ことを主張しており[62]、鬼神論をはっきり放棄したとされているが[53]、その後の著書では五つの病気の原因の一つを「神罰」としている[62]。また精神病者が悪魔の道具にならぬように焼いてしまうことを勧める一方で、魔女についての著書では焚刑（ふんけい）に処するよりも救済すべきことを主張しているという[58]。

いずれにしてもパラケルススが悪魔の存在を信じていたことは疑う余地がない。「神の敵は悪魔であり、…地上において神の代理者として創られた人間を、悪魔は迷わせ襲うことができる。…悪魔が地獄の軍勢とともに、神と神に従う者たちに反抗し、吠えたける獅子のように、われわれの一人ひとりをそれぞれの仕方で追跡していることは、すでに十分に証明された」[62]。その精神病観は時期的にかなり違っており、初期の化学的な見方から後期の宗教的・神学的傾向による悪魔論へ「後戻り」したとみられている[4]。

パラケルススの医学思想の特徴[4]は自然哲学的・魔術的要素と新しい「化学的」要素の混在または融合にある。16～17世紀の医化学者たち（ファン・ヘルモントやライデンのシルヴィウスら）はその批判的後継者である。彼は、人を宇宙の縮図（小宇宙）とする自然哲学的「ミクロコスモス」の観念を、ルネッサンス期の多くの思想家と共有していた。ただ自然哲学的思考が、いわゆる魔法医学からの「発展」であるとすれば、15世紀の終わりから17世紀の初めにかけて頂点に達した精神病の「鬼神論」と精神病者に対する「魔女狩り」において、西欧医学は少なくとも部分的には魔法医学の時代に「逆行」しており、パラケルススはこの時代思潮とも深く関わっていた。

(六) 毀誉褒貶

批判

パラケルススの著作は生存当時ほとんど出版されなかったが、死後に興味を集め、16世紀後半には医学書が全集として出版された[40]。彼の著作にあおられて、魔術や錬金術が16世紀後半から17世紀全般にかけて熱狂的に流行した。しかし全般としてあらゆる種類の批判がある[3]。17世紀にフランシス・ベーコンは「魔術師のばかばかしい口上を誇張し、その派手なやり口を支持した…ぺてん師の手先であり、下僕であった」と述べ、18世紀の批評家は「ブタのように生き、御者のような様子をし、ふしだらな最下層の民衆を集めて楽しんでいた」とした。19世紀の歴史家による非難の言葉として「無茶苦茶で」「怪奇で」「精神病者の幻覚」などが遺されている。

賛辞

しかし20世紀に入ると、「ザルツブルク国際パラケルスス学会」（一九五一）の創設が象徴するように、その医学思想は再評価されるに至った[62]。彼の識見は何世紀ものあいだ虐待され続けた後に実を結んだ[3]。ある学者の次の賛辞は、かつての酷評と著しい対照をなしている。「この人物が思想家として医師として偉大なのは、古代の偶像ガレノスを粉砕した大胆不敵さ、医師という職業の倫理性を賞揚した強さ、自然が提供する機織りと糸を使って神と医師とが織りなす巨大な模様を感じ取った明晰さである。彼が自然科学の犠牲者となったのは経験を重んじて憶測を排したからであり、宗教の犠牲者となったのは教会のない神学を構築したからであり、善良な生活の犠牲者となったのは愛の中に医療の根源を追及したからである」。パラケルススを研究すればするほど、彼の特異な用語を許容し、彼の識見の真価を認めることができる。パラケルススは本質的には詩人であって、科学者でも哲学者でもなかったのだから、彼に首尾一貫性や厳格な論証を期待すべきではないのである。

パラケルススは一五四一年に遺言を残してザルツブルクで生を終えた。遺体は貧民墓地に葬られたが、五〇年後に改葬され、一七五二年にまた掘り起こされて新たに大理石の見事な墓石に埋葬された。ラテン語で刻まれたその墓標「ここに埋葬さるるはフィリップス・テオフラストゥス卓抜せる医学博士、悪性の外傷・癩・水腫・その他不治の身体病を驚嘆すべき技術によって治療し、彼の財産のすべてを貧しき人々に分かち与えたる者、一五四一年九月二四日、彼はその生を死に渡したり」[62]。

（七）病気と健康について

パラケルススにおいて医学と神学という二つの領域は渾然、不可分の表裏一体をなしている[62]にもかかわらず、本書は筆者らの能力の限界から「神話的・占星学的及び錬金術的の神秘説」（富士川・赤松）に触れることができなかった。このいささか偏ったパラケルスス論の最後に、ヒポクラテス・ガレノスの古代医学を超え、その後の科学的な近現代医学が到達し得なかった、病気と健康についての深い洞察の言葉を、パラケルススから現代医学への至上の贈り物として引用しておきたい。

「私が包帯し、神が癒し給う」

——人間はすでに母体内において、まだ生まれる前から、あらゆる病気の可能性を負い、この可能性の影響下にある。そしてあらゆる疾患が人間の本性にすでに内在しているのだから、もし内なる医師が彼のうちに隠されているのでなければ、生きて生まれることも、健康な肉体で生まれることもできないだろう…自然から由来するそれぞれの病気は、それに固有な医薬を自己のうちに所有している。人間は自然から健康の破壊者と健康の保護者とを持って生まれている。…肉体の中にも破壊と再建の高度の技術が存在する。病気が発生するところに、健康の根源も見出さるべきである。なぜなら、病気の根源から健康も生じなければならないし、健康が行くところには、病気もまたおもむくのである[62]——。

六　外科の新風（アンブロワズ・パレ）

外科医術の開拓は、14～15世紀の中世ヨーロッパにおける火器の発達・普及とこれに伴う銃創・戦傷外科の必要から生じた。東洋医学に外科が発祥しなかったのは、火器の実用化において西洋が先んじていたことが要因とされる[36]。この時代を代表する外科医アンブロワズ・パレ（一五一七～一五九〇）の活動は、それまで医学には属さずいわば職人層の理髪師が担当していた外科が、医学の重要な分野として確立するにあたって大きな役割を果たした。

とくに彼を有名にしたのは、銃創治療法（焼鉄による焼灼または沸騰油による洗浄から膏薬による温和な手当へ）と四肢切断術（血管結紮法）の改革、「私が包帯し、神が癒し給う」の言葉である。理髪師の徒弟から身を起して栄達を極めたこの大外科医は、篤信の、気高い、真摯な人物であり、多産な著述家でもあったこの勤勉な学者は、また患者に対して深い情を注いだ医師であった。〈4〉「パレ全集」は多くの国々で翻訳されてヨーロッパ外科の新しい歩みが始まり、日本にも江戸時代にその蘭語版が舶来して外科学に影響を与えた。〈40〉

ただ精神医学史家〈53〉は、パレという人物の二つの異なった姿に言及している。ひとつは16世紀の宮廷に仕えていた慈悲深い侍医であり、もうひとつは悪魔が女を魔女に変えると信じ、魔女は病人として治療されるべきではなく、殺されるべきものであると信じて王の心を毒そうとした偏狭な、冷酷な廷医である。われわれはパレが偉大な医者であったとの理由から、彼のこの信念を一般に看過するが、それは医学史上の一つの時代全体を無視することであり、医学の精神全体を誤解することを意味する。人間は一方的な軽蔑、もしくは尊敬をもって医学史を眺める傾向があり、この心理をわれわれは正直にみとめなければならない、と。

病理を攻究する医学と病人の痛苦を治癒せしむる医術（千金方）

病證を挙ぐること精細を極む（病源候論）

II　中世中国医学

傷寒論から後の中国医学は「哲学的な思索から離れて漸次に実際的・臨床的の方面へと発展し」、隋（五八九〜六一七）・唐（六一八〜九〇七）の時代に及びてますます著しく実際的のものとなった」[17]。医学の大家が輩出し、この時代の代表的な医書として隋の「病源候論」（六一〇）と唐の「千金方」（撰述の時代は不詳）がある。

まず前者は「治療の方法としては僅かに養生・導引（按摩のこと）・鍼灸などの法を略述せるのみで薬方のことは全く記載を欠いている」が、「病證を挙ぐることは精細を極めており、これより後に現はれたる書は多くはこの書に本づいてその論を立てているのを見て、いかにこの書が支那の医学の発展に貢献せることが広大であったかということが想はれる」。その病理の説明は「内経」に基づいて自然哲学的であるが、「この外に、更に神秘の思想が加はりて、鬼邪のために病が起されると説く」。「この時代に至りて道教の影響を受け」、「新たにインドより輸入せる仏教の影響を受けたることを認むべき点も少なくない」。なお日本の「医心方」（九八二）にはこの医書の大部分が抄録されているという。

つぎに孫思邈による「千金方」は30巻からなる。著者が世にあった隋の末から唐の始めは、支那における文物の最も燦然たる時代であったが、治療の方法には顕著な進歩が認められなかったことに痛歎して著述したのが本書で、「内経」とも「傷寒雑病論」とも趣を異にするという。その特徴は「疾病の病理について攻究すべき医学と、疾病に悩める病人の痛苦を治癒せしむる医術とを区別し、その医術の精究に重きを措いてある」。医学の精究は哲学的・実際的であるべく、医術の実施は宗教的・人道的であるべきことを強調せることはまことに推奨すべきことである。また「医術の本務につきて論じ」、「若し災厄の来りて救を求むるものがあれば、その貴賤・貧富・長幼…愚智を問わず」、「彼れの苦悩を見ては己にこれあるが如くに思ひ、昼夜・寒暑・飢渇・疲労を避くることなく、一心に赴きて救ふことが医家の義務である」とした。「医家の手によりて、しかも医書の巻頭に於て、堂々と医家の倫理に就て論述したることは孫思邈に始まる」と富士川・赤松は高く評価している。

「五運六気」の説（儒教の影響）

しかし宋の代（九六〇～一一二六）に入ると、この時代の儒教は人間と宇宙の関係を説く「性理学」となり、医学もこの思想の影響を受けて「五運六気」の説が新たに立てられた。そのため「前期の時代にありて実際的、経験的の方に傾いた医学が再び自然哲学的の煩瑣（はんさ）なる空論を重んずるようになり、五運六気、五行相剋相生などの迷信的思想が医学の理論と実際とを左右するまでに至った」。ただ注目されるのは「その治方に正治と反治とあり、正治とは寒を以て熱を治し、熱を以て寒を治するもので、反治とは寒を以て寒を治し、熱を以て熱を治するの法である。ここに素朴的のホメオパチーの説が行われたことが認められる」。

日本に影響を及ぼした李・朱（りしゅ）医学

ついで金・元時代（一一二六～一三六八）の医家が「陰陽五行・五運六気の説を奉じ、臓腑経絡配当の理を信ぜることは、大体に於て軌を同じうして居ったが、ただその治方に於て大いにその所見を異にするものがあった」。それは李杲（りこう）・朱震亨（しゅしんこう）らが提唱し、日本で曲直瀬道三（一五〇七～一五九四）の医学に影響を及ぼした李・朱（りしゅ）医学である。[17] 李杲の医学は、人体で脾胃を最も重視し、脾胃を温補する方法を巧みに応用した治療であり、朱震亭の慈陰学説は、内部に不足する陰を補うことを治療の主体としていた。[47] そして李・朱医学とは、身体の温補（おんぽ——温性の補益薬で気を養う治療法）を主に脾胃（消化器系臓器）を温存し、和平の薬を与えて病気を癒すというもので、[65] 陰陽五行説・経絡思想を基盤とする思弁的な医学であった。[46]

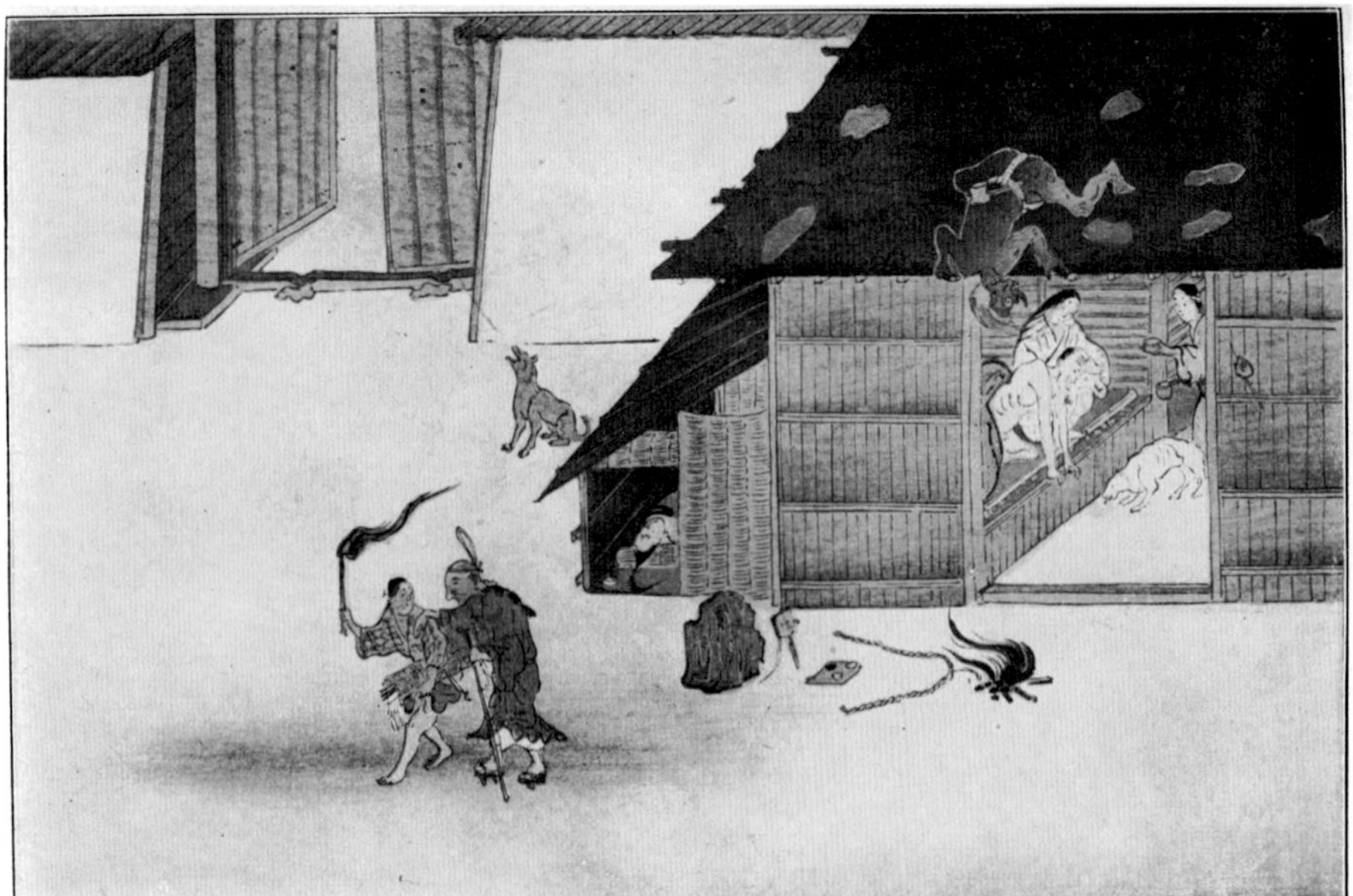

「疫病の図」（1308）
富士川 游「日本医学史・決定版」日新書院，1941（口絵）

Ⅲ　中世日本医学

一　医師像

（一）医業・医師の自立

民間開業医の出現

布施[38]によれば、中央集権的な律令制古代国家（7～10世紀）の解体とともにその医療制度も分解し、朝廷における医療制度・医師組織だけが残って江戸時代まで保存された。地方医療制度が絶滅したために、それまで国営医療にたよっていた人々は自衛的にみずから医療の道を求めるよりほかなくなった。この変化に応じて、それまで国家の一機関として医療活動に従事してきた者たちが、自分の意志で民間の需要に応じて医療をおこなうことがおおっぴらにやれるようになり、進んでこれを業とすることによって生活を立てる者が現れた。この者たちは施術の報酬によって生計を立てる商売人に変身したことになったので、社会的には鍛治や大工その他の職人と同列の存在となった。このような民間の開業医制度は源平争乱の世界に芽生え、次第に一般社会に根を下ろして江戸時代まで保存された。

曲直瀬道三・永田徳本

まず戦国時代の末期から江戸時代の初期にかけて、自主的な開業医の本領を発揮した医師の代表は曲直瀬道三（まなせどうさん、一五〇七～一五九四）である。京都に生まれ、下野（いまの栃木県）で中国伝来の李・朱医学を学び、関東で名を挙げたあと京都にもどった。「洛下（京都）に啓迪院（けいてきいん――啓迪とは「教え導く」の意）を建てて大いに後進を勧奨せしより、その門に俊彦（しゅんげん――才知の優れた人）を出だすことはなはだ多く」、「ついに道三流の一派をなすに至れり」[16]。

また曲直瀬道三と「時を同じうして関東に永田徳本（ながたとくほん、生没年不詳、一五一三〜一六三〇？）あり」[16]。徳本は「古（いにしえ）にいわゆる隠医にして、その出ずる所を詳らかにせず」。首から薬袋を提げ、牛の背に横になって諸国をめぐり、どんな治療をおこなっても報酬として十六文（一説に十八文）以上の金額を受け取らなかったという。「寛永の始め、徳川秀忠病あり、…徳本召に応じて至る。嚢を頸にかけ、牛に跨り、瓢然と来たり一診」、独自の処方を用いて数日で治癒させたが、その際も報酬を受けずに立ち去ったと伝えられる。「蓋し、世医の務めて勢利に赴くものを矯（た）めん（曲がったものをまっすぐになおす、の意）と欲せるならん」。

この遍歴の医聖「徳本伝説」の背景には、戦国末期から江戸初期（16〜17世紀）にかけて、無数の遍歴する医業者の活動があり、遍歴した牢人が医業を修得して医師となった事例が少なくなかった[65]。徳本の自存自往は、自主的な開業医師の本領の一面を表現していたともみられるが、その反面、技術の特性を自儘に金銭に結びつけるのも何の造作もないことであり、医業の営利主義はすでに鎌倉時代から指摘されていた[38]。

この時代の農村医療についての資料は乏しいが、青木[65]によれば、地方によっては医師の数が馬の医者より少なく、貧しい農民が医師による医療を受ける機会は少なかった。関東でこのような多くの農民を見聞した曲直瀬道三の後継者・玄朔（一五四九〜一六三一）は、その延寿のために「延寿撮要」（えんじゅさつよう）という庶民向けの養生書（一五九九）を漢文でなく和文で著わした。なお当時は疫病が上下貴賤を問わず畏怖の対象で、村が壊滅状態になることすらあり、信州のある村ではその対策として百姓が領主に観音堂の再興を願い出たという記録（一六一九）も残っている。

（二）「僧医／儒医」現象

僧侶が宗教活動の一分野として民衆に医療を施す伝統は、日本でも奈良時代からあり、僧とも儒ともつかない僧儒のあいだに医をおこなうことが、鎌倉・室町時代を経て江戸時代の初期に流行した[38]。まず鎌倉時代（一一九二〜）には「名僧の支那に来往せるもの多く、我が医学もまた、僧侶の力によりて新知識を直接に宋より得ることとなり、したがって僧侶にして名医の聞こえありしものもまた少なからず」あった。「釈忍性（しゃくにんしょう）というものありて、奈良にありて常施院、悲田院を構え、貧窶（ひんく）の病者を収容して救護はなはだ力めたり」。「豊臣秀吉天下を統一するに及び、施薬院の旧制を復興し」、「四方民衆の疾病に苦しむものを招集し、薬を給すること頻回、全治を得るもの多かりき[17]」。

ついで儒学が学問の中心になった江戸時代の初期〜中期の半ば頃から「儒にして医を兼ぬるものますます多く」、中国・朝鮮では想像もされないような日本的な「儒医」現象が生まれた。この背景にあったのは、学者（儒者）は社会的階級が高いのに貧乏であり、医師は裕福であるのにその階級は遥かに低いという特異な文化現象である。医師は「賎業」への劣等感から「儒」に身をすり寄せ、儒者は経済的事情から「医」と握手した。しかし儒医に対する批判は伊藤仁斎をはじめとする儒者の側から厳しく、「儒医は医を以て利を求め、儒を以て名を求む」とし、儒医は「こうもり」のようなものだと嘲笑した儒医「蝙蝠（へんぷく）」論もあった[38]。

「薬を用ることつつしむべし」

（三）養生訓（貝原益軒）

医業で生活する者の増加と平行して医療の大衆化が始まった。売薬が大量に出まわって庶民が競って薬を飲むようになり、養生書といわれる出版物が大量に出まわった。[66]このような薬ブーム／健康ブームの時代に、筑前（福岡）黒田藩の藩士・貝原益軒（一六三〇〜一七一四）は、儒学者にして「医たらんと」[16]し、「大和本草」（一七〇九）を書いて本草学[註22]の祖となり、今日まで永く読みつがれている「養生訓」[67]（一七一三）を八十四歳（死の前年）で出版した。養生訓の中で、自然治癒思想に基づいて薬物による過剰治療を戒めた文章は、今日の過剰医療に対する警告としても読むことができる。

――薬をのまずして、おのずからいゆる病多し。是をしらで、みだりに薬を用て、薬にあてられて病をまし、食をさまたげ、久しくゐずして、死にいたるも亦多し。薬を用ることつつしむべし[67 P390]。「病を早く治せんとして、いそげば、かへって、あやまりて病をます。保養はおこたりなくつとめて、いゆる事は、いそがず、その自然にまかすべし。万の事、あまりよくせんとすれば、返ってあしくなる」、「もし必死（ひっし）の症は、天命の定れるところ、うれひても益なし。人をくるしむるは、おろかなり[67 P365]――。

なお「養生」は当時の殿様から長屋の老若男女まで、江戸人たちの日頃の口癖のようになっていた。それは健康だけでなく、もっと広く深い意味、つまり生き方に関わる事柄であり、それはこの時代を生きていた人々が共有していた一つの「文化」でもあった。[66]このことは、西洋で13世紀に書かれ、15世紀から19世紀にまで至るまで何度も印刷された「サレルノ養生訓」[55]の目指したのも、個人が自由な決断で健康を自覚した生活を送れるようにすることにあり、中世ヨーロッパの文化と分かちがたく結びついていたことと軌を一にしている。

〈註22〉「本草の学は、もと薬物の名称を正し、真仮を弁じ、その効能を研究し、良毒を分別して、以て資用の方を察するを主とし、医学の一部たり」[16]。その後その範囲は次第に拡張され、やがて博物学の一種に属するようになった。

安藤昌益

建部清庵

(四)「庶民とともに生きた医師」

安藤昌益(あんどうしょうえき、一七〇三～一七六二)は、江戸中期の「庶民とともに生きる医師」として、東北で開業し「万人が耕す自然世」を理想とし「守農大神」と自称した。その主著「自然真営道(しぜんしんえいどう)」全3巻(一七五三)のなかで、独自の気一元論・陰陽五行説をもとに——自然哲学的な——医学原理を説いた。当時は「後世(ごせい)派」と呼ばれる曲直瀬流医学が主流で、古方派の実証的親試実験[注23]主義はまだ十分に届いていなかった。なお江戸医学史において、精神病に関する記述は曲直瀬道三の「啓迪集」(一五七四)、香川修庵の「一本堂業余医言(ぎょうよいげん)」(一七八八)などにみられるが、安藤昌益による記述は江戸時代精神病理学の最高水準であるとともに、世界的にも先駆的であったとされており、とくに、精神病を忌み嫌うのではなく、病者との懇切な対話により「理ヲ明カシ暁(さと)シテ之レヲ治ス」とする態度は、現代の精神医学者によって高く評価されている[65]。

また東北・一関(いちのせき)の藩医・建部清庵(たけべせいあん、一七一二～一七八二)は、「田舎の救荒医」(「救荒」は飢饉の際に救助すること)と称せられ、農民をあいつぐ冷害や飢饉の苦しみから救うために「民間備荒録」(一七五五)を著わして藩にさしだし、また文字の見えない庶民のために「備荒草木図」(一七七一)をまとめた。国学の大家として知られる本居宣長(一七三〇～一八〇一)は、開業医として死の一〇日前まで診療を続けていた。治療の方術は気を助けることにある、気を養うことが医の至道であるという治療思想は、後藤艮山の一気留滞説に通ずるところもあるが、古方派・後世派の一方に偏しない処方を推奨していたという[65]。

〈注23〉 親試実験:自ら試み、事実によって確かめること[7] P288

患者の生命は天命

(五)「天命説論争」――江戸時代で最大の医学論争

「天命説」とは、病気は医治の対象であるが、患者の生命は天命であって、医のあずかり知らないところであるから、人事をつくして天命を待つ覚悟で治療に専念せよ、とした吉益東洞の主張である（「医断」一七五九）。その背景には、死に近い患者を診て亡くなれば、自分の名に傷がつくから診ないという風潮があり、それを防ぐために、死生については最後は天命であるから、それまで医者として治療のために人事を尽くせば恥じることは何もない、というのが天命説だった。

天命説批判

これに対して、凡庸の医者にとっては、自分の医術の未熟さを隠す言い逃れに使われてしまう大きな害をなすものとか、死生に与らぬとは医業の放棄であって言ってはいけない言葉だとする天命説批判（「斥医断」一七六二）があって、江戸時代で最大の医学論争となった。死を目前にした患者に対する医師のあり方は医療の本質を問うものであり、医師は患者の死とどのように向き合うべきかは時空を超えて、現代の医療と医師が常に問われている課題である。[65, 68]

二 医学思想

(一) 仏教医学／中国医学の導入

「啓迪集」

医学思想の視点から当時の医書「頓医抄」50巻（一三〇三）と「万安方」62巻（一三一五）をみると、宋代の「五運六気の説」と「仏典の医説」とが混在しており、室町時代も中国医学と仏教の影響は続いた。安土・桃山時代（一五六八〜一六一五）に入って、金・元時代（12〜14世紀）に既述の李・朱（りしゅ）医学が輸入された。「曲直瀬道三出でて李・朱の医学を唱道し、また洛下に啓迪院を建てて大いに後進を勧奨せしより」、それまで「僅かに関東の一部にのみ行われたる」「李・朱の医学はあまねく天下に行われ、医家は一時みなその説に服し」た。その主著「啓迪集」8巻（一五七四）によれば「その医術は、診断を精しくし、病因を察し、疾病の経過を詳らかにし、その急性のものと慢性のものとを区別し、方土（「地方」の意）、男女、老若、貴賤等によりて疾病の症状に差異あり、したがってこれを治するの法を異にすべきことを説きたり。また薬物の宣禁を論じ、鍼灸の法則を詳らかにすべきことを論じ、我が医法はここにその面目を一新するに至れり」〈16〉。

ただ道三流学派は李・朱医学を重視したものの、「一家に偏執することなく、ことに玄朔（道三の後継者の第一人者）はその一家に偏執するの弊を説き」、「諸家諸説の長を採るべきことを主張したり」。李・朱医学の自然哲学的な医学思想（陰陽五行説・経絡思想）が治療の実際にどのような影響を及ぼしていたかは明らかでないが、いずれにせよこの時代から「仏典の説を引くことはほとんどその跡を絶ち、これに代わりて顕われしは儒学の影響なり」〈16〉。

李・朱医学はさらに発展して「病を論ずるに陰陽五行、五運六気、臓腑経絡〈註24〉配当の理を以てすること盛んなるに至れり」。「ついに易医の説を成し、易と医と相通じてその理を同じくすとなし、易（中国古来の占い）の説によりて病を論ぜんと企てたり」。このような趨勢に対して、曲直瀬道三と同時代人の永田徳本は「初め李・朱の医方を学びたれども」、のちに「隠然一家を樹て、張仲景を宗とし、汗、吐、下、和の治方を唱え」、「時論に拘らず、『傷寒論』（しょうかんろん）の方則は、ここに始めて我が邦に行わるるに至」った。「李・朱医学大いに行われて天下の医家みな道三流の方則を奉ぜんとするの時にあたりて」、「『古今の医書多くは反古なり』とまで絶叫し、その人の性情を察し、閉塞を啓くを以て治方の要訣となし、いわゆる自然

〈註24〉 臓腑（五臓六腑）は心・肝・脾・肺・腎など内蔵諸臓器の名称が用いられるが、これらはそれぞれの機能的側面に注目した概念で、解剖学的に確定された西洋医学の内蔵諸臓器とは異なる。経絡（けいらく）とは、体内を循環して生命活動を維持する「気」（血気または気血）の通行路（ルート）。両者は結合して、とくに鍼灸で重要な理論的役割を果たしている〈34〉

名古屋玄医

後藤良山

良能の治方を称揚したり」[16]。

（二）日本医学の独立――古方派医学

〈一〉傷寒論への回帰

「伊藤仁斎が起ちて、経典の古義を明らかにすることをつとめ、古学を唱道せる頃に至り」、「我が医学界に名古屋玄医（一六二八～一六九六）あり」。幼時から病弱で、官に仕えず、生涯を市井の医者として過ごした玄医は、『傷寒尚論』を得てこれを読み、発憤古えに遡り、直ちに張仲景を以て師となし、つとめて李・朱の説を排斥し、専ら時弊を救うを以て己の任となす」、「玄医は実に古方派の祖たるものなり」[16]。玄医に次いで漢代の傷寒論を宗とするいわゆる「古方派」が輩出し、金元代の李・朱医学を宗とする「後世派（ごせいは）」に代わって医学の主流を占めるようになった。中国には古方・後世の別がみられず、日本の古方派に該当する流派はない。古方家が陰陽五行・経絡思想を否定し、「内経」と「傷寒論」とはその世界観が全く別個のものであることを主張して、ここに日本独自の傷寒論の研究方法が誕生した[46]。

〈二〉「一気留滞説」

古方派を代表する一人は後藤良山（ごとうこんざん）（一六五九～一七三三）で、名古屋玄医に入学金が足りないことで入門を断られたため独学で一家をなし、「その識見理療大いに先輩に超絶するものありしより、四方の豪傑みなその風を聞きて興起し、ついに古医方の説は天下を風靡するに至れり」。「良山、書を著わすことを好まず」、「百病は一気の留滞より生ず、と唱道したり」（一気留滞説）。李・朱医学が気は両腎の中間にあると唱えたのに対して、良山は「身中身外ことごとくこれ気にして天地を貫きて存するものなり」とした[16]。またそれまでの医師が

香川修庵

吉益東洞

髪を剃り僧衣を着けていたのを嫌い、髪を束ね縫腋（ほうえき）を着て、号を持たず本名で開業していた。

〈三〉「儒医一本論」

医を後藤艮山に、儒を伊藤仁斎に学んだ香川修庵（かがわしゅうあん）（一六八三〜一七五五）は、医の始源は孔孟にあるという考えから、儒と医はもともと同根であるとする「儒医一本論」を唱えた[38]。「一本論の想念は、儒によって医を高めようとしたもの」[38]で、「修庵の医方を説くや…『素問』、『霊枢』等の古書をも疑い、五運、六気の如きは邪説妄論として口を窮めてこれを排斥し、…実験によりて、拘泥の説を破ることを要とし、…つねに試みてその効を確認し、其の薬、其の疾を治することを知るを主要となしたり」[16]。

〈四〉「万病一毒論」

吉益東洞（よしますとうどう）（一七〇二〜一七七三）は名古屋玄医や後藤艮山の影響を受けて、古来の中国医学書はほとんど空理空論ばかりで、張仲景の「傷寒論」のみが信頼できるとした[65]。「陰陽医は五臓六腑・陰陽・五行相生相克のことを書籍にて見覚へ、理をもて病を論じ、手に覚ゆる事なく、臆見にてするゆへ、却てその術なしやすきやうにはあれど、実に病を治する事あたわず」[69]。「病因病名に拘（とら）われず。此れ即ち仲景の教えなり」[70]。後藤艮山の「一気留滞説」（一種の単一病因論）についても同様の指摘ができるかもしれない。

東洞の「万病一毒論」は単一病因論でさえなく、病因・病名を論ずることがいっさい無用だという、いわば病因無用論であった[註25]。すなわち「病に名をつけ、病因を論ずるは、もと臆見ゆへに」、「因を論ぜずという主意は、臆見に落ちて治療なり難く、殊に道を害することある故なり」[70]。彼が医療を治術＝処方に限定したのは、病因を追求することは基礎医学のまだ十分でな

〈註25〉　病気の治療にその原因を問うのは無意味で、その共通の姿（一種の状態像）を求めればたりる、分泌物・排泄物の多寡がほぼその指標になるという説は、西洋では紀元前1世紀の中ごろにローマで活動したテミソン（アスクレピアデスの忠実な弟子）が唱えていたという[4]。

い当時において空理憶測に堕してしまい、かえって治療を妨げると考えたからである。[2]

＊　＊　＊

「医の学は方のみ」

東洞は『医事或問（わくもん）』（一七六九）の中で「医の学は方のみ」と簡潔に宣言した。「方」とは薬法あるいは処方の意味であり、医之学も病気を治療する方技・方術にすぎないと、明白に割り切って考えていた。ここには確証をえた経験的知識のみが、学の根底におかれねばならないとする、明晰な学問観が姿をみせており、このように学の理念を、もっぱら実用技術の資格から誘導したことは、医之学の日本的な方法的自立をしるすものであり、日本の科学は医学を母胎にして育つことになったとされる所以である。しかし同時にここでは、病気の発生する物質的な仕組みについて理論的な考究をおこなうことが拒否されており、かくして医における理論的な自然認識への道がまったく断たれていたことになる。[69]

「親試実験」

「吉益東洞の万病一毒論は一世を圧倒し、当時の医人みなこれに靡きたるやの観ありしも、その間にありて、これを駁撃したるものなきにあらず」。東洞の嗣子（しし、後継ぎ）南涯は、一毒説が「茫乎として拠るところ少なきがゆえに」、「さらに細目を挙げて示さざるべからず」という考えから、「気・血・水の三物ありて、毒これに乗じて始めて証を成す」という「気血水の説」を立てた。また香月牛山（かずきござん、一六五六～一七四〇）は、李・朱医学を基本姿勢とする「後世派」の大家として知られるが、鬼神論的な精神病観をもっており、[48]さらにその他にも折衷学派、和方家があった。[16]これに対して古方派の医家たちは「親試実験」（本文79頁註23参照）を信条としたのであり、江戸時代の日本医学と医学思想の独立は、これら自立・自存の医師たちによる日本独自の「傷寒論」理解によってなされた。

「術の新奇なるを喜び」
「外科を賤しむの風」

(三) 西洋医学の導入

〈一〉 南蛮（ポルトガル）／紅毛（オランダ）流外科[註26]

いわゆる南蛮人（ポルトガル人）の種子島漂着（一五四三）[註27]を機に、この時代から西洋の宗教・文化とともに医学の輸入が始まった。医術は為政者も庶民もともに、もっとも期待を寄せる異国文明の要素だったからである。[7] 織田・豊臣時代は西洋16世紀の後期に相当し、西洋ルネッサンスで復活したヒポクラテス医学の体液学説が、ポルトガル人の伝訳によって日本に入り、南蛮流外科はその後のキリスト教禁止後も一部の地域に残った。さらにスペイン船（一五九六）・オランダ船（一六〇〇）の漂着がこれに続き、和蘭（紅毛）流外科も行われるようになった。両者は「その術を伝えたる西洋人の異なれるによりてその名を異にせるのみにして、西洋の医方を伝えたることは両者同じく、その術も別に差異あるにあらず」。「しかして、当時世人はその術の新奇なるを喜びて、千里笈（おい：書物やなどを入れて背負う箱）を負うて長崎に至り和蘭通詞に就きて和蘭外科を伝習するもの」も多かった。いずれにせよ「外科の治は刀剪、針烙を主とするが故に、その事を賤悪汚穢なりとして、医家すらこれを賤しむの風あり」[16]。

〈二〉 ヒポクラテス医学

ついで18世紀（江戸時代中期）になると、外科医を志して蘭学に心を寄せていた杉田玄白や前野良沢らによる「解体新書」（一七七四）の脚注の中にヒポクラテスの名が初めて現れた。ついで彼らに師事した大槻玄沢が、洋画家の石川大浪（たいろう）に模写させたヒポクラテスの肖像（一七九九）の題言（軸物の絵の上に記す言葉）の中でその思想の一端を紹介した。「人身の性、疾病ありといえども、活動機転ありてよく自ら癒す。これをおもうに、人身は自然の一大良医なり。医のそのことに従うは、なお臣僕の使令に供するがごとし」。

〈註26〉 「南蛮」とは中国周辺の4種族（東夷〈とうい〉・西戎〈せいじゅう〉・南蛮・北狄〈ほくてき〉のひとつで「南方の異国人」の意味。また「紅毛人」はオランダ人の毛髪の色が南蛮人にくらべて赤いことからつけられたあだ名[7]。

〈註27〉 この年（1543）にヴェザリウスの人体解剖図は刊行されたが、これは16世紀の日欧交流時代には渡来せず、18世紀になってドイツで出版された「解剖学図譜」（1722）のオランダ版が、前野良沢と杉田玄白による「解体新書」（1774）の原本のひとつになった[11]。

日本語訳による美化

玄沢がオランダの医書（一七六三）から取り出して紹介した「自然は良医、医は自然の臣僕」という言葉は、ヒポクラテスの医学思想を代表するものとして、蘭学医たちの心をとらえたという。いまとなっては、この言葉はヒポクラテス著作集になく、上記の医書にある文章もドイツの医書からの再録で、これをまた玄沢が借用したという込み入った経緯があったことが判明している。いずれにせよ当時の日本の蘭学医たちにとって、ヒポクラテスは自分たちの信奉する西洋医学が祖とあがめる人物であり、またその医学思想は蘭学医の指導理念と合致していたことが、その後二世紀以上におよぶ「日本におけるヒポクラテス賛美」のきっかけになった。〈71〉

ただ、これまでヒポクラテス医学として国の内外で紹介されてきた事柄を、実際に「ヒポクラテス全集」に照らしてみると、その多くは後世の偶像化・理想化による部分が少なくない。たとえば医の倫理を説いたものとして最も有名な「ヒポクラテスの誓い」〈37〉は、多分に美化された日本語訳〈39, 40〉によって紹介されているが、既述のように、訳者の解説によると、文献学上ヒポクラテス時代のものとは考えにくく、前半の師弟の誓いと後半の戒律・守秘義務がヒポクラテス学派内でとくに厳しく守られたとはどうしても考えられないという。また「自然治癒力」の起源をヒポクラテス医学とするのは定説化しているが、これも既述のように「全集」にはこれに対応する“vis medicatrix naturae”はない。〈42〉「自然治癒力」の起源は、生体にあって健康を保持するだけでなく、病気をも癒すのは「自然力（dynamis physike）」であるとしたガレノス医学である。〈41〉

第五章

近代医学

ルネッサンス

科学革命

I　近代西欧医学

一　自然科学的世界観／人体機械論（デカルト）

15～16世紀の西欧では——「魔女狩り」の蛮行が頂点に達した時代でもあったが——「グーテンベルグ（独）による活字印刷の発明（一四五〇）、コロンブス（ポルトガル）のアメリカ大陸発見（一四九二）、ルーテル（独）の宗教改革（一五一七）、コペルニクス（ポーランド）の地動説（天球回転論、一五四三）等の社会的変革があった。またルネッサンス[註28]のイタリアでは「解剖の流行」をきたし、レオナルド・ダヴィンチ（一四八五～一四九〇制作）、ミケランジェロ（一四七五年生まれ）、ラファエロ（一四八三～一五二〇）らが輩出して人体図を描いた[17]。そしてヴェサリウスの人体解剖学（一五四二）がガレノス解剖学を大幅に訂正・補完した。ただ当時の医学は、外科学でさえも、精密な解剖学の成果を充分に活用しうるほど進んでいなかった。ルネッサンスの軸ともいうべき人文主義[註29]が医学の前進に寄与することはあまりなかった[4]。

次の17世紀には——魔女裁判がまだ衰えを見せぬ中で——フランシス・ベーコン（英）の「新哲学」または「実験哲学」[註30]の提唱〈「新オルガノン」、一六二〇〉、生理学でハーヴィ（英）による血液循環の発見（一六二八）があり、哲学でデカルト（仏）の心身二元論／人体機械論（一六三七）[註31]、物理学でガリレオ（伊）の動力学（「天文対話」一六三二、「新科学対話」一六三八）

〈註28〉　文芸復興。14世紀末から16世紀の初めにかけて西欧に広がった芸術・文化の革新運動。

〈註29〉　教会の権威や神中心の世界観から人間を解放し、ギリシャ・ローマの言語・文学・芸術の研究を通じて人間の尊厳の確立をめざす運動（広辞苑）。

〈註30〉　その根幹は二つの手続き（1）知覚される事象をできるだけ多く提示すること、（2）これらの事象を検討しその間に法則を見出す（帰納：induction）こと、からなる[36]。

〈註31〉　「わたしをいま存在するものにしている魂（âme、精神 esprit の同義語）は身体（物体）からまったく区別され、…たとえ身体（物体）が無かったとしても、完全に今あるままのものであることに変わりはない」[73] P47。「この人体を、神の手よって作られ、…みごとな運動を自らなしうる一つの機械とみなす」[73] P74。なお人体を自動機械とする見方の傍証として、血液循環を発見した「イギ

（次頁に続く）

が現れた。化学・物理学者のボイル（英、一六二七〜一六九一）は、ガリレオの「対話」に強い影響を受け、デカルトの機械論に魅せられて「粒子論」と「元素」という新しい物質観を提示し、[36]「自然」（Natura）という言葉に代えて「機械論」（Mechanisumus）という表現を造語した。[72]ニュートン（英）は「自然哲学の数学的原理」（一六八七）によって機械論的・決定論的な世界像を確立した。[36]

これが「科学革命」[註32]とよばれる新しい自然学――近代科学の誕生であった。それは「ギリシャ的世界秩序の崩壊と空間の幾何学化」または「スコラ学的方法の排除とアリストテレス自然学の崩壊」によって特徴づけられる。天と地との異質観は失せて、人の住む地上の世界は無限の宇宙の中に放り出され、宇宙はその隅々まで同一の一般法則によって支配される、という新しい認識が登場した。[4]「同一原因・同一結果の規則」と呼ばれる決定論は、[36]物理学を軸とした科学革命の終点のひとつであった。またこの時代には、時計や水力・風力を利用した自動機械が作られたことで、身体と機械との類似がいかにももっともなものと思われるようになった。[74]

そして生きた人間を対象とする医学にとっては、ヴェサリウスの人体解剖（一五四三）に続く、ハーヴィによる血液循環の発見（一六二八）とデカルト（仏）の人体機械論（一六三七）の衝撃が大きかった。[4]デカルトは、当時の医学に効果がないことは確実とする一方で、人体についての（機械論的な原理に基づいた）正しい因果的な説明は、健康を保持し、人生を長くする助けになるだろうと確信していた。[75]人体と病気の理解に物理学と化学を応用した機械論的な生理学・医学は、それぞれ医物理学派、医化学派と呼ばれている。

一種の体重計・体温計・脈拍計を発明したサントリオ（伊）は、「医学静力学」（一六一四）で物理的な計測法が生理学に適用されうることをすでに示していた。ヤンセン父子（蘭）の発

リスのある医師」（ハーヴィ）を挙げてその仕事を称賛している[73] P68。

〈註32〉 日本でこの西欧起源の歴史概念が定着したのは1970年代であるという[75]。科学史家によっては、これを「新しい眼鏡をかけること」になぞらえる意見や、「科学に素晴らしい秩序と確実性がもたらされたのは、無秩序と不確実性とをわれわれの文化のなかの別の場所に追いやったから」であって、「『科学革命』というようなものはなかった」という主張[75]がある。また近代科学の成立過程には、古代中世を支配したアリストテレス自然学との訣別という断絶面と、ギリシャ以来の自然との関わり合い方が近代に連なるという連続面の二面があった[36]とされる。

明とされる顕微鏡（一五九〇）は、マルピーギ（伊）による毛細血管の発見（一六六一）やレーウェンフック（蘭）による赤血球の発見（一六七三）など、「顕微鏡学者」たちによる微細解剖学と微生物学に途を拓いた。他方の医化学派は「ファン・ヘルモント（ベルギー、一五七七〜一六四四）によりて創唱せられ、シルヴィウス（蘭、一六一四〜一六七二）によって成立せる学派」[17]である。前者がパラケルススから出発した思弁的な化学であったのに対して、後者はガラス器内（in vitro）と生体内（in vivo）の化学反応が同一の法則によって貫かれていることを前提とし、消化における分泌液を対象として、化学の方法で人体の働きを説明しようとした。[4]

二　自然治癒思想の再興——イギリスのヒポクラテス（シデナム）

市井の開業医

やがて「単に一側的に物理学または化学上の所見に本づきて疾病を説くことは到底不徹底のものである」という認識から、「実際医家は漸次にこの両派（医物理・医化学派）に遠ざかりて、病床経験によりて病證の観察を精しくすることが唯一の医学的基礎であると考ふるに至った」[17]。これを実践した典型的な「実際医家」が、市井の開業医としてロンドンで一生を終えたシデナム（一六二四〜一六八九）である。彼は正規の医学の学習を完了していなかったのみならず、生理学や解剖学の成果も、医物理学派や医化学派の理論も医療に無用なものとみなして、王立協会（一六六二年創立）の活発な実験研究には関心がなかったらしい。[4]

病気の種別

ただ彼はオクスフォード時代にヒポクラテス医学の講義を聴講したようで、フランシス・ベーコンの思想に大きく影響を受け、ヒポクラテスにならって患者の症状とその経過、および患者をとりまく諸条件を詳細に、正確に記録し、ベーコン信奉者として医療上の自然誌の作成に向かった[40]。自然は順序立った恒常的な仕方でいろいろの病気をつくりあげる[63]。植物の間に種類があり、植物学者たちが種類分けするように、病人の間にも病気の種類がある筈だと考え、病人の症状の記録を収集した上で、その種類分けをしようとした。18世紀になって医者たちが、新しい医学、新しい科学が必ずしも有用でないことに気づかされると、シデナムの声価は大いに高まり、しかもイギリスではなく、ヨーロッパ大陸でより多くの信奉者を生んだ[40]。いまでは17世紀の臨床医学を代表する巨匠として「イギリスのヒポクラテス」と呼ばれ、ヒポクラテスは患者の歴史を書き、シデナムは疾患の歴史を書いた[39]とされる。

「病気」は本質的に「自然の治癒過程」

それでは、病気とは何か。それは病人の生理あるいは自然と、病気を齎した有害な影響との闘いである。症状はこの闘いの表現であり、生体の自己防御のための最も強い武器のひとつは発熱である[39]。いいかえれば病像を支配している事態の大部分は、毒物を除去しようとする自然の努力にその根拠をもっており、したがって「病気」は本質的に「自然の治癒過程」を意味している。そもそも病気という概念は自然の治癒過程から導かれたものであり、病気を定義する場合には、病気の原因の直接的な作用はほぼ完全に無視されるべきだ、というものであった[72, P175]。

医者の活動分野は「慢性病」である

ところで自然治癒力は「急性病」において（発熱や疼痛などの形で）もっとも見事に発揮されるが、害物を排除しようとする自然治癒力の努力が水泡に帰することも稀でなく、主としてこの「慢性病」の領域に医者の活動分野も存在する。自然の治癒努力は時に滞ったり、揺らいだり、誤ったり、場合によれば危険な結果を引き起こしたりするから、そのような場合に医者は精力的に介入・規制しなければならない。実際にシデナムは「自然療法」を標榜すればするほど、病因を直接取り除く「特効薬」を見出し、危険と隣り合わせている自然治癒をなしですませることを、将来の医療の理想として位置づけた。「おこり」（マラリア）に対するペルー産のキナ樹皮は、当時の彼が認めた唯一の特効薬であった〈72〉。

治療は常識的・折衷的ときに実験的

シデナムの治療法の中心は、自然治癒過程を助長する趣旨での伝統的な排出療法（瀉血、下剤、吐剤、発汗剤など）であり、この意味では常識的であったといえるが、天然痘の治療に冷却療法を用いたり、痛風に排出療法を一々実地に試して無効であることを確かめた上で、一般養生法（新鮮な空気、乗馬などの運動、適切な食事）を強く勧めたことは——その是非は別として——理論にも、伝統の権威にもとらわれずに、経験の示すところに従って最良の手段を見出そうとする彼の姿勢が現れている。また鉄剤・水銀剤にも関心が深く、これら一見して不整合な治療指針の中に、当時の医学の実態をよくわきまえ、一面的な偏向に陥らなかった経験主義者としての実際的な知恵を読みとることができる〈4〉。私見によれば、シデナムの治療思想には、西洋近代医学が登場する以前の時代に、優れた臨床家（いわゆる名医）たちが備えていたと思われる資質がすべて見出される。

三　医学思想の体系化

科学の進歩／体系化への誘惑

医術は体系——特定の原理で統一的に組織された知識のシステム——を求める傾向が強い。さまざまな「悩み（パテーマ）」を担った病人に問われる医者には、極度に多様で込み入った問いに即答できるような知識のシステムが、いつどこでも強く望まれるからである。近代科学の登場とともにアリストテレス哲学はすたれたが、医学はガレノス医学に代わる一貫した筋道を見出すに至らなかった。臨床医学は、病気を自然治癒過程そのものとみたシデナムとともに再出発したものの、彼自身が当時の科学にあまり興味を持たなかったこともあって、科学の進

化学（ボイル）／哲学（デカルト）の影響

魂をもった機械

歩が生みだす新しい知識によって補強されるというわけにはいかなかった。[4]シデナムと同時代人の喜劇作家モリエール（仏、一六二二〜一六七三）は、「飛び医者」「恋は医者」「いやいやながら医者にされ」などで当時の医学と医者を槍玉にあげ、「病は気から」（一六七三）[45]では、新しい学説や実験を頑として拒否する保守的な医師たちを痛烈に風刺した。このような時代にあって、優れた医学者はそれぞれ体系家的な側面をもつことになったのであり、医化学派の主唱者シルヴィウス（一六一四〜一六七二）は「自然（治癒）」それ自体を容認せず、化学・物理学者のボイル（一六二七〜一六九一）は「自然」に代えて「機械論（mechanism）」という表現を用いた。[72]

（二）「機械論」的医学（ホフマン）

ホフマン（独、一六六〇〜一七四二）は「数学的・哲学的の素養を有し、また物理学及び化学を修めて後に医家となった」人である。[17]彼はイギリスでボイルと深く交わり、デカルトに傾倒して、自然をボイルの意味での「機械」と位置づけた。血液循環（ハーヴィ）の事実から出発して、血液や体液の循環を生命の最も本質的な現れと考え、人体を最高の完成度を示す機械とみた。[74]それは「運動を起こすように組み立てられた機械」であって、「生と死は機械的に条件づけられており、それを支配しているのは必然の法則によって働く機械的原因および物理的原因だけである」[3]とした。

ホフマンにとって、人体に備わる自然（ヒポクラテス）とは、血液と体液の永久的な円環運動であり、この運動が正しく規則的に行われることによって、体の生命と統合は保たれ、病気の攻撃を防ぐことができる。この機械はある程度まで故障を修繕できるが、そのような「自然の治癒力」は、「なそう」と思って、目的を追求して生ずることではなく、端的に「偶然の所産」である。人体の創造者によって、魂をもった機械の多様な部品は、固体や液体の分離・浄化・排泄運動が生じるように作られ組み合わされており、有害な物質や原因によって病的な状態となったときには、その原因を排除し駆除するために協調するように秩序づけられている。[74]

その臨床

ホフマンの治療法は簡単で、いわゆる鎮痙薬・鎮痛薬・強壮薬・排泄薬などを用い、自分の名前をつけた諸種の合剤を好んで用いたという。彼は臨床においては卓越した観察家であり、人体が自ずと癒される行程や病気の体が自助を行う有様を否定しなかった。それどころか医者は正しく働いている自然をかき乱したりしないように、むしろ自然に従い自然を模倣し、自然が衰え妨げられているときに助け、正常に戻さねばならないとした。しかし病気の徴候に、生体の役に立つ合目的反応を認めることには、病気の経過と治癒の経過を混同するものとして断固として反対した。彼は、熱病による反動が良い結果をもたらすことを強調したが、他方で発熱・出血・痙攣・嘔吐・下痢などの破壊的な影響も示した。自然の業はしばしば動揺し、機能しなくなる、とくに慢性病ではそれが顕著である、とも書いた。[74]

化学・解剖学と結んだ機械論

ホフマンの「医学の基礎」(一六九五)に記述された医学思想については、解剖学・化学と結んだ機械論だけが医学を諸分派の泥沼から救い出して、正しく向上させると考えたことを、時代の進歩をよく弁えた卓見とする一方で、その機械論的体系は——ガレノスがアリストテレスに拠ってその体系を立てたように——デカルト流の粒子論哲学を借りて構築した実証を欠く立論とする批判がある。ただ彼が、臨床家として特に力を入れて否定したのは、正常時も病気の時も合目的・意識的に支配する原則があって体の出来事を取り仕切っている、という考えであった。[4]「能力(faculties)」とか「隠れた力(hidden powers)」とか「潜在効力(occult virtues)」とかは、純粋に想像の産物である。[3] そして、このような主張を突きつけた相手が、「享楽家」ホフマンとは性格が正反対の同時代人シュタールであった。[74]

有機体（オルガニスムス）と機械（メカニスムス）を峻別

（二）「生気論」的医学（シュタールのアニミズム）

シュタール（独、一六六〇〜一七三四）は、同窓ホフマンの推薦でハレ大学教授を二〇年勤めたのちに、晩年をベルリンの宮廷医として送った。暗く狷介（自分の意志をまげず、人と和しないこと）で近づき難い人物であり、医学者として名をなす前に当時の「燃焼（火）の化学」に深い関心を持ったが、これを医学の中には持ち込まなかった。彼は、有機体（オルガニスムス）が機械（メカニスムス）とは根本的に異なるという考えから、生命独自の原理にアニマ（Anima、霊魂）、魂（Seele）、または臨床的には自然（Natura）という用語を使った。それは生かし・動かし・導く非物質的な原理ないし力の働きであり、非物質的ではあるが、道具としての「からだ」を離れては存続せず、いわば表裏のようにそれと結んで、それを活性化し、それによって生体は目的にかなった営みをするものである。[74]

動物と人間の同等視

ただし「シュタールのアニミズム」は、すべての物体に「たましい」が住むとみる今の「アニミズム」、またパラケルススが化学的な生命過程の基本原則とし、ファン・ヘルモントが神に由来するとしたアルケウスArcheus（始源者、体内自然）という神秘的・宗教的概念とは異なり、有機体を機械から峻別した生物学的概念であった。それは、古来の医学的な自然治癒力の観念と多少とも近い内容をもち、今日でも素朴な常識における「いのち」の観念とかなり近い性格を持っているという点で、医学史の上で正統に属する見解であった。[4]

シュタールが生きた動物と生きた人間の物質をはっきり同等視したことは——現代の生物学

では確立された事実であるが——当時としては生物学的にきわめて価値あるものであった〈53〉。実験室の生物学者とは違って、何よりも医者であり、人と対面せざるをえなかったシュタールの目の前には、デカルトの哲学上の要請に発した機械論をそのまま踏襲するには、あまりにも多くの臨床的な事実があった。また強い反アリストテレス・反ガレノス主義者で、医化学派と目される同時代人のトマス・ウィリス（一六二一～一六七五）も、「脳の解剖学」（一六六四）に続く「動物の魂」（一六七二）で——デカルトに反して——その働きが人にも動物にも共通すると説いた。魂ないし心を病む人が僧職の手に委ねられていたこの時代に、これらの病気を医学に近づけたという意味で注目される〈4〉。

シュタールは自然治癒過程を学説の基礎とし、人生のすべてを——アニマの働きとしての——自然治癒力の布教に注ぎ込んだ。病気とは侵入した害毒に対する自然の闘いの現れであり、病気の圧倒的多数は有機体の治癒努力の現れである、という考えは終始一貫変わることがなかった。その主著「真正医学説」（一七〇七）によれば、「発熱」とは、動かし、分離し、排出するそのような生命活動であり、それが介入すれば今ある何らかの有害物質が排除される、そのような活動である。「炎症」はそれ自体が合目的的で、身体の保持を目的とする生命活動であって、単純な機械的反応ではない。その根拠となったのは、熱が上がらず他の炎症性症状がなくて鬱血状態から壊疽に陥ったり、逆に炎症が、進行性で致死的な腐敗から隣接部分や身体全体を保護するという事実であった〈74〉。

当時の支配的な理論では、生理・病理学的現象が医化学的・医物理学的概念で説明しつくされるという錯覚から、ちょっとでも不快なことや滞った症状があれば、それを除去することが露骨な多診多療の目標になっていた。それに対してシュタールは、医学理論から非有機的な自然科学を追放し、有機体の観察からのみ生じる理念によって治療を行おうと考えた。彼にとって医者の義務とは、自然の治癒の業を認識し、注意してそれを支えることであったから、この意味では「待機的な治療」を実践し推奨したことになる。しかし有機体は、創造者の叡智によって強制的に機能する保護機構を備えた機械ではなく、欠点や弱点、欠陥もある人間の魂（Seele）が作り上げ、健康なときも病気のときも生命を導くものである。したがって医者は自然の業のなすところにいつもまめまめしく従う必要はないし、自然の業にどんな場合にも服従せねばならないというのでもない〔74〕。

精神療法を重視

また彼は、「人間の中の自然」は誤謬や過剰に陥る傾向があり、短気や、性急さ、逡巡、恐怖や不安、長引く悲哀や時宜を得ない安逸、大胆と消沈の不規則な交代などによって、「目的に反した行動」へも導かれることにも目を向けていた。そして「人体を様々に変化させる霊魂の苦しみ」（一六九五）や「霊魂の病について」（一七〇八）などの著作において、霊魂の肉体への影響や精神病を論じ続けた〔74〕。多くの偉大な医師たちがこの時代になってさえ、主な精神疾患を「悪鬼につかれたもの」としてまとめていたのに対して、シュタールはそれらが身体的あるいは情緒的起源をもつことを指摘し、精神療法に力を注いだ点で、医学における偉大な開拓者とみなされている〔53〕。

＊　＊　＊

ライプニッツによる批判

シュタールのアニミズムと待機的な治療方針については、ドイツの医師たちの間から熱狂的な支持者も出たが、当時は批判者の数の方がはるかにまさっていた。そのひとりは前記のホフマンであり、もう一人はライプニッツ（独、一六四六〜一七一六）である〔76〕。この哲学者は、精

「アニミズム」はモンペリエ学派が「ヴィタリズム」として継承

神と身体（物体）の関係について「精神はその本性上、身体（物体）なしには存在しない」、「精神が物体の中にあるのは、「一」の結果たる「多」の中に「一」が存するようなものである」と考え、「機械的に自然を説明する近世学者の見事なやり方」を高く評価していた。そして「有機的な自然の体は神的な機械」であって、「我々の体は単なる水力・風力の機械ではなく、同時に火力の機械でもある」[74]として、シュタールによる霊魂（anima）と機械（machina）の分離を批判した。ドイツにおけるシュタールの再発見は死後百年以上を経て、その主著「真正医学説」（一七〇七）が再発刊（一八三一〜一八三二）されてからである。[53]

シュタールの影響はむしろフランス、とくにモンペリエ学派で大きかった。この学派を代表するバルテス（仏）の「人の生命原理（principio vitalis hominis）」（一七七三）はその強い影響のもとで書かれ、これ以来アニミズムに代わって「生気論」（vitalisme）なる言葉が一般に用いられるようになった。[4] 現在のヴィタリズムとは、生命の起源と現象が、純粋に化学的または物理的な力とは異なる生命の法則（vital principle）によって産出されるという教義または理論〈Oxford〉とされている。「シュタールのアニミズム」は、すべての物体に「たましい」が住むとみる「古来のアニミズム」（比較宗教学的、人類学的概念）とは異質の世界の哲学であって、その後に輩出するヴィタリスト（生気論者）たちの先頭を切るものであった。[4]

四　体系家たちの実地臨床——機械論的医学における自然治癒思想

（一）ブールハーフェ——「オランダのヒポクラテス」

ブールハーフェ（蘭、一六六八〜一七三八）は、ライデンの大学で二〇年のあいだ教授職にあって、医学者・教師として大きな成功を収め、栄誉に包まれてその生涯を終えた。教育者としての名声は内外に高く、それを慕った医学生がヨーロッパ全土から集まって、ライデンの大学は18世紀における西欧医学のメッカになったという。日本が18世紀の後半から19世紀の初めにかけて輸入した西洋医学は、このライデンの系統をひく西欧医学の主流であった[4]。

ブールハーフェは人間の身体を神が造った一つの機械と考え、そのメカニズムは物理学的物体と同じ法則に従い、やがて幾何学によって明確になると予測していた。また人体を時計に見立て、医者はその構造に関する知識によって、各箇所の欠陥とその修理の方法・手段を判別する職人であると述べていた[77]。しかし彼は早い時期にシデナムの考え方に引き寄せられ、病理学者としては機械論的な説明（水力学的な理解）に惹かれながら、医者としては目的論（生気論）的な見方を採用した。たとえば熱病による体温上昇を血管壁の摩擦として、脈拍数増加を毛細血管の抵抗増大として説明する一方で、発熱を自然に備わる治癒努力として、これを否定するどころか、熱病はしばしば健康の最上の原因であり、熱病性の治癒過程を医者がわざわざ発生させせることが望ましい場合があると考えていた[74]。

彼は、自然の業の多様な表現に畏敬の念を抱き、自然の業への障害を除去して、やむを得ない場合にのみ病気の進行に介入することを医者の本務とした。大学講師就任講演の演題は「ヒポクラテス研究のすすめ」であり[40]、「バタビア（オランダの古称）のヒポクラテス」とも称せられた。また学長就任演説（一七三一）では、自然の業の多面的で計画的な働きを叙述した。自然は創傷を素早くふさぎ、骨折に際しては、従者である医者が外れた骨を支えてやれば、分離した骨を自然な場所に戻し、接がれた骨を安らかで湿った状態に保持する。嘔吐や他の排泄の苦しみは、有害物を分解し、洗い落とし、拭い去り、沈静化し、追い出すために、体液がかき立てられ、害悪が巣くっている場所に引き寄せられているのである〈74〉。

炎症・潰瘍・腫瘍に対して医術は、自然の提案に従って、発熱・下剤・摩擦で援助し、治らない腫瘍には鉄ないし火が試される。自然に精通した医者は、自然を模倣し、慢性病に対して劣勢になっている自然を助けるが、その際には自然自身がかき立てることのできない熱を、医術によってかき立てる手段として、食料、薬剤、適切な運動などを用いる。それが自然の予示から遠く離れていないほど、それらの営みはそれだけうまくいく。ブールハーフェは「自然」の支配を一般的に指摘するだけで満足し、生体が健康や病気になる原因を形而上学的・自然学的に論ずることを、賢明にも自己規制して行わなかった。そのような究明は医者にとって必要でないし、役にも立たないし、そもそも医者の研究がこのような領域で認識に到達することは不可能である、と彼ははっきり語っていた〈74〉。

その精神病観についてはジルボーグ〈53〉による紹介がある。18世紀には精神病をマニーとメランコリーに分けるヒポクラテス医学の分類がそのまま受け入れられたが、ブールハーフェは一世紀前の血液循環の発見を看過することなく、メランコリーが「血液と体液の悪質性」（古代医学における「黒胆汁」）によって生じ、それが昂じて「脳の液体の大きな運動のために、患者が猛烈な狂暴に陥った場合には、これは狂気と呼ばれる」とした。そして「これに対する最大の治療法は、患者を思いきって海の中にほうり込み、彼が我慢することができる限り、水の下に彼をいれておくこと」であったという。

(二) バリヴィ――「イタリアのシデナム」

バリヴィ（伊、一六六八～一七〇七）は、学者としては医物理学派であり、人体を機械の集まりと理解し、歯を鋏に、胃を瓶に、腸と腺を篩（ふるい）に、血管を導水管に、心臓を水揚げ機械に、胸郭を一対の鞴（ふいご）に例えた機械論者として有名である。[4]他方で医者としてはヒポクラテスとシデナムに傾倒しており、「医師は自然の下僕であり、通訳者である」として、学説によって実地の仕事を決定しようとはしなかった。「疾患の起原と原因は、人間の精神がそれを解き明かすには余りにも深遠である」、「これまで吾々は見事な仮説、論理的分類、定義に満足してきたが、それらは医術にとって装飾にはなっても、実際に役立つものとするわけではない」[39]とした。

バリヴィは医学に病誌（ヒストリー）と治療との二つの柱を立てた。病誌（病気の起始・症状・増悪と消長・終結の記述）は自然の観察者だけに許される独自の学問（第一医学）である。人の顔が千差万別であるように、病気の姿もきわめて多彩であり、生記録的（biographical）な病気観に立てば病気に再現性のないことは事実としなければならないが、しかしその間におのずから多くの類型があることを認めないかぎり、医者の仕事は初めての経験の無限のくり返しとなり、そこでは勘（とコツ）だけが「はば」をきかして、学問の裏づけをもつ医術は成立せず、医学は際限なしに混乱を続けるほかない。正確な病誌の記載をみずからの任務としたシデナムはこの領域（第一医学）で大きな功績を残したが、頑固なまでに患者に膠着した結果そこで止まるほかなかった。これに対してバリヴィは、治療術が医学の諸分科と関連諸学の応用（第二医学）によって改善されると考えたのである。[4]

＊　＊　＊

ここで論じたいわゆる体系家たち、まずホフマン（機械論者）とシュタール（生気論者）とは理論においては鋭く対立していたが、それぞれが臨床で観察した（一方で治癒し、他方で悪化・慢性化する）病気の自然誌、および排出療法を中心とする治療法――要するに実地臨床――では大きな隔たりはなかったと言ってよかろう。シュタールは自然治癒過程を学説の基礎としたが、「人間の中の自然」が誤謬や過剰に陥る傾向を認識していた。またホフマンは病気の治癒を「偶然の所産」として、病気の徴候を合目的的反応とみることに反対したが、医者は正しく働いている自然に従い、自然を模倣し、自然が衰え妨げられているときに助けねばならないと考えていた。[74]

つぎに、理論面では医物理学者（機械論者）とされるブールハーフェとバリヴィは、臨床面ではヒポクラテスとシデナムに傾倒して、医師を「自然の提案」に従う「自然の下僕」と規定していた。このことについて、前者に対しては「生きた臨床と死んだ体系との奇異な共存」[4]、後者に対しては「仕事の断裂」[39]との指摘がある。

しかしブールハーフェについては、当時の医物理学的な人体構造観と病理学は時代遅れになったとはいえ、何よりもまず優れた臨床医学者であった彼が、その折衷的な学風においては、シデナムが無関心であった基礎科学を病気の理解に役立てようとした試みを評価すべきであろう。またバリヴィの仕事に「断裂」をみる批判に対しては、バリヴィが研究者として新しい時代の科学の達成に通暁すると同時に、臨床家としては多彩で複雑きわまる病気の本質を洞察していたゆえに[4]、学説は実地臨床を決定することなく、それには別の指導原理が必要と考えていたともみられる。[39]むしろその断裂のなお埋めがたいことを鋭く意識していた点を重視し、19世紀になって医学の諸分科と関連諸学の発達が初めて控えめに開始されたことを指摘して、バリヴィが医学の近代を拓いた最もすぐれた学者の一人であるとする評価がある。[4]

五　その後の体系的医学

（一）脱神学化

いずれにせよ当時の体系家たちの機械論と生気論とは、反ガレノス主義と脱「神学・宗教」化という点では共通しており、むしろ問題は別の所にあった。〈註33〉すなわちシュタールとホフマンはともに篤信の敬虔主義者（pietist）であり、ブールハーフェもまた深い信仰の持ち主であったから、それぞれの医学体系と自身の宗教心および当時のキリスト教会との和解をはからねばならなかった。とくに敬虔主義者の本拠ともいうべきハレ大学の教授であったホフマンは、機械としての人体と、その非物質的な聖域とを結ぼうと腐心して――彼が傾倒したデカルトはその接点を松果体として突飛な解決を試みたが――その間に一種の階層を想定した。シュタールは独自の生気論（アニミズム）によって機械論を敵にしたが、非物質的な「アニマ」に不死の属性を与えなかったがゆえに、神学者からも攻撃を受けることになった。〈4〉

18世紀に入ると、ラ・メトリが、デカルトの人体機械論を超えようとする自負をもって『人間機械論（L'homme-machine）』一七四七）を出版した。それは医学思想というよりは、医者が書いた唯物論的哲学であったが、宗教界に激しい憎悪の嵐を巻き起こし、宗教界は――当時の宗派間の争いさえも超えて――彼を迫害するために力を合わせて狂奔したため、彼は本屋の保護でオランダの国境を越えてプロシャに逃れた。〈78〉また高名な生理学者のハラー（独）は、ラ・メトリが「門弟にして友人」として『人間機械論』を献呈したのに周章して、自分が無縁であることを八方陳弁したという逸話が残っている。〈4〉

いずれにせよ自然科学が提示した新しい方法が続々ともたらす情報量の増加を前にして、医

〈註33〉　17世紀後半～18世紀前半の医者たちの多くは、まだ悪魔の存在を否定しなかった。

物理学派も医化学派も、それまでそれなりの整合性をもっていたガレノス医学に代わる一貫した道筋を見出すに至らなかった。[4] 機械論に属する体系家たちが輩出した当時の考えでは、「体系は科学の方法から直接に導き出される」はずであった。これは今でも科学の理想であり、18世紀の体系学者は彼らの理想像に関しては誤っていなかった。しかし彼らは、理想は達成されないものであることに気づかなかった。また彼らが選んだ道筋の上でほとんど先へ進んでいないことも認識しなかったのである。[3]

(二) その後の生気論

モンペリエ学派のヴィタリズム(生気論)

この世紀の後半には、後世に大きな影響をおよぼしたモルガーニ(伊)の病理解剖学「解剖によって明らかにされた病気の座および原因について」(一七六一)とハラー(独)の実験生理学「人体生理学原論」(一七五七~一七六六)が出版された。ハラーはブールハーフェの門下として医物理学派の正統に属していたが、彼の名を高めた筋肉の「被刺激性」または「収縮性」を生体の「内在力」(vis insita)としていたことが、のちに陰に陽に生気論陣営を鼓舞し続けたとされる。[4]

日本(東洋)における生気論と機械論

また既述のように、この時代には「シュタールのアニミズム」が、ドイツよりも、12~13世紀からヒポクラテス医学の待期的な自然療法の伝統を守っていたモンペリエ学派に深い影響を及ぼした。ボルドゥ(一七二二~一七七六)やバルテス(一七七三)が、人体における独特の生命力(vita propria)あるいは「生命原理」(principe vital)の存在を主張し、この時代からアニミズムに代わって生気論(vitalisme)なる言葉が広く一般に用いられるようになった。[4]

ところで「通常、生気論は、機械論と並列に論じられることが多いが」、「ギリシャ以降の西欧思想の中の『生気論（vitalism）』が、実は、機械論の所産」であり、その意味で生気論は、機械論の「なかで」論じられるべきものなのである。[36] これに対して日本を含めて「東洋思想における生命観には本来的な機械論が欠けているために、逆に、生命現象の特異的な様相を追究する姿勢が育たず、『汎生命』主義的な立場に終始した」とみられる。そして日本の医学は江戸時代になって、かなり特異な仕方で――ブールハーフェ医学の思想的基盤であるキリスト教的・機械論的用語の直訳を敢えて避けるという仕方で――当時の蘭学の機械論的身体観を受容することになった。

六 病院医学

（一）17～18世紀の西欧医療

この時代における医学の進歩として、診断技術面では体温・脈拍・血圧の測定（一六二六、一六三六、一七〇五）や打診法の発明（仏、一七六〇）、治療予防面では後にマラリア特効薬となったキナ剤の出現（スペイン、一六四〇）、英国におけるジギタリスの薬効発見（一七八五）、麦角（子宮収縮薬）・ベラドンナ（鎮痛・鎮痙薬）の薬効認定、壊血病の予防におけるリンドの業績（一七五三）、天然痘に対する牛痘接種法（種痘）の成功（一七九六）などがあった。外科ではジョン・ハンター（英）が外科学を病理学・生理学と結びつけようとしたこと、その著書（一七九四）で創傷治癒の諸現象に深い関心を持っていたことが注目される。[4]

ただ、これらの医学上の業績は散発的・断続的であり、一般の医術は前世紀にモリエールが痛罵した実態とほとんど変わらなかった。当時の一般の理解によれば、病人にもっとも望まし

パリのオテル・ディユ（神の館）

い自然の環境はそれぞれの家庭であり、長袖者（ちょうしゅうしゃ：公卿や僧侶のたぐい）流の服装で馬車に乗って貴顕豪商の患家を往診する医者たちがいた。しかし他方には、貧困の底にあって戦乱・誅求（税金などを手きびしく責めつけて取り立てること）・洪水・旱魃（田圃のひでり）・飢饉・疾病に絶えず脅かされ、食物、雨露をしのぐ場所、そして医療を必要とする人々がいた。そして「病院」は、貧しい病人たちがただ投げこまれているだけの不潔で陰湿な建造物であり、医者たちさえ往々にして怖れて近づかなかったと云われる〈4〉。

たとえば、有名なパリの市立病院（オテル・ディユ：本文55頁参照）は、病人を含めた困窮者の収容所で、医療は定期的に訪れる医師の手で行われていた。多くのベッドは一台に四人から六人の患者を寝かせていたばかりでなく、八〇〇人以上の患者が密集する大ホールでは、床に藁を敷いて横たわっている患者もいた〈4〉。

とくに精神病者については医療・医学以前の事情があった。鬼神論と魔女狩りが頂点を過ぎた17世紀の後半から、西欧諸国がその安寧のために「施療院」の名で、乞食・浮浪者・老人・孤児・不具者・売笑婦・同性愛者・不信者などを見境なく監禁し始めたとき、精神病者たちは当然のようにそこに加えられた。そこは病院ではなく獄舎であり、彼らは鎖で壁や床の環に繋がれるのが普通だった〈4〉。

（二）開明思潮（イリュミナシオン）

17世紀末葉に起こった旧思想打破の革新的思想、すなわち宗教的権威に反対して人間的・自然的理性（悟性）を尊重し、社会全般で旧慣を改め新秩序を建設しようとした考えは、いわゆる開明（一般には「啓蒙」）思想（illumination, enlightment, Aufkrälung）として18世紀後半に全盛に達した。〈註34〉医学の領域においてこの開明の光（リュミエール）は西欧各地の病院と獄舎の実態を照らし出し、とくにフランス革命（一七八九）の前後には、病院や獄舎に収容されている病人たちの救済が大きな問題となった。革命はガレノス主義の牙城ともいうべきパリの頑固な医学的伝統の清掃機能を果たした。その廃墟の中からいわゆるパリ学派の「病院医学」が生まれ、病院と臨床医学教育の組織的な改革の成功によって19世紀前半の西欧医学を先導することになった〈4〉。

「病院医学」は、歴史的に「典籍（library）医学」・「病床（bed-side）医学」に続き、「研究室（laboratory）医学」に先立つ段階として性格づけられている。パリ学派の特徴のひとつはヒポクラテス主義の復活とされているが、ヒポクラテス主義者シデナムが無視した近代病理学を重視する医学者たちの出現――臨床観察と屍体解剖を双脚とする疾病記述論の確立――という点でむしろ新たな発展であった〈4〉。

モーラル・トリートメント

これとほぼ時を同じくして、18世紀の終わりから施療院における精神病者の悲惨な境遇を改善しようとする「モーラル・トリートメント」〈註35〉の試みが、テューク（英）・キアルジ（伊）・ピネル（仏）らの博愛的な開明思想をもつ医者たちによって始まった。それは非医薬的・非身体的な治療活動の総称であり、その共通点は精神病者の人道的処遇、患者の人格の健康な部分への信頼、精神病の治癒への楽観的見解、思いやりと共感的な雰囲気を基調とし、患者を治療的に構成された院内活動（作業、運動、読書、音楽など）に参加させることであった（日本では20世紀後半の（院内）生活療法に相当する）。

〈註34〉　精神病の鬼神論の後退はその一側面と考えられる。

〈註35〉　ピネルのtraitement “moral” は、traitement “médical”（医薬的・身体的治療）に対して用いられた言葉で、「心的」に相当する用語として “moral” が頻回に使われている〈79〉。和訳としては「精神療法」〈53〉、「心理的療法」〈79〉、「心理療法」〈80〉であり、「道徳療法」（19世紀後半の道徳教育的な狭義の精神療法）とは異なる。

「疾病記述論」と「臨床医学」の著者

ヒポクラテス／モンペリエ

（三）精神病の治療に取り組んだ内科医（ピネル）

〈一〉内科医・病理学者としてのピネル

一般医学史におけるピネルは、主著のひとつ「疾病記述論」（一七八九）によって、18世紀に活発化した疾病分類論の系譜のなかで眺められ、もうひとつの「臨床医学」（一八〇二）によって、病院を研究と教育（内科と外科の一本化）の根城に改革したパリ学派の「病院医学」の先達として位置づけられる[4]。今でこそ近代精神医療の開拓者として名高いが、約一六〇編の論文・著作のうち身体医学関係がその三分の二を占め、同時代人には内科医・病理学者として有名であった。その著書のひとつ「精神病に関する医学＝哲学論」（一八〇〇）[79][註36]の中で、「自然科学のあらゆる分野の中で最も困難なのは内科的疾患を観察し、その外的特徴によってこれを把握する技術であるが」、「この困難は精神異常の研究の場合に増すばかりである」[81]と述べたのは、あきらかに内科医としてのピネルであった。

トゥールーズとモンペリエで医学を学んだピネル（一七五五〜一八二六）は、ヒポクラテス医学をギリシャ語の原文で読んだこと、またモンペリエのバルテスの称賛者として、バリヴィの著作の翻訳者としても知られている。フランス革命に続く動乱の中で国立救済院の主任医師として、一七九三年にビセートル（男子棟）、ついで一七九五年にサルペトリエール（女性棟）に赴任した。さらに一七九四年には改組されたパリ医学校の衛生学教授（ビセートルの医長併任）、一七九五年には内科病理学の教授（サルペトリエールの医長併任）に就任した。ビセートルとサルペトリエールは、一六五六年に「市内およびパリ郊外の貧窮者を監禁するために」建てられ、一六六〇年に「男女の狂人を監禁する」ためにも使用されることが決められた[53]。

〈註36〉「精神病」は原文の “l'aliénation mental, ou la manie” の和訳であり、当時の「マニー」の概念は今日の「躁」よりもずっと広く、「狂気」と同義語で[81]、精神病一般にも用いられていた[80]。また当時の「哲学」ないし「哲学的」は形而上学ではなく、学問ないし科学もしくは心理学の意味に解すべきものでる[79]。なお、この著書は完全な書下ろしではなく、一部は論文集ともなっている。

〈二〉精神病者の処遇と心理的療法（モーラルトリートメント）への関心

古代医学を熟読

ピネルの精神病への関心は、一七八三年に「マニー」になった一人の友人を失った（森をさまよって狼に殺された）[40]ときに始まる。このときヒポクラテス以降の古代医学の精神医学的文献を熟読し、「精神病者を慰め、真心をもって彼らに話しかけ、時には拒絶によって決して彼らを傷つけぬように曖昧な返事をしたり、また別の時には有益な恐怖心を彼らに与え、いかなる暴力行為にも訴えないで彼らの強固な頑固さに打ち勝つ」心理的な「技法」に興味をもった。そして、古代において「精神病者にしばしば治癒をもたらす心身の養生法の強力な働き」を知って、「古代人たちの正当な教訓に賞讃の念が増すと同時に、これに従えなかったとの後悔が強まった」[79]という。

「強制収容所」の実態

また彼は、一七八五年にオテル・ディユの医師コロンビエが「幾千人もの狂人が強制収容所に閉じ込められ、ちょっとした治療でさえも施そうとは夢にも考えられていない」として、収容院でなされるべき改革について書いた報告書を読んだはずである。さらに一七八八年からの五年間は、上流階級の患者を収容するベロム博士の保養院に通って心理的治療法に接する機会があった[82]。ただ「金持ちの入所者の治療に対して所長は明らかに、無関心というより、治らないように望んでいるといってもよい態度であり」、「とるに足りぬくだらないことでもこの所長が特権を握っていた」ことが、その実施に対する障害になった[79]。

ビセートル（男子棟）とサルペトリエール（女子棟）

その後に赴任したビセートルとサルペトリエールでピネルは、腐蝕した鉄の鎖が骨に食い込み、暗がりの中で排泄物にまみれて喚き叫んでいる精神病者たちの状景を見た。「精神病者は罰に値する罪人であるどころか、病人なのであって、そのみじめな状態は悩める人類に対して与うべきあらゆる思いやりを受けるに値する」。また彼はフランス革命の動乱のまった中で、そこを「心理的療法に専ら私の関心を向けるには全てがうってつけの場所」であると考えた。「革命は常に人間の情熱を極度に刺激し、いわばあらゆる種類の精神病を産み出しがちな時代」であるから、「革命の波乱多い年月ほどこのような研究に好適な時があり得ようか」[53]。

鉄鎖からの解放、懲罰・暴力・瀉血乱用の禁止

まず彼は、監護人ピュサンと共同で精神病者を鉄鎖から解放し、ついで行政機構と施設の構造を再組織（病状と病期に応じて病棟・病室を区分）して、看護人による懲罰と暴力、「水責め」や瀉血の乱用を禁止した。「水責め」は「奇妙な観念を痕跡に至るまで破壊する目的」で病人をいきなり冷水に沈める処置として、ファン・ヘルモント（のちにはブールハーフェまで）が推奨して人気があったが、ピネルはこれを、精神病者の妄狂よりさらにたちの悪い「医学の妄狂」と呼んだ[82]。また「瀉血は時には余りにも無分別に乱用され、この処置を受ける者と指示する者とのいずれが一体本当に狂っているのか疑いたくなる程である」[79]と批判し、苦痛と恐怖を施設から一掃しようとした。

〈三〉精神病者の人間的・心理的理解——監護人との共同作業

精神病ほど不明・不可解な事象はない

ビセートルとサルペトリエールの経験にもとづいて、「精神病に関する医学＝哲学論」の第1版（一八〇〇）と第2版（一八〇九）が執筆された。その序文[註37]は精神医学史における最も価値ある文章の一つとされており、その冒頭で「精神病を研究の独立した対象としてとりあげる」にあたって「これほど不明な、不可解な事柄はない」ことが指摘されている。そのうえで「ヒポクラテスの眼前にひらけた途方もなく大きな分野は、あまりにも広大であったので、彼は精神病について何の特別な見解をも展開することができなかった。しかし最も正確な記述方法を用いてどのように進むべきかの例を示してくれた」と述べている[53]。

しかし「間もなく、これらの堅実な原理は何世紀もの無知と野蛮の中で見失われ」、次には「仮

〈註37〉　第1版（1800）と第2版（1809）の序文；ジルボーグ[53]は第1版の序文の全文を著書の中に引用しているが、神谷[81]は第1版と第2版の序文が（ピネル自身によってさえ）混同されていることを指摘して比較・検討している。ここでは3つの文献（Pinel[79]、ジルボーグ[53]、神谷[81]）からの文章を抜粋して再構成した。

支離滅裂と混乱

人間に対する強い嫌悪の念

監護人ピュサン

説を偏重して観察という正道からさらに外れてしまった。「ガレニズムの支配から解放されて、自らを見出した人間精神の第一歩は、観察的方法によって精神病学説に新しい考えをつけ加えることだった」。今や何世紀も前から放置されたままになっていた狂気に関する観察の糸を再びとりあげざるをえない。それは人間精神の歴史全体と医学においてなされるべき進歩が求めているところのものである」。

ただ「精神病は支離滅裂と混乱のまざり合わさったものとしてわれわれの前に現れるために、すぐれた観察者の注意力にとっても非常な重荷となる」。「精神病者は人間たちに対する強い嫌悪の念を抱く。すなわちある者はたえず罵声や憤怒の叫びをあげて人を恐れさせ、他の者は粗野かつ野蛮な冷酷さで人を不快にさせ、ある者は秩序もなく、とりとめもないおしゃべりで人を茫然とさせる。精神異常現象をみきわめて記述しようとしても、束の間の特徴しかつかまえられないだろう。束の間の特徴をつかまえても、それはその場かぎりの光をもたらすだけで、そのあとにくる闇は一層深いものになる」。

この困難を、ピネルは監護人ピュサンの経験と知恵を大きな支えとして乗り越えようとした。「私はこの患者たちの以前の状態や妄想をもっともよく知っているかの人物（ピュサン）とくりかえし話し合った」。ピネルが高く評価したのは「たえず狂人の中に生活する習慣、狂人の習慣やそれぞれ異なった人格や彼らの好悪の対象を研究する習慣、一年の四季を通じて日夜彼らの精神異常の経過を辿りうる利点、努力なしに彼らを指導し、昂奮したり不平をこぼしたりしないで済むようにしてやる技術〈註38〉」であった。「それはふつう視野の狭い医師では、精神病院に急いで来たり、急いで帰る訪問の際に特別な興味を抱かぬ限り、なかなか得られないものである」。

〈註38〉 当時の多くの施設では、精神病者の治療は監督官や管理者の手に委ねられ、医者は身体疾患の場合にだけ招かれるか、定期的には週に2回も訪れれば十分とされていた。

医療者側に起こってくる嫌悪の念

率直な口調、極度の素朴さ、愛情ある態度

薬物を使用しない治癒群

「狂気の研究に関する困難は、狂気の姿を眺めるときに起こってくる嫌悪の念から生じるものだが、…だいたい習慣によって慣れてしまうものだし、それに精神病者の中で絶えず妄想や憤怒の状態にある者の数は極めて少ないものである。大部分の者は静かであるか、または多少とも長い静穏な中間期を経験するものである」。ただし「ある種の精神病者たちは身に近づくあらゆるものに対してつねに警戒の念を抱き、極端な不信感、あるいはむしろ人間ぎらいを示すので、こうした頑固な障害に対してどれほどの工夫を試みたか知れない」。そしてその克服は「ただ率直な口調、極度の素朴さ、愛情ある態度によってのみ」可能となった。しかし「これらは患者を指導する技法の初歩的応用でしかなく、これらを生体の一般的法則やあらゆる時代の研究結果と合致させながらより豊かで大きなものにする必要があった。こうしてもはや変わることのない親しさが我々の間にできあがった。以上のような方針に従ってほとんど二年のあいだ、わたしは一種の経験主義によって得たあらゆる洞察によって精神病の医学的学説をゆたかなものにしようとしてきた」。

〈四〉精神病の自然治癒と情念（passion）の臨床的意義

ピネルは「病床日誌の記録によって、薬物を使用しないで治癒に導いた一年間の結果」として、「身体の修養ないし鍛錬によって治癒した精神病者」一八例の一覧表を掲げ、欄外に「このほかにも（年月はもっと以前に遡るが）治癒して病棟に勤務する七名の精神病者がいる」と付記した。文中では最も痛ましい精神病（死亡者）や難治例の存在にも言及している。「病気が、自然の成り行きにまかせた時にどうなるかあらかじめ判らないならば、技法を用いて病気を癒すことなど不可能である」〈72〉P94。ここでは、ヒポクラテス全集に「治療は、現在の症状が将来どうなるかをあらかじめ知っていて初めて最もよく行える」〈37〉P133の文章があることを指摘しておこう。

身体疾患による精神病の治癒例

次いでこの「一覧表による考察から引き出すべき結論」が列挙されている。「心理的原因によって起きた精神病は自然に逆らわない限り、自然の有益な力に屈服する（心身の養生のみで治癒する）ことが極めて頻繁におきている」。また「古今の医者が認めているように、精神病は静脈瘤や痔出血、赤痢や特発性出血、間歇熱などによって、時には終息することがある」。著者は「黄疸によりメランコリーが終息した一例を体験した[〈79〉P215]。…その原因は判らず、自然の有益な働きによるものであるかのように思われた」。

情念の病因的・治療的意義

また彼は「情念（passion）が精神病をひきおこす力を持っていること」を強調するとともに、「さまざまな度合のよろこびは生体機構の上に著しい影響をおよぼす。とくに神経系と脈管系に対して刺激的に作用する」ことを指摘した。「活動と活力が増し加わり、まなざしは輝きを帯び、顔はいきいきとし、胃腸の働きは活発で強力となる。このことを利用して慢性病の治療に多くの利益をうることができる。そのさい、適度の身体的運動と衛生的な食物を組み合わせるのがよい。音楽、観劇、旅行、気持よい人づきあいなどの効果もここから生じるのである」[〈註39〉]。「しかし、よろこびから悲しみへ、成功のよろこびから失敗の落胆へ…とつぜん移行する場合には、逆方向への深い動揺が生じる」。これらの記述は、情動の「精神身体医学的考察」[〈4〉]として、あるいはモーラル・トリートメントの生理学的な基盤として読むこともできよう。

「脳の器質的損傷」説は医者の「医学的狂気」

彼は当時の解剖学的研究の成果に言及した。「悟性の障害は一般に脳の器質的損傷の結果とみなされ、従って不治と考えられている。ところがこれは多くの場合において解剖学的観察所見に反している」。彼は著書の第1版で「頭蓋容積の大幅な減少が、知的・情動的機能のほとんど完全な消失と一緒に認められた」二例の図版を掲載したが、「身体状態は精神状態に直接的影響を与えたと言えるのであろうか、一方を他方の成因とみなせるのであろうか」と問題を

〈註39〉 ピネルはブザンソンで悪魔祓いの儀式を観察し、そこに集まった大群衆の熱狂の中で「精神病者によってはこの種の体験により治癒した」ことも記している[〈79〉P193]。

機械論の乱用を批判

・欧米諸国における精神病院設立運動
・精神病者処遇人道化
・法改革運動の促進

提起した。この問いは、今日の精神医学においても精神疾患の脳科学的知見をめぐって絶えず新た提起されているものである。ピネルにとって、精神病と大脳の器質的損傷との関係についての「勝手な憶測こそ、未だ癲狂院に送られたことはないが、別種の医学的狂気」なのであった。

医学思想の視点からみると、数学好きのピネルは機械論者のバリヴィに近い立場にいて「このひどく複雑な機械である人体」とも述べていたが、「医学において機械論と呼ばれているものの乱用」を批判し、これは完全に破棄すべき体系であると確信していた。「医学においては狂気ほど実りゆたかな題目は少ない。それはこれが多くの点で他の分野とむすびついているためであり、この科学が必然的に道徳哲学と人間悟性の歴史に関係があるからである。しかしこれほど是正すべき偏見と撲滅すべき誤謬の多い題目もなお一層少ない」のである。

〈五〉「ピネル神話」と脱神話化

「精神病に関する医学＝哲学論」（一八〇〇、一八〇九）によってピネルの名声は急速に高まり、[〈82〉P55]ある学者によれば「彼の影響力はヨーロッパ全土が精神病者の非人間的処遇について赤面するほどに甚大なものであった」[〈82〉P106]。一八一〇年にサルペトリエールでピネルの後任となったエスキロールは、「精神病者にとって病院建築それ自体が最良の治療薬である」と述べ、この時代思潮は欧米諸国全体に精神病院設立運動と精神病者処遇人道化の法改革運動の活発化をうながした。またモーラル・トリートメントの伝統に根差した「精神病は治りうる」という思想は、一八四〇年代を頂点に精神病の不治観を一時的にせよ一掃した。[〈22〉]子孫の一人[〈82〉]によれば、「彼の仕事は実践の上でも、学理の上でも、独・英の先人や同時代人に負うところが多く、必ずしも独創とは言えない」が、「先人によって指示されていた改革を実行に移した」「ピネルは文字通り狂人の解放者であり、彼ほど狂人のために尽力した者は誰もいなかった」。
ピネルは――当時の医療・医学に対する痛烈な批判の言葉とは裏腹に――「生来の内気」「放心癖」などに加えて、「自己の業績を低く評価し、名声の高まり一切を無視していたという。極めて活動的であったとはいえ、人をこの上なく苦しめる、野望と貪欲という二つの熱情を持たず、虚栄心の虜になることは決してなかった」、「善意にみちて公正なその人格は、多くの人の敬愛の的であった」などと評されている。彼は首尾一貫して献身的な病院勤務者であり[53]、フランス革命の動乱のるつぼであったパリで四八年間を暮し、勤務地サルペトリエールの住み込み医師としての居室で八十一歳の生涯を終えた（死因は肺炎）。

その後のピュサン

なお監護人ピュサン[79 P235–252]はピネルより約十歳年上で、鞣革（なめしがわ）職人見習い中の一七七一年に、「気鬱の病人」としてオテル・ディユからビセートルへ転院させられ、一七八四年にそこで精神病者の監護人となった。一七九三年にピネルが医長に着任した際に両者は出会い、一八〇二年にはピネルの要請でサルペトリエールに転任した。両施設の改革は二人（P&Pコンビ）の共同作業とされており、ピネルはあらゆる機会にピュサンの功績を高く評価し、充分な感謝を表明している。後にピネルの勧めによって、ピュサンはブリュッセル大学で資格を得て医師となり、引退後は故郷に戻って農園で晩年を過ごし、ピネルより一五年早く六十五歳で生を終えた。

いわゆる「ピネル神話」

ピネルの業績については、後世（とくに弟子や子孫）が作りあげた過大評価（いわゆる「ピネル神話」）とする批判がある。その精神医療改革が多くの先人や同時代人の実践や著作に負っていることは彼自身が述べており、著書に記述された「改革」の多くも「ピネル自身が述べているように、計画であり」、その「理想や計画の実現は遅々として進まなかった」のが現実らしい。しかも19世紀前半の欧米における精神病院の隆盛は、この世紀の終わりには「善意が悪い結果に終わった物語」[83]になってしまった。それは改革者たちの「コンセプトが間違っていたからではなく、患者数の増加による圧迫」という主因に、その他の多様な要因が加わった結果であり、精神病院は20世紀前半まで「治療的ニヒリズムの支配と収容所への転化」[22]の道を辿る。精神病院の開放とこれに続く精神病の地域医療化は20世紀の後半まで待たねばならなかった。

＊　＊　＊

臨床医としてのピネル

ここで近代西欧医学史におけるピネルの業績について私見を加えておきたい。

二つの救済院で監護人の協力を得て精神病者を鉄鎖から解放し、組織と機構を全面的に改めてモーラル・トリートメントを導入するとともに、毎日回診を行い、病歴記録を整備して学問構築の基盤としたのは、精神医学の領域では初めての試みであった。[53] ここには「臨床（内科）医ピネルの姿勢とまったく同じものが見られる」という指摘[4]がまず注目される。ピネルが敢行した精神病者の鉄鎖からの解放は、人道上の問題であると同時に、精神病がここに初めて近代医学の対象となったこと、彼らが「はじめて患者として、言いかえれば医療の対象として医者の前に現れた」ことを意味していた。

内科医ピネルは精神科との間の溝をどう乗り越えたか

つぎに、精神病の医学を構築するにあたってピネルが直面した最大の困難は、身体医学との間に空いていた大きな溝を越えることにあったと思われる。そこで彼は古代医学の心理的(moral) 方法に立ち戻り、精神病者の言動についてすでに深い経験と知恵をそなえていた監護人と繰り返し話し合いながら、「医者の独断的な調子を捨て」、「一日に数時間にもわたる頻繁な訪問を行うことによって」、「最も烈しい精神病患者の逸脱と叫びと狂気に親しむことができた」。[53] これは近代西欧医学史において、ライル（独、一八〇三）が「精神医学」なる用語を鋳造する以前におこった空前絶後の出来事であった。ピネルが実践した精神病者との全人的な関わり方が、精神病の理解と治療の前提であることは今日でも変わりはない。

常識的・日常心理的アプローチ

さらに精神病者の言動についての「臨床（内科）医ピネル」による理解が、特定の精神病理学的・心理学的技法ではなく、「常識心理的」あるいは「人間的」アプローチによるものであったことに注目したい。今日の医者は「医学の進歩」や精神病に関する「科学的」な諸理論のおかげで、「精神病者に対する恐怖ないし嫌悪という免れがたい心理」[4]から完全に自由になったであろうか。むしろ人体とその病気についての機械論的説明に馴染んだ臨床医ほど、精神病者に接して――当初のピネルと同様に――身体医学と精神医学との間の深い溝の存在を感ずるのではなかろうか。その際には、近代西欧における精神病の医学の成立過程でピネルが書き残した生々しい現場の記録に触れてみるのも無駄ではあるまい。この意味で「精神病に関する医学＝哲学論」は、精神医学史のみならず西欧医学史全体の中で不朽の価値をもつ著作と思われる。

（四）治療ニヒリズム

新ヴィーン学派

この時代の身体疾患に対する医療面の進歩としては、打診法（アウエンブルッガー・一七六〇、コルヴィサール・一八〇八）、間接聴診法（ラエンネック、一八一九）、打診・聴診論（スコーダ、一八三九）による身体的診断法の進歩があった。しかし治療については、人体を機械とみなしていたコルヴィサール（一八〇六）は、心臓病は、時には防ぐことが可能であるが、それを治すことは決してできないといっていた。新ヴィーン学派のスコーダが、打診・聴診を中心とする理学的診断法の確立に打ち込む反面、治療の面で消極的であったことも否めない。

パリ学派（ヒポクラテス・ガレノス主義）

ドイツ・ロマン派医学など

一般にパリ学派のヒポクラテス主義者たちは、自然治癒思想にもとづいて安静・食養生などの待期（機）的（expectant）な治療姿勢に傾きやすく、しばしば患者を放置して死に任せるとさえ非難された。他方で学問的にはとうの昔に追放されたはずのガレノス主義・体液論的伝統が、医者たちの日常では根深く命脈を保っており、ガレノス主義の牙城ともいうべきパリの頑固な医学的伝統を背景に、あいかわらずの瀉血を初めとする伝統的な排出療法が励行されていた。すでに当時の薬物学について、病理解剖学者のビシャ（一八〇二）は次のように批判していた。「同じ薬があい継いで体液論者によっても固体論者によっても用いられてきた。学説は変転しても薬はいつも同じだった。それらが同じしかたで適用され、同じようにはたらいたということは、その作用が医者たちの理論とはかかわりのないことを証明している」。パリ学派・新ヴィーン学派の医者たちの治療懐疑主義・治療ニヒリズムの背景には、医学上の百家争鳴が肝腎の治療の現場でどのような区別をもっていただろうかという「醒めて正確な認識」があった。(4)

その後の進歩としては、阿片からモルヒネ（一八〇五）の抽出・単離に始まり、一八一八年以降は薬用植物からストリキニーネ、キニーネ（キナ皮）、カフェイン、アトロピン（ベラドンナ）、ジギトキシン（ジギタリス葉）の有効成分の抽出・単離があった。(63) しかし他方では、メスメルの「自然魔術」的な動物磁気説（一七七九）、「自然哲学」的で古代中国の陰陽論を思わせるドイツ・ロマン派医学（一八一〇年代）やハーネマンの「似たものは似たもので治る」とするホメオパシー（一八一〇）〈註40〉、ガルとシュプルツハイムの「偽科学」的な骨相学（一八〇九～一八二〇）、ブルッセーの「胃腸炎一元説」に基づいた腹壁からの大量の蛭による瀉血（一八二〇年代後半）などが、一時的あるいは局地的に大流行した。

〈註40〉　これだけは今日なお補完代替医療のひとつとして残っている。

瀉血神話の衰退

やがて古今を通じて流派のいかんを問わず圧倒的に信奉者の多かった――「吸血鬼療法Vampirismus」[〈4〉P393]の呼称に象徴される――「瀉血の神話」について、ルイ（仏）による「瀉血の効果に関する研究」（一八三五）が行われた。[〈84〉] 肺炎（78例）・丹毒（33例）・咽喉炎（23例）に対して瀉血と瀉血をしない対照群との間に差がないことが数値的に立証され、この発見は当時のフランスの医療と真っ向から対立したが、最終的には瀉血の衰退をひき起こした。ルイは科学的基礎に裏付けられた臨床試験と疫学の創始者とみなされている。

七　自然哲学的医学から自然科学的医学へ

（一）実体論的疾病観から生理学的疾病観へ

器官（モルガーニ）から組織（ビシャ）へ

18〜19世紀の西欧医学は、自然哲学的医学から自然科学的医学への移行期とみられる。フランスでは、解剖学者のビシャが「諸膜論」（一七九九）と「一般解剖学」（一八〇一）で病気における特定の器官の重要性を認めたうえで、器官を組み立てているのは「組織」（彼のいうmembranes）であって、それは他の組織とは関係なく病的な状態を呈しうることを明らかにし、病理解剖学を器官（モルガーニ）から組織へと前進させた。[〈註41〉] ついでパリ学派（いわゆる病理解剖学派）は臨床観察と屍体解剖を双脚とする疾病記述論をめざし、心臓病（コルヴィサール・一八〇六）、肺疾患（GLベール・一八一〇）、進行麻痺（ALベール・一八二二〜一八二六）、腸チフス（ルイ・一八二九）などの疾患単位が確立した。

生理学的医学の提唱

このような動向に対して、ブルッセーは『医学定説批判』（一八一六）でこれらを医学的「存在論」（ontologie）として厳しく批判し、病気を「はたらきの乱れ」と理解する自らの立場を「生

〈註41〉　モンペリエ学派の生気論の系譜をひくビシャは、「一般解剖学」（1801）で生命を定義して「死に抵抗するはたらきの総体」とし、病気を生と死の中間の状態に定位した。これは「生命」がすでに「逃げ去った」屍体を見る眼のきりかえであり、死は絶対的な時点ではなしに一つの過程として理解されなければならない、という新しい認識がそこに生まれた[〈4〉]。

理学的医学」と規定した。存在論的（実体論的）病気観とは、病気を人体と対立する独立の実体（悪、病魔）と観ずる疾病観で、原始人や中世の鬼神論、あるいは疾病物体説（病気を病気という物体の侵入とみる説）に典型的にみられる。リンネの植物学を模したソヴァージュの「疾病分類論」（一七六八）において、病気は植物や動物の種と同じ「実体」（entité）と考えられ、ピネルの「疾病記述論」（一七八九）では、「症状の総体」が病気を形成すると理解された。[4][註42]

これに対して生理学的な疾病観は、病気を正常からのずれ、害われた人体の働きないし状態とみる医学思想で、こちらは古代の液体病理学に遡る。今日では病気に独立のカテゴリーを設けることや、病気の特異性（specificity）を考えることを「存在論」と呼ぶようになってこの言葉は二重の意味で用いられている。病気についてそれぞれの症候学的・病理学的な特異性をとりあげることは、それらを人体から独立した主権をもつ実体と考えているわけではなく、現在の存在論的疾病観と生理学的疾病観は両立しうるが、当時のブルッセーは病気をめぐるこの二つの考え方の論議に初めて火をつけたのである。一世を風靡した彼の独断的な病因論と治療法（大量の蛭による瀉血）は間もなく破綻したが、「生理学的医学」の方は19世紀医学の最大の問題のひとつとなった。

まずドイツにおいて生理学が生物学の一分科として医学から独立し、西欧医学が自然哲学的医学から自然科学的医学へと移行する大きな要因のひとつになった。シェーンライン（一七九三〜一八六四）は自然哲学的思弁を遠ざけるべく聴打診を教え、顕微鏡を導入した。ヴンダーッリヒは雑誌「生理学的医学宝函」（一八四二）を創刊し、体温測定を日常化した。他方ではベル（英、一八一一）とマジャンディー（仏、一八二二）が、動物の実験生理学的研究[註43]によって脊髄の前根と後根の機能の違い（運動と感覚）を明らかにした。マジャンディーは、生命力とい

〈註42〉 ピネルは保守的な医者を「病人を見ながら病気を見ない」と非難していたという[7]。これとは正反対の「病気を診ずして病人を診よ」は、その後に生物医学が支配的になった近代医学に対する批判の一つであり、日本の医学史では、明治時代の森鷗外との脚気論争で有名な海軍軍医の高木兼寛の言葉とされる[85]。

〈註43〉 そのため19世紀後半のヨーロッパでは、動物の生体実験や生体解剖の残酷さが問題になり、動物愛護運動が広がって現在に至っている[40]。

われるものは存在せず、生理学の目的は生命現象と呼ばれているものの法則を発見することであり、それは無機界を支配する法則と同一のものであると考えた[39]。マジャンディーの後継者クロード・ベルナール（仏）は師の厳密な実験至上主義を受け継ぎ、一八四〇〜五〇年代を中心に、化学的手法を用いて消化の問題（胃液、唾液、膵臓の作用）、肝臓における糖の生成や延髄刺激による血糖増加、血管運動神経の機能、毒物学（クラーレ）・薬物学の領域で大きな業績をあげた。

（二）細胞病理学（ウィルヒョウ）

「すべての細胞は細胞から」（一八五八）

やがてウィルヒョウ（独、一八二一〜一九〇二）は、顕微鏡術が開拓した病理組織学と、物理・化学的方法と結んだ動物実験とを重んじ、「細胞病理学」（一八五八）で「すべての細胞は細胞より生ず」という生物学の鉄則を作った[40]。彼は病気を細胞の栄養・機能・形成の変調として、いいかえれば異常な「生理的」状態として理解しようとしたのである。ウィルヒョウはこの点で強く反存在論的な姿勢をとったが、のちに細胞に病気の「実体」の存在を主張するという意味で、みずから存在論者と規定するに至った[4]。ただ富士川ら[17]は、ウィルヒョウの「細胞病理学」について「純精なる科学上の価値の大なるに比して、診断・予後及び療法などの臨床の実際の問題の上には左ほどの好影響はなかった」、「科学的の根本所見と、臨床上の現象学との間の関係は十分満足にはいかなかった」と指摘している。

「新」生気論者

また彼は機械論者として登場したが、のちに生命現象における細胞の役割に深く心を潜めるようになって「新」生気論者と自称した[4 P737]。さらに彼は発疹チフスの流行に際して病気の原因としての社会的要因（貧困、抑圧）に注目して「医学は社会科学である」、「医学は他のどの科学よりも歴史的知識を必要とする」、「医学史は文明史を構成する必須の部分で、医学史は一般人類史との関連においてのみ理解されるべきである」などの名言を残した。[4]

（三）進化論（ダーウィン）

〈一〉進化と解体（ジャクソン）／退行（フロイド）

「種の起原」（一八五九）

細胞病理学と同時代における進化論の出現、とくにダーウィン（英）の「種の起源」（一八五九）は、それまでの生物学の基底を掘りおこす意味をもっていたが、少なくとも表面にあらわれたかぎりでは、医学の動向をにわかに大きく左右したようには思われないとされる。[4] しかしその後の医学の発展に目を向ければ、進化論が、今日までの医学思想におよぼした（少なくとも）間接的な影響は指摘できる。

神経系の進化と解体

まず一八八〇年代に神経病学者のJ・H・ジャクソン（英）が、スペンサーとダーウィンの「進化」を指導思想として、失語症と癲癇の病理と症状を、神経系の進化（evolution）と解体（dissolution）によって理解しようとした。[86] 神経系の進化とは、もっとも組織化された下位中枢から、あまり組織化されていない上位中枢への「上昇的発展」であり、それは中枢神経系の構造と機能の階層性に反映されている。これに対して障害（とくに癲癇）においては、解体によって陰性（中枢の抑制ないし攪乱）および陽性（より下位の活動あるいは健康な近接部分の活動）の「二重効果」が現出する。したがって痙攣と麻痺、発作後の精神症状は障害の直接の結果ではない。ジャクソンにとって病気とは、進化の逆、その解体であった。

「退行」

ついでフロイド（一九〇〇）が、ジャクソンの進化と解体の理論から影響を受けて、日常的には「子ども返り」を意味する「退行」（regression）を、防衛機制のひとつとして概念化した。[87]

またH・エイ（一九三八）は、神経学的現象に関するジャクソンの考想（ジャクソニズム）を精神疾患に拡大し、その病因をめぐる器質機械論（クレペリン）と心理力動論（フロイド）の対立を解消しようとする試みとして「器質力動論」（ネオジャクソニズム）[86]を提唱した。

さらにラボリ（一九五二）[88]の外科的ショックに対する「人工冬眠療法」の発想は、侵襲に対する生体の反応様式を生物進化の階層の中で考察し、高等生物で反応能力の限界を超えた強大な侵襲に対しては、進化の過程を逆行して冷血動物の冬眠に類似した状態（生物学的退行）を造り出そうとする治療思想であった。神田橋[89]によれば、退行とは原始への回帰であり、進化の過程を遡行することであり、そして、退行だけが自然治癒力を解き放つのである。

〈二〉近年の「進化医学」

一九九〇年代の前半に提唱された「進化医学（evolutionary medicine）」とは、疾患の成因を生命進化の立場から考察して、予防・治療などの対策を考える医学の新しい領域[90]である。「病気は進化によって形作られ、病気の治療は、影響してきた進化の原動力の理解によって改善の可能性がある」[91]とされる。たとえば、インスリン抵抗性の遺伝子型は今でこそMetabolic Syndromeの素因として不利な特性であるが、数万年前までは氷河期のような寒冷の気候において、狩猟採集民が飢餓の状態で生き残るためにはかえって有利なものだったと推定される[92]。また自己免疫疾患は、生命の長い進化の過程で形づくられた生体防御システムそれ自体の変調であることから、その理解には進化の視点が欠かせないという[93]。

精神科では、うつ病について「なぜ人類はうつ病になる潜在能力を共有しているのか、なぜ自然淘汰はうつ病罹患性を抹殺しなかったのか」、それは「逆境に対する防御（defense）またはその失調という意味で一種の適応（adaptation）ではないのか」という問題が提起された[94]。統合失調症と双極性障害の進化論[95]では、一五万年前に誕生した現生人類の創造性の亢進が、農業革命と産業革命を経た社会の多様化とともに、より生産的になると同時により破壊的となり、一方では科学・技術・芸術・宗教・政治・軍事において顕著になるとともに、他方では精神病を生みだしたと解釈されている。このように進化的視点は健康や病気の本質についての洞察力を与えてくれてはいるが、その意味が治療にとってなんなのかは今のところはっきりしない[91]。

II　日本医学の近代化

一　漢・蘭折衷

寛政から慶應まで約八〇年間（一七八九〜一八六七）の江戸後期は、「西洋にて蒸気船の発明ありて、欧州諸国は競うて、その翼を世界に伸ばさんとし、寛政・文化の交には露人の来たりて蝦夷を窺ふあり、英船の来たりて長崎を侵すあり。寛永年間には米艦の浦賀に来たりて開港を強請せるあり」[15]。寛永一六年（一六三九）から、漢・蘭を除いて厳重な鎖国を実施していた日本は、安政五年（一八五八）に米・英・仏・露・蘭と通商条約を結んだ。この年には、西洋ではウィルヒョウの「細胞病理学」の出版、日本では江戸と大阪で種痘所の開設、幕府による蘭方禁止令の解禁があった。このような情勢の中で、日本医学の中心は江戸の中・後期に「漢・蘭の医説を参酌して」「実験に拠りてその説を立つべきことを唱道」する医家たち、すなわち「漢・蘭折衷派」に移行した[15]。

（一）人体解剖と「解体新書」

まず山脇東洋が、宝暦四年（一七五四）に京都で、刑死した男性の解剖を行い[註44]、その五年後に人体解剖の記録「蔵志」（一七五九）を出版した。次いで杉田玄白や前野良沢が、明和八年

〈註44〉　山脇東洋は——当時としては罪人には正式な埋葬も葬式も許されていなかったから、完全な違法行為ではあったが——自分の菩提寺でこの死罪人の慰霊祭を行ったという[96]。

（一七七一）に江戸の刑場で女性の解剖に立ち会って、オランダで出版されていた解剖書（一七三四）と比較対照した。山脇と同様に、中国伝来の五臓六腑十二経絡は誤りが多くて医学に役立たないことを痛感した彼らは、その翻訳を思い立ち、安永三年（一七七四）に「解体新書」５分冊を完成した。その刊行の意義は、庶民のあいだから自発的に起こった事業であったこと、翻訳が外人の手をほとんど借りずに実現したこと、漢方医学の人体観からの転換が進んで、合理的な医学が日本に深い根を伸ばしていく契機になったことにある。なお一七七八〜一八〇二年には顕微鏡を紹介する本が出ているが、当時の日本医学にはこれを活用する意欲がまだなかったらしい[11]。

（二）全身麻酔法

つぎに「漢・蘭折衷」派の雄として外科医の華岡青洲が、英米に先んじて全身麻酔による手術を敢行した。青洲は広い視野をもって一党一派に偏せず、「方に古今なし内外一理、古に泥すれば（いつまでもかかずらって進まないこと）今に通ずべからず、内を略して外に治すべからず、蘭を言ふ者は理に密にして法にあらし、漢を奉ずる者は法に精にして跡（書かれた文字、先人が残したもの）に泥す」と論じ、内科も外科も合わせて人命を救うに最善と思うことを敢然と行なったという。とくに有名な手術として文化二年（一八〇五）一〇月一三日に、通仙散[註45]という麻酔剤を使った乳癌の摘出が知られている。この全身麻酔法（エーテル麻酔は一八四六年）がその後の発展をみなかったのは、その方法を公開せず、秘伝として子孫や高弟だけに教えていたためであるという[11]。

〈註45〉　通仙散（麻酔剤）；チョウセンアサガオとトリカブトを主成分とし、これらに鎮痛・麻酔の作用があることは古くから知られていたが、その効力の検定に母と妻が実験台となり、妻は失明したといわれる[11]。

（三）蘭医来日／医学塾開設

日・蘭の交流は慶長五年（一六〇〇）に始まり、長崎オランダ商館の医者として、江戸末期までに約一〇〇人の蘭医が来日している。日本の医学に大きな影響を与えた蘭医として、まず南独生まれのシーボルト〈註46〉は、来日（一八二三）早々にジェンナー（英、一七九六）が開発した牛痘法を試し（これは失敗に終わったが）、二度の滞日中（一八二三〜一八三〇／一八五九〜一八六二）に蘭学の普及と日蘭の交流に大きく貢献した。モーニッケ（一八四八）は聴診器と痘苗をもたらし、日本人への種痘を成功させた。ポンペは日本から正式の招聘で来日し、安政四年（一八五七）に長崎奉行所西役所で初めて日本の学生に西洋医学を講じた（今の長崎大学医学部の始まり）。また近代式病院の必要を説いており、一八五八年に長崎でコレラが流行して全国に広がったのを契機に、長崎に「養生所」ついで「医学所」が設置された。ポンペの帰国に先立って、後任のボードウィン（一八六二）はヘルムホルツ（一八五〇）の発明した検眼鏡をもって来日した〈11〉。

国内では、大槻玄沢が一七八六年に江戸・京橋に開設した私塾「芝蘭堂（しらんどう）」を嚆矢として、医学塾（蘭学塾）の開設が続いた。天保九年（一八三八）には緒方洪庵が大阪に「適塾」を、佐藤泰然が江戸に「和田塾」を開設し、これらの医学塾から多くの人材が輩出した。江戸蘭学者のひとり宇田川玄真は、ブランカート（蘭）の解剖書などを翻訳した「医範提綱（いはんていこう）」3巻（一八〇五）を刊行し、これは西洋医学書として蘭学界の教科書的役割を果たした。また江戸・深川で開業し「日習塾」を開設した坪井信道は、玄真から与えられブールハーフェ（蘭）の医学書を翻訳して「万病治準」21巻（一八二六）を刊行し、その医学論は蘭学を単なる実用的学問と捉えていた蘭学者に大きな驚きを与えたという〈註47〉。また佐藤泰然は天

〈註46〉　シーボルトは楠本タキという元遊女を妻とし、その娘イネは女医になった〈11〉。

〈註47〉　この2冊の翻訳書の訳語には、蘭学の輸入に際して当時の日本人がとった姿勢が如実に反映されている（本文132-133頁参照）。

保一四年（一八四三）に下総の佐倉に「順天堂」（今の東京お茶の水の順天堂）を創立し、あとを継いだ養子の尚中（たかなか）は長崎でポンペに西洋医学を学んだ。順天堂に学んだ佐賀藩の相良知安（さがらともやす）と福井藩の岩佐淳も、長崎でポンペやボードウィンに師事しており、明治維新後に政府が西洋医学を採用する際に重要な役割を果たした〈11、65〉。

（四）種痘と種痘所開設

江戸時代には天然痘が各地で猛威を振るったが、この疫病は「疱瘡神」がもたらすと考えられていたから、庶民は疱瘡神が忌み嫌う赤摺の錦絵を患者の家に貼ったり、村のはずれに社を造って疱瘡神を祀ったりしていたという。ジェンナーの牛痘法（種痘）の話はかなり早く（一八〇三）長崎の通詞から伝わっており、モーニッケによる日本人への接種も成功したが、全国各地に普及するまでには――有害無益という悪評さえあって――長い紆余曲折があった。大阪では緒方洪庵の活動で官許の種痘所（一八五八）ができ、江戸では、蘭学者八二人が金を出し合って神田お玉が池に造った種痘所（一八五八）が官立となった（一八六〇）。種痘は、ながい伝統をもつ漢方が幕末～明治に凋落して洋方がそれに取って代わるのに大きな役割を果たした。江戸の種痘所は改組・改称を重ねた末に明治一〇年（一八七七）に「東京大学医学部」となった〈11、65〉。

二　漢方医学から西欧医学へ／オランダ医学からドイツ医学へ

江戸時代を通じて日本医学の主流は漢方医が占めており、その中心は「医心方」の著者丹波

種痘所から医学所へ

康頼の後裔で幕府に仕えていた多紀氏であった。多紀元孝は明和二年（一七六五）に幕府の許可を得て医学校「躋寿館（せいじゅかん）」を設立し、これを寛政三年（一七九一）に官設の「医学館」とする一方で、「蘭書翻訳取締令」（一八四九）を管轄して西洋医学に対抗する勢力を強めていた。この学派は和漢の古医書を読んでそれを折衷して公正の道を漢方のなかに見出そうとしていたので「考証派」と呼ばれ、万延元年（一八六〇）には「医心方」復刻版の刊行という業績を残した。しかし安政五年（一八五八）に将軍家定の重病に際しては、漢方の侍医に代わって洋方の医者二名が奥医師に任ぜられ、蘭方禁止令が解かれる契機になった[11]。

またこの年には江戸・大阪の蘭学者による種痘所が開設され、多紀氏の「医学館」に近い江戸の種痘所は二年後（一八六〇）に幕府の官立となり、文久元年（一八六一）に「西洋医学所」、その二年後（一八六三）には単に「医学所」と改称された。この改称は西洋医学が日本で医学の本筋として認められたことを意味していた。他方では文久二年（一八六二）に遣欧使節団が派遣され、病院を含めて医療福祉の関係施設を見学して廻ったことも、その後の日本の医学を方向づけるのに少なからぬ影響を及ぼした[11]。

「漢を捨て洋を採る」「蘭英を斥けて独を採るべし」

ついで「明治維新（一八六八）の年に、新政府は多紀氏の主宰していた「医学館」を「種痘館」と改称し、「知識ヲ世界ニ求メル」方針に基づいて「漢を捨て洋を採る」[註48]意向を明らかにし、翌年には「医学所」が「大学東校」となった。当時は西洋医学の二大潮流が日本の為政者に選択を迫っており、ひとつは病院に基礎をおく英国の臨床指向の病院医学、もうひとつは大学に基礎を置くドイツの研究室医学であった。新政府の医学取調御用掛のひとり相良知安が、ドイツ医学の採用を進言（一八六九）してオランダ医学からドイツ医学への切り替えが行われた[11]。その理由を相良は「西洋大学の盛なるものはドイツなり。英仏は害あって利なし[註49]。蘭は小国日々

〈註48〉 1895年に国会で漢方医の免許剥奪が決定されたが、文部省の医術開業試験で医師の資格を得た者は漢方の診療を行うことはできた。

〈註49〉 これに対して福沢諭吉は「医学の範をドイツに採るがごときは、人の子を毒するもの」と英国医学の採用を主張した[7]。また小川[11]は、日本人の眼にはこの時代のドイツ医学が輝かしく映じたに違いなく、日本政府が明治維新（1868）に際して、世界に冠絶するものとしてこれを師とすることに決めたことについて、いま省みて日本の選択は誤っていなかったといえるが、それは基礎医学についてであって、臨床という立場からすれば当時のドイツが冠絶していたとは考えにくいとしている。

に衰うるのみ。蘭英を斥けて独を採るべし」と回想記に記しているという。〈7〉

明治二年（一八六九）に佐藤進（尚中の養子）が、海外渡航免状の第一号を得て政府の方針決定に先んじてドイツ（ベルリン）に向かい、翌年には一〇名余の医者が政府からドイツ留学を命ぜられた。そこでは細菌学や免疫学が新興の機運にあり、また勤勉な日本人が活躍しやすい領域でもあったことから、欧米の医学に遅れて仲間入りした日本人が多くの業績を残した。明治一〇年（一八七七）に東京医学校は東京大学医学部と改称され、一六年（一八八三）にここを卒業した北里柴三郎が留学し、ベーリングと共同でジフテリアの血清療法（一八九〇）を発表、帰国した北里が主宰する伝染病研究所で志賀潔（一八九七）は赤痢菌を発見、高峰譲吉（一九〇一）は米国の研究所に滞在中にアドレナリンを発見、秦佐八郎は（一九一〇）エールリッヒと共同で梅毒の治療薬サルバルサンを開発、鈴木梅太郎（一九一一）は米糠からオリザニンを発見、野口英世は伝染病研究所の助手として細菌学の研究を始め、渡米（一九〇〇）して進行麻痺の脳内にスピロヘータを発見（一九一三）した。〈1〉

欧米における日本人の業績

三　日本医学にとっての西欧医学

「親試実験」から「実測究理」へ

「解体新書」によって日本の医学は古医方における「親試実験」（本文79頁・註23参照）から「実測究理」へと飛躍し、科学的治療の基礎を確立したとされる。古田（光）〈2〉によれば、杉田玄白がなによりも関心を示したのは、西洋学の「実測究理」、つまり実際観察にもとづく人体の構造と各部位の機能的関連についての明確な解明であった。蘭学者たちは「実測究理」という科学的認識とそれにもとづく技術的実践とが不可分のものであることを認識しており、それは医学においては基礎医学と臨床医学との関係である。しかし「支那の書は方ありて法なし」（杉田玄白『狂医之言』）。漢方医学は「方」＝治術あるのみで、治療の指針となるべき理論＝「法」が欠けているというのである。漢方医学にも理論がないわけではないが「その法たるや、人々の好む所に阿（おも）ねり、説をもうけて論を作し、立てて以て法となすなり…世人常に言へり、書を読んでいよいよ明らかなれば、治を施すにいよいよ昧（くら）しと」。つまり、漢方医学の理論は客観的な根拠をもたない観念論にすぎない。

それに対して西洋医学の理論は、解剖によって人体の内部構造を知り、生理と病理を事実に即してきわめたものであり、治療にあたって確実な指針を与える。なぜなら「其本明らかなれば、其病む所以と其癒ゆる所以を知る。知って治を施す者は百に一失なし。…其症を明らかにする者は法なり、其病を治する者は方なり。法・方明らかならざれば医と称するに足らざるなり」。このような学問観は科学的認識と技術的実践とが不可分な関係をもつ近代科学にたいする深い理解に達している。医学において人間を「人体」として同等に生物学的にみる目は、一種の平等観を芽生えさせていた。勃興期の蘭学は実用の学として受容されながら、その実用をささえる「究理」＝科学的認識が等しく重視され、それは自然的側面だけでなく、広く人間観・社会観にまで思考の転換を迫るものとして展開した。

ところで初期の東京大学医学部では全科目をドイツ人教師が教えていたが、卒業生の一部がドイツに留学して帰国後に母校の教授となるにつれて外人教師の数が減り、外科のスクリバと——小川鼎三が「日本医学の父」と呼んだ——内科のベルツが最後まで残った。ベルツの在職二五年記念祝典（一九〇一）における演説が、梶田（二〇〇三）[7]によって紹介されている。その趣旨は、この三〇年間に西洋各国からきた教師たちは、「西洋では何千年もかけて培われて

「科学の果実を切り売り」

きた」「科学の樹を育てる人」になろうと思っていたのに、「かれらは科学の果実を切り売りする人として扱われ」、「西洋の科学の起源と本質に関して、日本ではしばしば間違った見解が行われている」とする。日本の明治維新における「皮相上滑りの開花」（夏目漱石）がベルツによっても強く批判されたものと考えられている。

またクレインス（二〇〇六）[77]〈註50〉は江戸時代の「医範提綱」（一八〇五）および「万病治準」（一八二六）について、原文と訳文とを比較し西洋医学がどのように受容されたかを考察している。まず前者において、原文の――当時の西洋では認められていなかった――「神経液説」は受容されているが、その背景にある魂・身体二元論（デカルト）は理解されておらず、また脳の解剖学的記述がほとんどなくて「霊液」を重視する訳者の態度には内経医学の気血の思想的影響がみられるという。そして神経液思想は内経医学と思想的基盤がまったく異なってはいるが、身体をめぐるという点では「気」の思想とある程度の接点をもち、西洋医学を受け入れ易いものにした点に意義があったと考えられている。

つぎに後者は生理・病理学論、自然治癒説、熱病論などブールハーフェの医学思想の中核だけでなく、17～18世紀の西洋における新科学の諸発見およびそれらの知識の医学への応用を伝達している。ただしブールハーフェは人間の身体を時計に見立てて、人体を一つの機械と考えており、原文では“natur”をその構造としているが、訳文では「自然」と翻訳されていてnaturが機械としての構造であるという意味が伝わってこない。また原文ではnaturが創造神と結びつけられ、natur（創造された身体の構造）は神の命令とされているが、訳文では「神（God）」が「造化」と翻訳されており、この漢学的用語は全能の神が人間を創造するというキリスト教的意味を表わしていない[77]。

〈註50〉　1970年ベルギー生まれ、人間・環境学博士（京都大学）で国際日本文化研究部助手。

総じて訳者は、ブールハーフェの魂・身体の二元論をよく理解しており、原文の理論を正確に理解・翻訳している一方で、思想的内容に関しては自らの漢学的思想の枠組みの中で捉え、置き換えて翻訳しており、訳文だけを読むとブールハーフェ医学の思想的基盤であるキリスト教的・機械論的意味そのものを読みとることはむずかしいという。[77] 私見によれば、ベルツの批判で言及された「科学の樹」が、クレインスのいうキリスト教的・機械論的思想であったとすれば、江戸時代の日本の蘭学者たちは、内経・漢方医学思想の枠組みの中で「西洋医学の果実」の方を取ろうとしたために、「科学の樹」からは目を敢えてそらしたのかもしれない。

Column

精神病者を襲った災厄（その2）
――17～18世紀西洋における収容所への隔離・監禁――

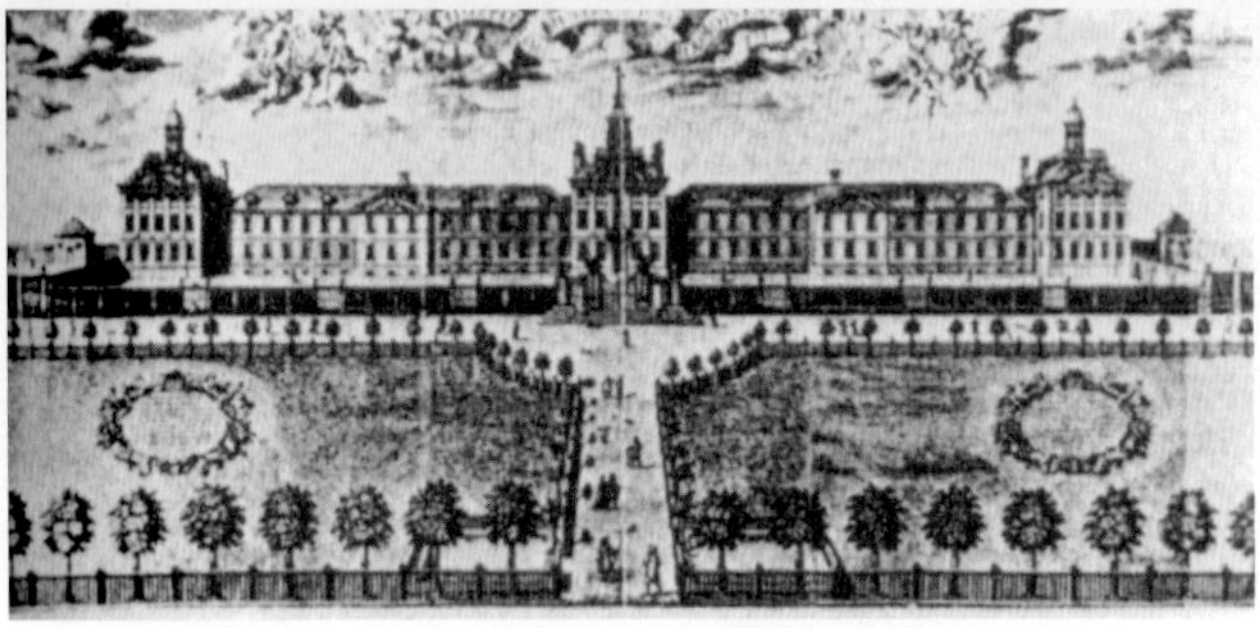

ロンドンのベツレヘム病院 (1676)

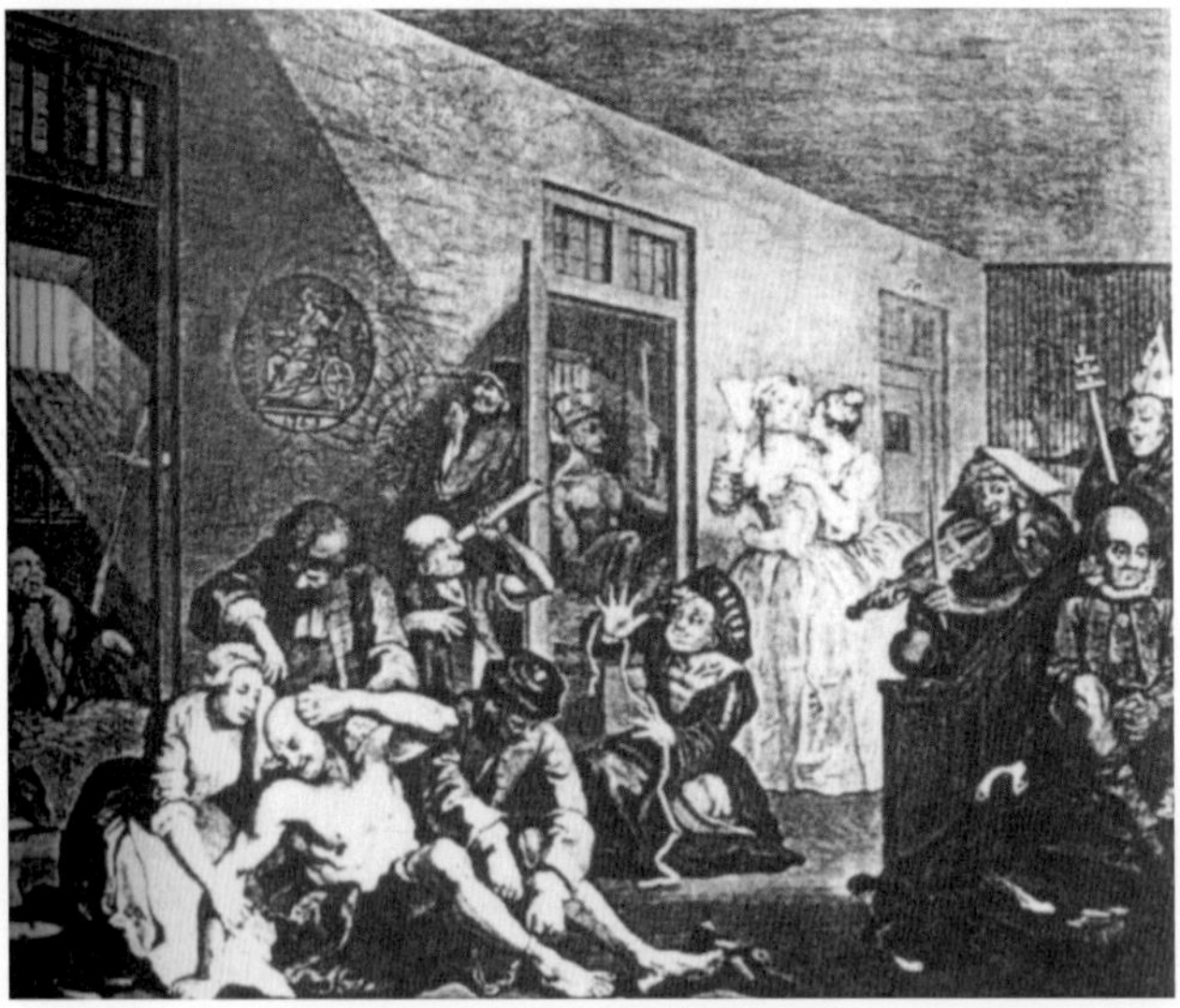

ベツレヘム病院内の状景 (1763)

呉 秀三は「精神病者ノ処置ハ洋ノ東西ヲ問ハズ、往古ヨリ近代ニ至ルマデ冷酷ニシテ殊ニ西洋ニ於イテソノ甚シキヲ見タリ」という〈精神病者私宅監置の実況及び其統計的観察、1918〉。とくに「革命時代の頃までは、精神病者は犯罪人と一緒に暗い汚い獄舎に入れられて鎖で繋がれ、湿気た部屋の中で塵芥の中でうごめいていた。桎梏（手かせ足かせ）は肉を裂き、狂乱のむせびは戸外に漏れるばかりであった。」〈精神病学集要、第2版、1925〉

第六章

近現代医学思想の源流

――健康を保ち、疾病を癒すこと。医学がその起源以来提出し、かつ今日でも、なおその科学的解決を追求しているのはこの問題である。医学は十数世紀を経過して、経験本位の無数の試練から多くの有益な知識を獲得した。医学はまた、これまでありとあらゆる種類の哲学的体系医学によって分割あるいは転覆の憂目に遭ってきたが、それらの系統医学はいずれもみずからの脆弱性によって相次いで没落したものの、これらの材料はやがて将来、科学的医学においてその本来占めるべき位置と真の意義とを見出すであろう――実験医学序説(98)「緒論」より。

I

科学的医学の思想的基盤
――「実験医学序説」（クロード・ベルナール）を読む

19世紀中葉の最も注目すべき医学思想は、クロード・ベルナールの『実験医学序説』（一八六五）（以下『序説』と略）[97、98]にある。この時代は、その後の「病原細菌学の登場を有力なきっかけとして病因論一般に対する認識が急に深まるまでの医学史・病理学史のいわば谷間に当たっていた」。『序説』は「深い独創に発した思想の書であるよりは、むしろ、19世紀中葉の進歩的な医学者のコンセンサスを最適任者の一人が平明に表明したもの」[4]とされている。誰よりも著者自身が[98]「実験的方法が物理・化学に取り入れられたのはすでに遠い以前のことであったし、また卓越した学者が今までにもたびたび科学における方法の問題を論じてきた」と述べ、「ここに述べようとするのは決して少しも新奇の思想ではない」と断っている。

それにもかかわらず、それは「その後百年、今日までの医学の主流の向かうところを正確に指し示していた」[4]。『外科の哲学』のルリーシュ[99]によれば、彼は「医学的事実を科学的に究める方法を永遠に規定した。現代医学の発展の諸相はこの医学思想の上に築きあげられた連綿たる工作物にすぎない」。本書はここに彼の医学思想を『序説』から恣意的に抜粋・要約しながら、その祖述を試みたい。

なお『序説』出版の半年後に『実験医学原理』（以下『原理』と略）の出版が計画されていた[100]。一八七六～一八七七年には草案の書き入れは完成されていたと思われるが、結局は未完のまま残され、弟子（ダンソンヴァル）の収集していたノートと補遺的文書が、デリューム（一九四七）によって編集・出版された〈101〉。内容としては、すでに出版された講義録や『序説』での見解を再述した部分も多く、今日では『序説』を補完したものとして読むことができる。

一　デテルミニスム（生体現象の科学的決定論）

近代医学とは生体の物理・化学

この時代は「物理・化学の異常な発達〈註51〉によって、生命現象の研究も、健康、病的のいずれの状態であるとに論なく、驚嘆すべき進歩をとげ、今や医学が科学的（実験科学的）方向に進みつつあることは明白」であった。『序説』と『原理』では「実験医学と科学的医学とは同一」のもので、その基礎となるのは実験生理学、つまり「生体に関する物理・化学」であることが一貫して主張されている。そして当時の医学に近代科学の思想を導入するにあたって不可欠の条件は、生物においても、無生物の物理・化学におけると同様の「デテルミニスム（déterminisme）」（科学的決定論）が存在するという事実を承認することであった。

現象の「近接原因」

『序説』における「科学的決定論」とは「同一条件においてはすべての現象が同一であり、条件が同一でなくなれば現象も同一でなくなる」という公理である。これはニュートン物理学で「同一原因・同一結果の規則」と呼ばれる強固な因果律〈36〉を、実験生理学に応用したものとみられる。「人間の精神は原因のない結果を考えることができないから、現象の観察は必ず因果律（causalité）の観念を脳裡に呼び起こす。いっさいの人間の知識は、観察した結果からその原因（cause）にさかのぼるということに限られている」。ただし、物理学者と生理学者の目的は、「因果律」や「原因」を知るというよりは、現象の「近接原因」（cause prochaine）——

〈註51〉　18世紀後半から産業革命の進行と同調する物理・化学・薬学の進歩として、ラヴォアジェ（仏）の「化学要綱」（1789）による化学革命、ガルヴァニ（伊）の「動物体発電」（1791）の発見、ヴォルタ（伊）による化学電池の発明（1799）、ゼルテュルナー（独）による阿片からのモルヒネ抽出（1805）〈近代薬学の誕生〉、「無機と有機の差」を除いたヴェーラー（独）による尿素（有機化合物）合成（1828）など。ワット（英、1769）による蒸気機関の発明は、馬や牛の力、風車や水車で動いていた数千年来の「機械」や17世紀のゼンマイ仕掛けの時計とはまったく趣を異にする新しい構造物の出現であり、19世紀前半には力学、光学、熱学に加えて電気学の進歩があった〈4〉。『序説』には「細胞病理学」（1858）のウィルヒョウや『種の起源』（1859）のダーウィン（英）の名も見える。

現象が存在または発現するために必要な物質的「条件（condition）」――にさかのぼる（そしてそこにとどまる）ことである。

医学が陥りがちな陥穽

ただし実験生理学は、物理学の教えに学びながらも、それまでの医学が陥りがちであった陥穽に注意する必要がある。ニュートンが言ったように、我々は物体が落下する（という「現象」の）法則は知っているが、物体を地球の中心に向かって引きつけているように見える「第一原因（cause première）としての引力」は、実際には存在しない（仮にあったとしても誰にも見えない）のである。そもそも「第一原因」は科学の領域を超越した問題であって、物（choses）の本質は永遠に我々に知られることなく、単にこれら諸物の関係を知ることができるだけである。「現象」とはそれら諸関係の結果であり、そして科学がとどまるべき目標地点は、原因結果の関係を予見させるように数量的に確立せられた関係（法則）である。科学の目的は、物理・化学においても生物学においても、現象の物質的「条件」を知ることであって、たとえ「生命力」が生命現象の発現を支配しているとしても、実験生理学の目的は「第一原因としての生命力」について知ることではない。

疾病の「本態」

したがって生理学者も医者も、その任務が生命の原因または疾病の本態の研究にあるなどと空想してはならない。実験的方法は生命原理の研究などという空中楼閣的なものからは必然的に踵を返すのである。ニュートンにとって「引力」が実際には存在せず、議論を短くするための言葉であったように、生、死、疾病、健康などという言葉の中には、なんらの客観的実在も存在しない。これらの言葉は、ある現象の外観をあらわしてくれるので、便宜上用いている文学的表現にすぎない。

「生命」

実験医学（近代医学）は、あらゆる生理的現象の説明から「生命」などというものを完全に取り除くように注意しなければならない。生命という言葉は、無知を表白する言葉にほかならず、ただ言葉があるだけである。言葉はむろん必要であるが、我々をあざむくことがある。そして我々は、我々の精神が未来永久に陥りたがっているこの言葉という罠に対して、必ずしも絶えず警戒してはいないのである。

統計学

また「多くの医者は統計学を大いに信頼し、多数の観察材料に基づく統計は現象の法則の認識にまで至るであろうと信じている」。しかし統計学は「観察された現象の原因に未決定のものがあるような場合に応用されて」、「未決定の原因を研究するように観察を導く役割はする」であろうが、「真の法則には決して導くことはできない」。「統計学に立脚しているかぎり、医学は永久に推測科学にとどまるであろう」。

二　内部環境の独立性（生理学的医学思想）

生物の実験にあたっては、生物外環境（milieu extérieur）と内部環境（milieu intérieur）または生物内環境（milieu intra-organique）を区別すべきとする「新しい思想」が提出された。生物内環境は生物の真の生産物（véritable produit organique）として、無機的外界との間に代謝および平衡の必然的関係を保っている。このような生命現象は——無機物の性質の発現が温・湿・光などと関連しているのと同様に——ひとしくその物理・化学的条件に依存しているのであるから、その分析方法も研究手段も物理・化学に仰ぐことになる。

生物の「独立自存性」は高等生物に現れる

たしかに生物が完全になるに従って、有機的内界も特殊化して次第に周囲の外界から分離して行くが、外界の影響をこうむらないという生物の「独立自存性」〈註52〉は高等生物に現れるだけで

〈註52〉　キャノンは『からだの知恵』〈102〉の中で「自然治癒力」とベルナールの「内部環境」の独立性の重要性を述べ、セリエ〈103〉は自分のストレス研究に関連のあった「卓抜な業績」の最初の二つにベルナールの『序説』とキャノンの「からだの知恵」を挙げている。生体内の自律調整機構の破綻を研究する学問分野はモサンジェによって侵襲学 agressology（1948）の名のもとで独立し〈104〉、ラボリの侵襲後振動反応（1955）〈105〉に至る。近年の臨床侵襲学（1998）は〈106〉、侵襲を「生体の内部環境を乱す可能性のある内外の刺激」と定義し、分子生物学の知見を取り入れて発展している。

ある。人間の知恵が作り出した蒸気機関も、寒熱・湿潤にかかわらずその活動を続けるから、外界の物理・化学的条件には無関係のように見えるが、実際にはこの独立性は外観にすぎず、内部の各車輪の運動は絶対的な物理的条件によって決定されているのである。

生理学は物理学・化学と同じではない

もちろん生理学は物理学や化学と同じではない。生理学は「生物現象を研究し、その現象の発現に関する物質的条件を決定することを目的とする科学」と定義される。すべての自然現象は物体相互の反応の結果起こってくるもので、我々にとって一方には――大宇宙の中で小宇宙を形造っている――生物体が、他方には外界があり、生命の条件はどちらかにあるのではなく、同時にこの二つのものの中にある。昔の科学は外界しか考えることができなかったが、これからの実験的生物科学は環境をあわせ考えねばならない。疾病または死は、有機物質との接触において有害な刺激物の侵入を統制している機構の崩壊または混乱にほかならないから、生理学者と医者が研究して知らねばならないのは、このいわば生理的環境である。この内部環境において有機物質が生命活動を発現するための正常または異常な諸条件を知るに及んで初めて、生理学者と医者は生命現象を左右しうるであろう。

健康と病気

健康と病気とは、たがいに異なった二つの様態（mode）であるとする通説――当時の実地医家にさえ信奉者がいたが――に彼は反対した[99]。自然界には障害も異常もなく、一切万有が絶対的な法則に従って生起しており、生理的状態も病的状態も全く同一の力によって支配されている。これらの現象はその本質においては全く同一の法則から生じ、わずかにその現象が発現する条件において違っているだけであるから、生理的現象・病理的現象・治療的現象およびこれらに関する検索方法の間に本質的な違いを見出すことはできない。病人も結局は新しい条件における生理的現象にほかならないのであって、我々は将来、生理学の法則が病的現象にもふ

医学発展の三段階

発病・回復の物理化学的条件の認識・調節

たたび発見されるのを見るであろう〈註53〉。

三　自然治癒力の近代医学的研究（ネオヒポクラティズム）

人類の歴史において医学の発展は三段階に分けられる。まず人間の同情心から発した医学は、同胞の苦しみを慰めるための道徳的・宗教的手段（啓示医学）とともに、あるいは偶然にあるいは必要によって発見されたあまたの治療手段を所有していた（経験医学）。ついで最初の医学的推理によって、人々は生物体に自然の治癒力〈註54〉が備わっていることを知った。これを尊重し、これを導き、これを助けてその本来の能力を発揮させなければならぬことを観察が教えた。疾病の治癒をはかるために生物の法則を援用すること、これがヒポクラテスによって完成された科学的医学の第一歩であった。

しかし科学としては観察に基づき、治療としては形勢観望に立つこの医学は次の疑問を提起した。自然の傾向が良い結果に導くようにみえる時に、これを経験的な療法によって乱すことは病人に禍になることは承認しても、その半面において悪い結果になりそうな時には、自然の傾向を乱し、これを変化させることが病人にとって有益なのではないだろうか。すなわち「自然の向かうところに導くべきである。しかしまた同時に悪い傾向のときは自然と闘い、これを征服する医者すなわち自然の征服者たる医者であらねばならぬ」。

「ヒポクラテス（筆者ら註――実はガレノス）派の人たちによって主張〈97〉P365せられた自然の治癒力も、経験主義の医者によって主張せられた治療力（force thérapeutique）その他も単なる仮定に過ぎない。科学的医学は、実験の助けをかりて生体器官の本質的現象に侵入し、その機転を

〈註53〉　ただしカンギレム〈107〉によれば「医師の治療活動を通して病気が回復する過程が明らかにされるときにのみ、正常な身体機能に迫ることができる」のであり、「この意味では生理学が病理学を指揮するのではなく、病理学さらには医学的臨床が生理学発展の出発点」なのである。

〈註54〉　原文〈97〉では “force médicatrice spontanée” P362、“puissance médicatrice de la nature” P365。生命はその本来の精髄を、有機的な成長力（force de développement organique P161）、すなわちヒポクラテスのいう病を癒す自然を組み立てている力（force qui constituait la nature médicatrice d'Hippocrate P161）の中に持っている。

健康時および疾病時にわたって決定せねばならない」。しかし自然界に我々の勢力を拡張するためには、現象の物理化学的条件を認識・調節できれば充分である。我々は火、電気、光の本質を知らないが、これらの現象を我々の便益のために制御している。同様にして我々は生命の本質については全く知らないが、その物理化学的条件さえ充分に知るならば、生命現象を自由に制御することができるようになるであろう。

つまり『序説』は、病気という生命現象の本質を知らなくても、この現象の出現（発病）と消失（回復）の物理化学的条件を認識できれば、これをある程度まで自由に制御することができるようになると言う。自然治癒（力）の科学的（実験医学的・物理化学的）研究によって、単に自然に従うだけでなく、時には自然と対決してその征服をめざす試み、いいかえればヒポクラテス・ガレノス医学の超克をめざすこの主張を、筆者は「ネオヒポクラティズム」と呼んだ。

＊　＊　＊

なお日本では一八八八年（明治二一年）頃に、福沢諭吉[註55]が（友人の医者あての）「医に贈る」と題した七言絶句（漢詩の形式の一つ）のなかで、澎湃と湧き起こる当時のヒポクラテス崇拝の風潮に警告を発した。その意訳[108]によれば「医師の仕事は自然と人間との限りない勝負の世界にある。医師たるもの簡単に『自然の臣なり』というのをやめよ。離婁（〈りろう〉中国の伝説で視力が極度に優れていた人物）のように鋭い視力と、麻姑（〈まこ〉長い爪をもった仙女）の手のように親切な手当を尽くして病と闘い、病を克服してゆくところに医の真骨頂があるのだ」。明治の開明思想家によるこの提言は、日本が西欧近代の医学思想を受容しつつあったことを物語るものとして読むことが出来よう。

〈註55〉　西欧近代医学に関する福沢諭吉の認識は、文久２年（1862）に遣欧使節団の一員として、西欧の医療・障碍者施設を精力的に見て回った際に深められていたと思われる。たとえば精神科の医療についても、山内（2002）[109]は、福沢諭吉が使節団の他の４名とともにロンドンのベツレム（ベツレヘム）「養癲院」（現在の精神科病院）を見学して、訪問者名簿に残した署名を発見した。

四　物理化学的生気論（機械論／生気論の止揚）

『序説』では、まず当時の医者の間で生気論（vitalisme）の名によって、生命をすべてのデテルミニスムを逃れて働く一種の神秘的・超自然的な勢力とする考えが、「医学的迷信」として批判される。「生気論者が、生物は無生物界には見られない現象、したがって生物に固有と称すべき現象を示すことを認識するだけにとどまるなら、私も彼らと意見をひとしくする」し、「また生命現象は無生物に知られている物理化学的現象によっては闡明できないことを承認する」。しかし「生物現象が無生物現象と異なる複雑性や外観を持っているにしても」、これを研究する「科学的方法によっては異なるべきではない」のであって、「生物学は物理・化学に実験方法を仰がねばならない」。

実験医学の立場からみると、生物は一種の「機械」（une machine vivante）——すなわち生命物質を貯蔵し、湿気・熱その他の生命活動に不可欠の条件を不断に維持するために、一方には外界と内界の自由な交通があり、他方には有機物質（細胞）を保護する諸機能があるという具合に作られている機械——に過ぎない。生物という機械は、完全になればなるほど外界から独立するように創造され、組み立てられており、その内的機能は活動の結果失ったものを修復してその運動を維持していて、外界の物理・化学的条件には無関係のように見える。しかしこの独立性は外観にすぎず、内部の運動は絶対的な物理的条件によって決定されているのであり、生理学が生物機械の内界にまで下りていくならば、生物科学の真の基礎となるべき絶対的デテルミニスムを発見するであろう。

しかし他方で生理学者と医者は、生物が一つの有機体であって、個体を形造っていることを

体系は自然の中ではなく人の精神の裡にある

忘れてはならない。物理学者や化学者は観察する事物の中に目的論的思想を排斥することができるのに対して、生理学者はすべての部分作用が相互に連帯し、相互に他の原因となっている有機体において、予定せられた「調和的合目的性」を承認せざるを得ない。生物体を分解して小部分に分離するのは実験的分析を容易にする手段であって、これを分離的に考えるためではない。雛が卵の中で発育するとき、生命力を本質的に特徴づけるのはこの生命発展の指導観念 (idée directrice) ——化学にも物理にも属していないもの——である。ここにはみずから発育し、組織化という現象によって発現する創造的観念 (idée créatrice) があり、生物は生きているかぎり、この創造的な生命力 (force vital créatrice) の影響下にある。この思想を明瞭にあらわしつつ、ただ一言をもって生命を定義しなければならないとすれば、「生命！それは創造 (création) である」[〈98〉P119]。

このように『序説』においては、一方で機械論的見解が強調され、他方では生気論的見解が述べられていながら、どちらも体系化されることがなかった。のちに彼はみずからその立場を「物理化学的生気論」(vitalisme physicochimique) と呼んだ[〈100〉P162]。このことは、少し遅れて機械論者として登場したウィルヒョウが、のちに「新」[〈4〉P737]生気論者と自称するようになったことと考え合わせて興味が深い。

五　クロード・ベルナールの哲学（非体系的／非学派的医学）

実験医学（近代医学）は新しい医学の体系ではなく、むしろ反対に、あらゆる体系 (système) や学派 (doctorine) の否定であり、本質上それは非体系的・非学派的医学である。実験医学は現象を越えてそれ以上に進まないのであるから、哲学的文字に拘泥する必要はない。活力論でも霊魂論でもなく、病原固体論でも病原液体論でもない。また疾病を独立の疾患の一種類とみなしてこれを病理学的に分類定義してもよし（存在論的疾病観）、あるいは生理学的見地から出発して、疾病は生理的状態の特殊な場合に過ぎぬという意味で、実際には存在せぬと考えてもよく（生理学的疾病観）、いずれも極端な抽象的総括論にまでのぼって行くことができる。これらの見解は実験医学を指導し、実験医学にとって有益な光明であるが、かかる仮定的な瞑想にのみふけるときは、やがて真実に背を向けることになる。

体系は自然の中になくて、単に人の精神の裡にある。「したがって実験者として私は、哲学体系を避けているが、そのために哲学的精神まで排斥することはできない。哲学は未知の事象を認識せんとする人間理性の憧憬をあらわしており、そこから科学的思想に向かって、これを活気づけ高尚にするような運動を伝える。私が哲学体系から遠ざかりつつ、しかも哲学者を大いに愛好し、彼らとの交際において無限の愉悦を味わっている理由はこれである」〈註56〉。「実験者が保持している自由は、哲学的疑念に立脚しているのであり、このようにして「未知に対する一種の涸渇、あるいは研究の聖火」を維持しているのである。

「クロード・ベルナールの哲学」を論じたベルグソン〈110〉によれば、彼は生命の本性についても物質の構成についても意見を述べることを好まなかった。またこの二つのものの関係という問題もそのまま留保した。彼は生命を定義するよりも、生命の科学を定義することを求めたのである。彼が人間の論理と自然の論理との乖離を認めて「哲学も科学も体系的であってはならない」と主張したのは、哲学的精神を体系的精神と同一視する傾向のあった時代には逆説であったが、実はこれが真理であった。彼が生命の哲学を我々に与えようとしなかったとしても、そ

〈註56〉　彼の名声があがるにつれて、その実験室には毎週月曜日に医者や化学者・哲学者が集って話を聴くのが恒例になっていた（本文148頁参照）。

の著作の全体に亘ってみられるある普遍的な哲学は、いかなる特殊な理論も及ばないほど永続的で深い影響を及ぼすであろう。彼が、あらゆる時代の最も偉大な実験家の一人であった天才的な生理学者としてばかりでなく、現代思想の大家の一人である哲学者として評価されるのはそのためである。

六　近代医学の最終目標——病因学と回復学

『序説』の終わりに近く、彼は実験医学（近代医学）の限界について言及した。「生命現象のデテルミニスムの知識こそ科学的医学の唯一の根底である」としても、「我々はいっさい万有の絶対的デテルミニスムに到着することは永久にないであろう。いかなる科学においても、ことに医学においては常に「非デテルミニスム」が存在するであろう。おそらく我々は、我々の生きている間に、科学的医学の開花を見ることはあるまい。種をまき科学の畑を労苦してたがやす人は、収穫を集めるべく定められた人ではない。

そして『原理』[101]において、実験医学（近代医学）の最終目標として、（一）発病に関する法則（病因学）と、（二）病気の回復に関する法則が設定された[101 P256]。それから約一〇年後に、近代西欧医学はまず「病因学」の領域で、病原微生物学による炭疽の病原菌発見（一八七六）に始まり狂犬病の予防ワクチン成功（一八八五）に至る「科学的医学の開花」を見ることになった。他方で「回復学」の系譜は、自然治癒（力）学説として、遠く古代のヒポクラテス・ガレノス医学に遡り、中世のパラケルススを経て、近代のシデナムやシュタールに至る。『序説』では自然治癒力の科学的解明が提唱されたが、この用語は19世紀後半からほとんど死語となった。それは病原微生物学と外科手術の発展によって、病因の排除あるいは患部の切除による病気の治癒という治療思想（特定病因説）が急速に普及・浸透したためである[42]。

しかし20世紀後半から、エイズのようなある種の感染症・生活習慣病・悪性腫瘍・自己免疫疾患、そして精神疾患など、古典的な病因学では対応できない事態が顕在化した。21世紀に入って「レジリエンス」(resilience)の用語が、まず精神医学に、次いで身体医学に導入され、「病を防ぎ、病を治す心身の働き」の現代医学版（科学的医学版）として注目されている。レジリエンスは学術用語としての起源を物理学にもつ機械論的概念であり、自然治癒力（生気論的概念）[註57]の単なる呼び換えではなく、いわば物理化学的生気論として、自然治癒過程の科学的解明と治療的活用（ネオヒポクラティズム）の現実化とみなされる[11]。この意味でクロード・ベルナールは、近代科学という「新しい眼鏡」で自然界の生命現象を観察し、これを物理化学的に解明すべきことを主張して「現代医学の軌道を敷いた開拓者[100]」であった。

* * *

クロード・ベルナールは診療に従事することなく実験的研究に専心した新しいタイプの医学者として、一生を動物実験で過ごした。当時は「病院を実験室に替えていると非難されていたが、「臨床的観察はあらゆる研究、あらゆる説明の永久的基礎、共同の地域でなければならない」と述べ、医学においては、実験によって証明するための仮説の構想がいつも病室に、病人にはじまらなければならないことを正確にわきまえていた。しかも彼は推測をひどく嫌っていた師のマジャンディーとは違って、仮説は実験に欠くべからざるものと考えていた。「上衣をぬいで実験室に入る時には、空想もまたぬぎ去らねばならぬ。しかし実験室を去って上衣をつける

〈註57〉 現在の医学哲学では、自然治癒力は代替医療と「疑似科学」の文脈のなかで論じられている[112]。

時には、空想を持て」〈39〉。

彼の名声があがるにつれて、その実験室には毎週月曜日に医者や化学者・哲学者が集まって話を聴くのが恒例になった。『序説』（一八六五）は、多忙な研究生活と家庭不和が重なって健康を害し、故郷サン・ジュリアンで一八六〇年から二年間の療養生活を過ごすなかで書かれた。その出版によって彼の経歴は絶頂に達し、フランス・アカデミー会員・自然史博物館一般生理学教授（一八六八）、上院議員（一八六九）、フランス科学振興会初代会長（一八七二）を歴任した。

彼は慢性の腹部疾患を抱えていて生涯で二度の引退を余儀なくされた上に、坐骨神経痛の発作にも見舞われた。また家庭では妻が動物愛護主義者で動物実験に反対しており、晩年は妻と二人の娘とは別居状態にあった〈40〉。さらに科学的決定論を唱える反面で唯物論を否定する、という哲学・宗教の間の思想上の悩みがあったことも指摘されている。一八七八年二月一〇日、「科学の種を蒔き、科学の畑を労苦して耕やした人」はその生を終えた。死の数日前に彼は神父に「肉体的にも精神的にも非常に苦しい生涯を送りました」と告白したが、しかし「できることはなし遂げた」とも語ったという。数日後の葬儀で、フランス議会は科学者に対しては最初の名誉である国葬をもって彼を遇した〈100〉。

・炭疽菌の発見
・狂犬病の予防ワクチン
・抗毒素血清

II 特定病因説

一 病原微生物学の登場——コッホ・パスツール・ベーリング（北里）

特定病因論または特定病因説とは、病気にはそれぞれ特定の原因があるという考えである。〈113〉この医学思想は19世紀の後半に顕微鏡の進歩に助けられて、「細菌」が発見されて初めて陽の目をみた。コッホ（独）は、炭疽の病原菌を発見（一八七六）したのに続いて、結核菌・コレラ菌を発見（一八八二〜一八八三）し、「結核症の病因」（一八八四）で病原細菌決定の三条件（いわゆるコッホの三原則）を示した。またパスツール（仏）が、家畜病の予防で動物に弱毒化した病原体を注射して成功（一八八一）したあと、狂犬病の予防ワクチン〈註58〉に成功（一八八五）して人類に一大福音をもたらした。さらにコッホ門下のベーリングと北里によるジフテリア・破傷風に対する抗毒素血清の成功（一八九〇）は、この病気の原因を直接除去するという意味で、治療法の歴史における革命的な業績となった。〈4〉

ジェンナーとパスツールによる狂犬病ワクチンの成功は、20世紀後半には天然痘の根絶につながった。この業績は治療思想の視点からも医学の歴史で最も価値の高いものとして位置づけられる。すなわち「生の品位（Lebensqualitaet）」〈114〉の見地において、相対的に自律的な過程に他律的な過程よりも高い価値を置くとすれば、さまざまな逆制御を誘発し、ひいては究極的に

〈註58〉 "vaccination" なる用語は、天然痘に対する牛痘毒接種（種痘）の創始者ジェンナー（実施は1796、本の出版は1798年）が、vacca（牝ウシ）から出たvaccinia（牛痘）をもじって使った言葉を、パスツールが彼の功績を記念して予防接種一般に拡張した（1881）ものである。

自己制御を誘発するような治療は、欠けているものを単に補充したり、多種多様な有害物質を排除したりするだけにとどまるような治療よりもた価値が高いとみなされるのである。

外科の進歩

また外科領域の進歩は、歯科医のモートン（米）によるエーテル麻酔の成功（一八四六）で始まった無痛手術と、病原細菌学の確立に先立つゼンメルワイス（ハンガリー）の産褥熱予防（一八四七）およびリスター（英）の防腐（殺菌）手術の成功（一八六七）とによる。「無腐法の施行によりて、外科手術の領域は大いに拡大せられ」、「脳を開き、胸を載（き）り、腹を割るなどの大手術も極めて容易におこなわれ」、「以前は単に内科的療法を施すに止まって居ったものの多くが、外科的手術の適応となるに至りて、遂に内科的医術の外科化が実現するに至った」。「これ正に器械的・唯物論的医学の勝利である」。「かやうにして、昔は手工として軽く見られたる外科医も、近代に至りて治療工として最も重く見られるに至った」[17]。

しかし当時は、産褥や術後に、急性の熱病の形で大勢の人々が一斉にかかって死んでいく「感染病」（古くはペストや天然痘などの「疫病」や流行病）の原因については、まだ「ミアスマ」（瘴気、空気のよごれ）説も根強く、接触伝染説と対立していた。病原細菌学はこの論争に終止符を打ったのである。炭疽菌（一八七六）から――ペスト菌（北里、一八九四）や赤痢菌（志賀、一八九八）を含めて――百日咳の発見（一九〇六）に至るまで、二〇種以上の病原菌が発見された。

魔法の弾丸

20世紀に入ると、病原微生物に直接・特異的に働きかける（生体には無害の）合成化学薬品――いわゆる「魔法の弾丸（Zauberkugel）」として、エールリッヒ・秦（一九一〇）が梅毒治療にサルバルサンを開発し、化学療法時代の先駆けとなった。一九三〇年代にはドーマク（独、一九三五）に始まるサルファ剤の全盛時代が到来した。一九四〇年代は、フレミング（英、一九二八）が青カビから発見したペニシリンの精製（一九四〇）と実用化に始まり、ストレプトマイシン（一九四四）・クロラムフェニコール（一九四七）・オーレオマイシン（一九四八）・テラマイシン（一九五〇）などいわゆる「抗生物質」が登場して、化学療法[註59]は黄金時代を迎える。

進行麻痺の病因解明／原因療法

精神科領域では、四大精神病のひとつとされていた進行麻痺の脳内に、病原スピロヘータが野口（日）によって発見（一九一三）され——サルバルサンは無効であったが、マラリア発熱療法（一九一七）の成功を経て——最終的にはペニシリンの導入（一九四四）によって克服された。進行麻痺の病因解明と原因療法の登場は、いわゆる内因性精神病（統合失調症と躁うつ病）の研究における理想的なモデルとして、20世紀後半の精神医学者に支配的な影響をおよぼした。サルバルサンで開幕し、サルファ剤から抗生物質へと続く化学療法の成功は、20世紀臨床医学の金字塔であった[4]。

天然痘の根絶

ジェンナーによる牛痘接種法の発明から二世紀近くを経て、WHO（一九八〇）は天然痘の根絶を宣言し、人類は天然痘の被害から全く自由になった。これは人間が根絶した史上唯一の病気であり、人類の英知の輝かしい勝利であった[56]。

病原細菌学は「病因」という概念を精密にした。細菌学は「病気の原因」という概念に新しい意味と重みを与えた[3]。「コッホの条件」は科学の方法を医学に応用する際の決まり文句となった。この「原因」が分離されさえすれば、その性質を研究することによって、患者を治療する適当な方法を考え出すことができた。あるいは、予防医学の分野で、最初の所での感染を避けることができた。病原細菌学の成果は、病気にはそれぞれ特定の原因があるとする「特定病因説」の強力な根拠となり、19世紀における科学の決定論的傾向とよく調和する医学思想として、それから一〇〇年以上にわたって近代医学を支え、あたかも生物学における進化論、あるいは

〈註59〉　化学療法はエールリッヒ（1905）の造語で、病因である微生物に直接しかも特異的にはたらきかける合成化学薬品を用いた感染症の治療。

物理学における相対性理論のように極めて重要な役割を果した。[113]

二　ホルモン・ビタミンの発見

「ホルモン」

特定病因説を強化する最初の発見は、高峰（日）によるアドレナリンの分離（一九〇一）であった。[113]「排出管なしの腺」が産生し、血流を介して他の器官に到達し、微量で迅速にその生物学的活性をあらわす物質は、スターリング（英）によって「ホルモン」（一九〇五）と名付けられた。副腎髄質ホルモン（アドレナリン）に続いて、甲状腺ホルモン・サイロキシン（一九一四）、膵臓ホルモン・インスリン（一九二二）、副腎皮質ホルモン・コーチゾン（一九三九）が単離された。ホルモンの発見には、その欠乏や過剰がもたらすさまざまな病気が手掛かりとなったが、それらの内分泌病に対して卓効をもち、しかも合成の可能なインシュリンやコーチゾンなどの「医薬」の登場は、20世紀医学の大きな成果の一翼を担うことになった。[4]

「ビタミン」

また、日本で脚気（東南アジアでベリ・ベリ）と呼ばれていた一種の神経炎の病因として、一八八〇年代から高木（日）やジャヴァにおけるエイクマン（蘭）の食餌研究によって、米食との関係が注目されるようになった。鈴木（日）は米糠からオリザニン（一九一一）を分離し、この新物質は動物の脚気を防ぐだけでなく、生存に不可欠の栄養素であると発表した。[63]おなじ年の末にロンドンのリスター研究所で、フンク（ポーランド）が米糠から抗神経炎因子を抽出してこれを「ビタミン」と命名した。オリザニンの分離は最初のビタミン発見となった。[63]またホプキンズ（英）は、それまでの蛋白質・炭水化物・脂肪の三大栄養素説（一八二七）に加えて、食物中に微量で必須の「補助因子」が不可欠であることを動物実験（一九〇六〜一九一二）で

欠乏／補塡

自律神経系の化学伝導説

明確にし、これはビタミン研究の記念碑的業績となった。

その後の研究は夜盲症（A、一九一三）・脚気（B_1、一九一二）・ペラグラ（ナイアシン）・悪性貧血（B_{12}）・壊血病（C、一九二八）・くる病（D群、一九二六）・不妊症（E群）・出血現象（E、一九三六）など、負（マイナス）の形での外来性の病因を明らかにして、——欠乏／補塡という「わかりやすい話」で——これらの病気の直接の予防と治療への道を開いた。医学思想の視点からみると、それは病気の理法を化学の言葉で語るという新しい道の先頭を切ることになった〈4〉。

また19世紀後半から20世紀前半にかけて発見された「神経興奮伝達化学物質」（ムスカリン・ニコチン・アドレナリン・アセチルコリン・ノルアドレナリン）は、ラングレー（英、一八九八）が命名した自律神経系の化学伝導説として弟子のデール（一九三五）によってまとめられ〈63〉、交感神経節後線維はアドレナリン作動性、副交感神経節後線維はコリン作動性にほぼ対応することが明らかにされた。現在では全身諸臓器に分布する交感・副交感神経の求心路・遠心路が明らかにされており、それぞれの神経終末か神経節で興奮・抑制（遮断）作用を発揮して心循環・呼吸・消化・排泄機能に作用する治療薬は、「自律神経系作用薬〈115〉」として医薬品の中で重要な地位を占めている。

＊　＊　＊

感染症に対する血清療法・抗菌薬療法とホルモン・ビタミン欠乏症に対する言わば「補塡」療法は、病因に攻撃点をもつ「原因療法」であった。前者は病因としての細菌ないしその産生毒素を無力化し、後者は「負の病因」を補うことによって病気の治療をはかるものであり、治療学の歴史の上で新生面を開いた業績であった。原因療法と対症療法という教科書的な区別は、19世紀末からの細菌学・免疫学・生化学の業績の副産物ともみられる。〈4〉

抗毒素

食細胞

アレルギー／アナフィラキシー

III　生体防御システム論——生理学的医学の発展

一　免疫系——抗毒素・食細胞

20世紀前半には、特定病因説の枠組みを超えた医学思想の誕生を促す知見がさまざまな領域に現れた。まず細菌学は、病因の解明と原因療法の開発を促進する一方で、生体側が病原体の攻撃から身を守る生理学的な仕組みも明らかにした。もしそれがなければ動物は細菌と長く共存することができず、病原菌によって滅ぼされていたであろうから、逆にその仕組みを詳しく知れば感染症との闘いに利用できることになる[7]。ジフテリアと破傷風に対する抗毒素血清の成功（一八九〇）は、生体が、寄生した細菌によって産生される「毒素」に対して、これを中和するための「抗毒素」を作ること（免疫の仕組みのひとつ）を発見し、しかも人工的に作った抗毒素を補充して感染症の予防と治療の双方を可能にした点でも意義が深い[39]。

ついでメチニコフ（露）が、細菌の食細胞説（一八九二・一九〇〇）によって、はじめて炎症反応を食細胞の消化機能に基づく生体の防御機構とみる「（自然）免疫論」を提起した[4]。炎症に見られる細胞を感染細菌と闘う身体の手段だと考えたことは、現代免疫学の全てと現代医学の大部分の基礎となる不滅の重要性を持っていた[116]。

またジフテリアの血清療法中に生ずる発熱や蕁麻疹などは、ウィーンの小児科医ピルケーに

ヒスタミン

ホメオスタシス

自律神経過剰刺激症候群

よって「アレルギー」（一九〇六）と命名され、それ以前にフランスの生理学者によって発見された実験的アナフィラキシー現象（一九〇二）を含めて、いわゆる「過敏症」と免疫とを統一的に理解する途が拓かれた。[4] 他方では薬理学者デールら（英）によってヒスタミンが単離（一九一一）され、一九二〇～三〇年代の研究でアナフィラキシー（ショック）現象のヒスタミン学説が誕生した。一九三〇年代からボヴェーら（仏）によるヒスタミン拮抗物質の検索を皮切りに多数の抗ヒスタミン薬が市場に登場することになった。今日これらの臨床用語は、免疫反応のうちで個体に不利な現象だけに使われる習慣になっているが、そもそも「アナフィラキシー」は「免疫、防衛」をあらわす「フィラキシー」に否定の接頭語を付けた呼称であったこと、ヒスタミンが侵襲によって遊離・活性化する「内因性」物質のひとつ[註60]であることを指摘しておきたい。[63]

二　自律神経・内分泌系

（一）ホメオスタシス（キャノン）・自律神経過剰刺激症候群（レイリー）

生理学の分野では、キャノン（米）が、生物を特徴づける「内部環境」の独立性（ベルナール）に注目し、その変化しつつも相対的に定常的な「状態」と、それを保つべく働いている生理的な「作用」とを「ホメオスタシス」（一九二九）と呼び、交感神経・副腎系（アドレナリン）を中心とする自律神経系の役割を重視した。[102]

次いでレイリー（仏、一九三四）は、ホメオスタシスに参画する自律神経系が過剰に興奮すると、刺激の種類とは無関係に内臓諸器官（心・肺・肝・膵・腎）の器質的な病変が出現する

〈註60〉　中枢神経系では覚醒、学習・記憶、自発運動量の増加、摂食行動や痙攣の抑制作用などを併有する。

ストレス学説

「適応病」

ことを実験的に示し（いわゆるレイリー現象）、これを自律神経過剰刺激症候群（syndrome d'irritation neurovégétative）と呼んだ〈104〉。この発見は、生体があらゆる種類の侵襲に対して示す表現様式の一様性（非特異性）に注目して、一病因・一疾病の特異的な関係を重視していたそれまでの疾病観を一変させた。また外科的ショックの病理と治療に関するラボリの仕事に大きな影響を与え、クロルプロマジンの開発に繋がった。本書は、本来なら病気を防ぐはずの生体防御システムが造る病気――20世紀後半には「内因」性疾患と呼ばれる疾病群――の実験生理学モデルとしてこれを重視したい。

（二）全身適応症候群／ストレス学説（セリエ）

一時はレイリー門下であったセリエ（加）が提唱した「全身適応症候群」（一九三六）は、「各種の有害な作用因によって惹起された（非特異的）症候群」として、のちに「ストレス症候群」と呼ばれた〈註61〉。彼は、すべての非特異的反応が身体の大部分に影響する侵襲によって惹起されるがゆえに「全身」と名づけ、また身体の防衛系を刺激して慣れを獲得・維持するがゆえに「適応」の語を用い、個々の症状が全体として統一され、一部は相互に依存しているがゆえに「症候群」と呼んだ。それは空間的には下垂体・副腎軸を中心とし、時間的には三相期（警告反応・抵抗期・疲弊期）を経過すること、しかもその変化は物理化学的に計量できることが判明して、健康と病気という古典的な二分法に根本的な修正を迫る概念となった〈103〉。

すなわち病気の発生には侵襲（疾病発生源）の作用だけでなく、二種の適応ホルモン（「促」炎症性の鉱質コルチコイドと「抗」炎症性の糖質コルチコイド）の存在が示唆しているように、神経・内分泌系の二重のメカニズムが関与している。ひとつは侵襲の作用に対して拮抗的に、も

〈註61〉「ストレス」の名称が巻き起こした論議についてはセリエ自身が詳述しており、この用語は「論理よりはむしろ日常性を通じて、いつとはなく一般に使用されるようになってきたのである」〈103〉。

うひとつは過度の防衛反応を抑制し、むしろ侵襲に屈服して共存しようとするものであり、これは生体がストレスを通じて病気と闘う際の根本的な防衛様式——自然治癒力の一断面——と考えられる。セリエは、身体固有の防衛的適応反応がより突出して存在する病気を「適応病」[103]と呼んで、高血圧・心臓血管病・腎臓病・リュウマチ性疾患・アレルギー性疾患・精神神経症・癌など多くの病気を適応病またはその候補として記述し、このような疾病発生源を特定・除去できない病態に対して「ストレス療法」という治療思想を提起した。[103] これはヘンチら（米）が発見したリウマチ熱に対する副腎皮質ホルモン（コーチゾン）の劇的効果（一九四八）[63]によって支持され、「適応病」の多くはその後に確立されたステロイド療法の適応症[117]となっている。

＊　＊　＊

「侵襲学」

ストレス学説が医学界で支配的になって、生体内の自律調整機構の破綻を研究する学問分野は、モサンジェ（仏）によって「侵襲学 "agressologie"」（一九四八）の名のもとに独立した。またレイリー現象は、抗ヒスタミン・抗アドレナリン・抗アセチルコリン薬では阻止が難しく、自律神経遮断薬として開発されたクロルプロマジン（一九五二）で中枢も末梢もmultifocalに遮断することによって可能になった。[104] 精神科からみたフランス侵襲学の最大の成果は、ラボリによる外科的ショックの人工冬眠療法の開発であり、ついでクロルプロマジンがその強化薬として使用され、そして精神病（統合失調症）に単独で用いられた際の劇的な効果によって精神科治療を革新したことである。

生体防御と生体破壊（諸刃の剣）

いまやホメオスタシスは医学の日常用語となり、ストレスはさらに広く一般社会に普及しているが、その一方で当時の生体防御論（侵襲学）の医学思想としての意義はまだ十分に論じら

発熱後の治癒例

進行麻痺のマラリア発熱療法

れていないように思われる。近年の臨床侵襲学（一九九八）は、侵襲を「生体の内部環境を乱す可能性のある内外の刺激」と定義して分子生物学の知見を取り入れて発展しており〈106〉、「生体防御」と「臓器障害」とは同一コインの表と裏であること、生体防御システムは「生体防御と生体破壊という諸刃の剣〈118〉」であることを改めて主張している。現代医学における生体防御論の歴史的な意味は、精神医学の視点からも考察されるべきであろう。

（三）精神病における生体防御システム――発熱・昏睡・痙攣によるショック療法

精神科では、古代医学の観察・経験と近代医学の親試実験（本文79頁・註23参照）から新しい治療法が開発された。精神病者が身体疾患に罹患したあと治癒したという観察は、ヒポクラテス医学やピネルの著書〈註62〉に記載されていたが、19世紀後半の精神病院で熱性疾患が流行を繰り返すなかで、精神病の「自然治癒」がより頻繁に観察・報告されるようになった。ウィーン大学のヤウレグ（一八八七）は文献を集計・分析し、シデナムやブールハーフェら17〜18世紀のヒポクラテス主義者が、発熱を生体の自己防御活動であると主張していたことを踏まえて、発熱に伴う精神病の偶発的な治癒を人工的に再現する研究に着手した。

ヤウレグが試行錯誤の末に到達した進行麻痺のマラリア発熱療法（一九一七）は、20世紀前半の先進国で精神病院入院患者の20〜30％を占め、サルバルサンが無効で、発病後三年以内に死亡していたこの病気の三年死亡率を、70％から34％に低下させるという成果を挙げ、ヤウレグはノーベル賞（一九二七）を受賞した。発熱療法の成功は、19世紀後半から治療ニヒリズム〈註63〉に陥っていた当時の精神医学界に大きな影響を及ぼした。人工的な身体疾患によって精神病を治療しようとする試みは、インスリン（一九三三）・カルジアゾール（一九三五）・電撃（一九三八）

〈註62〉 ヒポクラテス医学には「狂気の人に静脈瘤または痔核が生ずると、その狂気はなおる」〈37〉P561という記述があり、ピネルは「著者は黄疸によりメランコリーが終息した1例を経験した」〈79〉P215と書いている。

〈註63〉 早発性痴呆（現在の統合失調症）についてクレペリン（1913）はこの病気の「本当の原因を知らないので、それの克服は今のところ考えられない」と述べ、K・ヤスパース（1913）も、「身体的原因を何も知らない」ので、その「大多数に対しては、したがって本当に理屈にあった治療という目的は達せられず、隔離監禁して保護することによって患者と社会を守るしかない」と考えていた。

によるいわゆる「ショック療法」の開発につながった。20世紀の三〇～五〇年代にはこれらの三大ショック療法が世界中で行われ、ロボトミー（一九三五）を加えた「大」身体療法時代（いわゆる治療アクティビズム、治療積極主義の時代）となった。

電気ショック療法

やがて発熱療法はペニシリン（一九四四）に取って代わられ、その他のショック療法も20世紀後半のいわゆる薬物療法時代に入ってほとんど完全に廃れた。ただし、安全性と簡便性に優れた電気ショック療法だけは、薬物療法に反応しにくい難治例などに対する代替治療として、今なお命脈を保っている。それでは、これらの治療法の経験が医学思想史に残した教訓は何であったか。

自然を模倣する治療

第一に、人工的に惹起された発熱・昏睡・痙攣それ自体が自然治癒するという事実は、病気または症状を、本質的に「自然の治癒過程」とみなした17～18世紀のヒポクラテス主義者たちの主張の正しさを裏付ける実例と考えられる。第二に、ショック療法は、偶発的な発熱・昏睡・痙攣に伴う精神病の治癒現象を人工的に再現しようとした試みであり、その成功はかつてクロード・ベルナールが本来の治療の作用は「自然を模倣する」こととして提唱した回復学[101]の系譜に連なるものである。しかし一時的にせよ生命さえ脅かしかねない人工的な身体疾患が精神病を回復に導くという事実を、臨床医学や精神病理学の言葉で説明することはできなかった。また発熱・昏睡・痙攣を惹起する刺激（マラリア・インスリン・カルジアゾール・電流）に物理化学的な共通点は見出されず、回復の要因は生体の側に求めざるをえなかった。

下垂体・副腎系の反応

そしてその後の生物学的研究は、発熱療法の奏功機序について、発熱が病原体を死滅させるという（特定病因説の文脈に沿った）初期の憶測に代わって、細網内皮系（生体防御システムとしての免疫系）の活性化に注目した。[119] また一九四〇年代の生理・生化学的研究はショック療法の奏功機序を、下垂体・副腎系を主軸とした全身適応症候群（セリエ）を誘発する非特異的なストレッサーとして理解するに至った[120]。ショック療法の歴史は、「医師の治療活動を通して病気が回復する過程が明らかにされるときにのみ、正常な身体機能に迫ることができる」ことの実例である[107]。このように当時の生物学的知見は、精神疾患からの回復における免疫・自律神経・内分泌系の生体防御システムの関与を示唆していたが、中枢神経系の病理と生理については、20世紀後半に登場した精神科薬物療法と精神薬理・脳科学的研究の成果を待たねばならなかった。

Ⅳ 心的防衛機制論——心理学的医学の登場

フロイドの創始した精神分析は、神経症の心理的治療（精神分析「療法」）として精神医学における画期的な業績であったばかりでなく、文学・芸術・宗教など社会現象の心理的理解にまで影響をおよぼす体系的な学問（精神分析「学」）となった。彼が神経症という病気を手掛かりにして、人心の秘奥の広く深い領域にはじめて強い光をあてたことは、医学史にとっても革命的な意味をもつ事件であり、近代医学はフロイドによってまったく新しい展望をえたとされる。川喜田[4]によるこの高い評価から四〇年近くを経て、ようやく精神分析療法の限界が明らかになり、その主たる対象であった「ヒステリー」や「神経症」の用語さえあまり使われなくなった21世紀のいま、医学思想史における精神分析の意義は再検討が必要と思われる。

一 精神分析前史

19世紀の後半期に「医学の精神は全く自然哲学的の態度から離れて、純精自然科学的の方向に転向し」、「当時の世間の風潮」も「ますます自然を征服して生活の改善及び美化を図ることにつとめた」。「此の如き自然科学的の研究は、技術の進歩によりて漸次にその目的を達することが出来るようになり、それに伴って従来行はれて居ったところの精神的方面は忽諸に附せられるようになった」。「哲学者の内にもさういふ意見に傾いたものもあったが、医学には殊にそれが劇しく」、「客観的の観察のみが重く視られるばかりでなく、その精神も唯物論的となりて、医術の目的からはますます遠ざかるようになった」[17]。19世紀の精神医学の関心も、主として精神病院の精神科医によって精神病に向けられていた。

このような動向の中で、一般開業医の医療の現場ではヒステリー[註64]、カレン（英）やベアード（米）が命名した「神経症[註65]」や「神経衰弱」（一八六九）など、非精神病性の病的現象が知られるようになった。すでにこれらの病態に対しては——

(一) メスメル（仏）の動物磁気説（一七七九）の19世紀の英米社会にまで及ぶ大流行、
(二) これを「催眠術」（一八四三）と命名した外科医のブレイド（英）および農民の治療に応用した「田舎医者」リエボー（仏、一八六四）とによる医学臨床への導入、
(三) 一八八〇年代における市井の催眠術師の営業としての確立、
(四) 神経病学者シャルコー（仏）の「ヒステリー（神経症）」研究におけるその応用、

——などがあった。

そしてリエボーに学んだベルネム（仏）の「催眠と暗示」による治療の試み（一八八六）は、精神療法の誕生として医学史の上で他に類を見ない出来事となった。さらにウィーンの一般開業医ブロイアーとフロイドの「カタルシス（洗浄）療法」（一八九五）は、催眠状態で患者が自由に物語る追想や記憶の中で、心の「外傷（トラウマ）」に結びついた情動を吐き出させるために「暗示なしの催眠術」を利用した新しい治療法であり、ヒステリーの病因としての「無意識の発見」でもあった[53]とされる[註66]。

〈註64〉 ギリシャ・ローマ時代には「体内で子宮が動き回る婦人病」とされ[121]、発作性の痙攣や麻痺を主症状とするこの病態は、中世には魔女狩りの対象となり、シャルコーの時代には外科医による卵巣除去術や陰核切除術まで行われた[53]。ブロイアーとフロイドの治療対象となったのは上下肢の拘縮性麻痺や交叉性麻痺などを呈する若い女性であった[4]。

〈註65〉 いまでは心理的原因によって惹起される心身の反応で、機能的障害を症状とする疾患（いわゆるノイローゼ）をいう[90]。

〈註66〉 「無意識」の発見者は精神分析ではないが、「病」の所在は無意識にあるとして、それを全面に押し出したのは精神分析である[89]。

防衛機制

自由連想法

二　原因療法としての精神分析療法（フロイド）

フロイドは「治療という正門」から入って心理学的医学／医学的心理学の分野に登場して、早くから「機制（Mechanismus）」（一八九三）や「防衛（Abwehr, defense）」（一八九四）の概念に思い至っており、神経症（ヒステリー・恐怖症・強迫観念など）と精神病（心因性の幻覚精神病反応）は、いずれも防衛[註67]の所産であると考えていた。[53] とくにヒステリーの症状形成において重視された「抑圧」は、のちに防衛機制の一つとして位置づけられ、「防衛」がヒステリーや神経症の心的機構の中心とみなされるようになった。[87] ここでは心的防衛機制が、神経症の症状形成（発病）と治療（精神分析療法）による症状消失（回復）の双方に関わるという意味で、二重の機能をもつていることに注目したい。このような機能の二重性は生体防御システム（免疫・自律神経・内分泌系）にもみられることはすでに述べた。

やがてブロイアーと袂を分ったフロイドは、催眠術を捨てて、覚醒状態で心に浮かんだ追想や空想を自由に語らせる技法（自由連想法、一九二三）と、患者の言ったことや行ったことを分析して解釈する方法（精神分析）を用いた新しい精神療法を開発した。患者の主観的な意識的・無意識的状態に対する客観的（科学的）な研究方法を導入したのである。[53] そして「精神分析の課題は、病因になっているすべての無意識的なものを意識的なものに置き換える、という公式に要約」され、「催眠療法が精神生活における何かを（美容術のように）隠し飾ろうとするのに対して、分析療法はそれを（外科医術のように）とりはらい、遠ざけようとする」[122] とした。神経症の精神分析療法は明らかに「原因療法」を志向しており、この治療思想は当時の特定病因説の文脈の中で読むことができよう。

〈註67〉　防衛とは、それを意識することによって、不安・不快・苦痛・罪悪感・恥などを体験するような情動や欲動を意識から追い出し、無意識化してしまう自我の働き（機制）である[87]。

三　心的決定論——力動精神医学／自我心理学

一方でフロイドは、神経症の診療を通じて目を開かれた無意識の世界を掘り下げる作業に着手して、無意識の根本的特徴が「力動的（dynamic）」であり（いいかえれば一種の「動力または活力」として）われわれの行動を決定することを主張した。[53] これは物理学における力学概念の精神医学への導入であり、[121] 心的な現象はすべて心的な力と力の葛藤や妥協などの中で生まれてくるという「力動的観点」と、心の中のことは心的に決定され、心の中で起こっていることは心の中で説明できるはずだという「心的決定論」[123] によって、無意識心理学（メタサイコロジー）[121][註68] の体系化をめざした。

また無意識を細別しようとして、いくつかの力（超自我・自我・エス）によって構成されている精神装置（psychic apparatus）を仮定した。[53] フロイドは、修行時代を卓抜な生理学者のもとで送り、高名な脳解剖学者マイネルトに学び、ダーウィンの進化論からも多くを学んで、生物学的思考方法を持つ生え抜きの自然科学者であったから、いわゆる心的エネルギーの動き（心的力動）を多くの物理・機械論的な暗喩にたよって考えた。彼は自分を心的装置の構造解明に携わる自然科学者と見なしており、事実を重んずる彼の科学的精神は、心理学を当時の脳神話学で代用させようとする機械論者たちの誘惑にのることがなかった。[4]

一九〇二年にウイーン大学の員外教授の称号を与えられたことは、科学者としての業績が公に承認されたことを意味していた。これ以後フロイドは強烈な生産性の高い時期を迎え、その生涯の物語は精神分析運動の歴史そのものとなった。その多産な活動のさなかの一九二三年に彼は口蓋と上顎の癌を発見され、最初の手術を受けて以来三二回の手術、放射線治療やラジウ

〈註68〉　現在の臨床心理学では、無意識の心の領域を扱うタイプの心理療法（精神分析、深層心理学）がこの分野の主流だという[32]。

統合失調症に対する精神分析療法の盛衰

ム治療も受けたが、精神を活発な状態に保つために一切の鎮痛剤を拒否したという。終生をウィーンですごして精神分析運動の采配を振ったフロイドは、一九三八年にナチスがウィーンに侵入するに及んで、その迫害を逃れてロンドンに亡命し、大きな尊敬に包まれながら一九三九年に息子の家で八十三年の生を終えた。[124]

＊＊＊

フロイドの精神分析理論は彼自身と多くの後継者によって発展・変貌し、力動精神医学／自我心理学としてアメリカを中心に世界各地で発展した。とくに統合失調症の治療の分野で一九六〇年代は「アメリカにおける精神分析の黄金時代」となったが、この絶頂期に精神分析療法は、一般看護・薬物療法・電撃療法とのRandomized Controlled Trial（RCT）によって有効性を完全に否定されて退潮に向かった。現在なお精神療法の一角を占めてはいるものの、『統合失調症治療ガイドライン』（二〇〇八）[125]には記述がなく、『今日の精神疾患治療指針』（二〇一二）[126]は、精神分析療法（力動的・分析的精神療法）の「適応」について「一般的な医学的思考に較べると」、「かなりあいまいで」、「精神医学的疾患分類はあまり役に立たない」としている。「教育分析」という入門儀式もあって、一般の精神科医には携わることが困難な治療法のひとつである。

またその理論も厳しい批判にさらされることになった。フロイドを第二次精神医学革命の立役者として高く評価したジルボーグでさえ、無意識の「心的決定論」こそ、フロイドの発見を[53]あれほど困難な、あれほど恐ろしい、あれほど異様な、あれほど受け入れがたいものにしたとしており、精神分析を疑似科学（pseudo-science）とする哲学者もいる。[112、127][註69]力動精神医学の起源

〈註69〉　ただし「疑似科学」の呼称が、治療法としての精神分析（療法）の価値を貶めるものでないことは、多くの補完代替医療の場合[112]と同様である。

と発展の歴史を記述したエレンベルガー[124 上巻P52]は、歴史的にみると現代の力動精神療法の源は原始医学にあり、祓魔術と磁気療法、磁気療法と催眠術、催眠術と現代の力動精神医学諸派とが切れ目のない連続体であることを証明できるという。また現代の科学的治療と比較してみると、多数の「学派」の並立、それぞれが持つ独自の原理・教説、専門家の養成法（訓練分析）の点でも、原始治療の方に親近性がある。これが精神分析に対する毀誉褒貶の深因であろう。

四　精神病症状の心理学的理解（回復メカニズム）

精神病（当時の早発性痴呆、現在の統合失調症）の領域における精神分析学の意義は、治療法としての効果よりも症状の理解の仕方と心理的な回復メカニズムの発見にあったと考えられる。すなわち、フロイドは「日常生活の精神病理」（一九〇四）で正常心理学の分野に侵入し、ジルボーグによれば——正常心理と異常心理の境界線は消失して、健康と疾病の間に本質的な差異はないというクロード・ベルナールの生物学的原理は、心理学の分野でも妥当であることが判明した。化学的法則、化学的元素の原子価、その各々の性質などが病気によって決して変化しないように、抑圧・転位・圧縮・投影などの法則（機制）も神経症や精神病によって変化しない[53]。

19世紀後半からドイツを中心に——グリージンガー（独、一八四五）に代表される——精神病の脳病説が勢力を増す中で、フロイドの心理学説は主としてスイスの精神科医たちによって受容された。まずユング（一九〇七[128]）は、フロイドが「夢判断」（一八九九）で用いた症状の心理的意味を明らかにする技法を応用して、精神病の症状を「あらゆる人間の心に宿っている思考の象徴」と解釈した。精神病に直接かかわることはなかったフロイド（一九一一）は「公立の精神病院で仕事をする機会に恵まれない医者」として、ある著名なパラノイア（現在の妄想型統合失調症）患者の手記を分析して、「われわれが病気の産物と見做すもの、つまり妄想の形成こそ、実際には回復の努力であり、再建である」[129] P190とした。

ついで脳病説と心理学説との折衷が試みられた。スイスの州立精神病院でユングの上司（院長）であったE・ブロイラー（一九一一）[130]は、早発性痴呆の末期が特有の精神荒廃でその症状は脳障害の産物とする当時の通説に対して、「終末状態の大多数は病院外で生活し（一部を除いて）健康とみなされている」、「脳障害の一次性症状として確実なものは何も知らない」、「ほとんど全部の症状は二次性（心理的）なもの」として、それまで不可解と思われていた患者の言動を理解する途を拓いた。とくに精神療法の重要性を強調して当時の脳病一元説を背景とする治療ニヒリズムを払拭し——ピネルの時代から人道的・経験的な立場で行われてきた——精神病院の環境整備や作業療法などの医療活動に医学心理学的な基礎を置いた。

さらにM・ミューラー（一九三〇）[131]は、器質過程を仮定しながらも、急性期の回復相にある患者の観察や自己描写に基づいて、疾病現象の内部で社会的・生物学的な改善に向かって進行する諸事象に注目して、それらを「回復メカニズム（Heilungsmechanismus）」と総称し、感染症の臨床所見（発熱、充血、円形細胞の集合、抗体の産生）との類推から、それらを精神分析の用語で記述した。病原微生物学が感染症の原因を解明する過程で、病原菌に対する生体防御システムの存在とその仕組み（自然免疫や抗毒素の産生）を明らかにしたように、精神疾患の発病に関与する心理的要因の研究は、心的防衛機制の存在と心理的な回復メカニズムへの関心を喚起することになった。

身体的症状の心因論的研究

「ゲシュタルトクライス」

五　身体疾患における「心身相関」

身体医学の領域では、内科医のV・v・ヴァイツセッカー（独）が、当時の反ユダヤ・反精神分析的風潮の中で、精神分析を内科学に導入するために「身体事象と神経症――身体的症状形成の分析的研究」（一九三三）と「病因論研究」（一九三五）〈132〉を著した。彼は「病気とはそれ自身生成のさなかにあるもののうえに生じる」として生気説に言及し、また――かつてのピネルと同様に――病気は「生命の情念的な動きから起こる」と述べ、病理学の主題たる病因論においてそれまでの心因論的研究が困難であった理由を考察した上で、生理学の因果論的な思考図式の慣習から離れて、病理学に「主体（主観）」の導入を企図した。しかも「患者がもっとも関心を向けるのは、科学がもっとも関心を向けないもの、というよりも科学がその概念に従って排除してきたもの」であったとし、この困難を乗り越えるべく彼はシャルコーやフロイドの「やり口」〈註70〉に学んで、「病気や病人から受ける印象に繰り返し身を委ね、それに繰り返し立ち戻ることによって」、扁桃炎・尿崩症・発作性頻脈・ヒステリー性麻痺・複視の症例における「精神身体連関」（心身相関）を記述した。

訳者の解説によれば、彼はフロイドの学説の中に、意識と無意識の対立概念や、精神と物質、心と体の二元論を超える洞察を見て取った。それは心的活動の体因論でも身体的変化の心因論でもなく、心身平行論をもしりぞけ、デカルト以来の心身二元論と心身間の単線的な因果性は徹底的に排除された。そこでは、一見原因とみえるものと一見結果とみえるものが実は相互に一方の原因となり結果となって、円環（クライス）の関係で一体をなしており、それが生命活動という形態（ゲシュタルト）であるとした。彼はこの独自の「心身医学」的な見解（ゲシュ

〈註70〉　フロイド（1893）の口を借りると、シャルコーのやり口は「自分の知らないものごとがあると、繰り返し何度もそれを観察し、日一日とそれについての印象を固めて行って、そのうちに突然それについての理解が出現してくるのだった〈132〉。

タルトクライス）によって、心と体の共通の基盤である生活史に目を向け、病気を人生のドラマとして見るような病理学を構築しようとした。

六　生理学的医学と心理学的医学の融合

フロイドと同様にシャルコーのもとでヒステリー患者を対象に催眠暗示の研究に携わったジャネ（仏）は、「心理学的医学」（一九二三）[133]によって心理学的治療（精神療法）の医学への導入をはかった。「精神療法とは、生理学的・精神的なあらゆる種類の治療法の総体であり」、「患者の治療に際して心理学を応用することである」。ただし生理学と心理学の区別は科学の問題であって、われわれの対象（患者）において「身体的なものと精神的なものをはっきり分離させることは出来ない」から、「食事を変えること、下剤、鎮静剤や興奮剤を与えることも、身体的であると同時に精神的な行為なのである」。

ここには、日本の心身医学における「心身一如」の心身観をよみとることができるかもしれない。訳者の解説によると、「フロイドの栄光の陰に隠れて、ジャネは不当に評価」されていた。しかしエレンベルガー[124]（下）P138–139は、ジャネの心理学的分析とフロイドの精神分析それぞれの初期段階を調べてみると、「フロイドの方法と概念はジャネのそれを真似たものであって」、二人の道が分かれるまでのあいだ「フロイドはジャネから絶えず着想を得ていたように思われる」という結論にどうしても達せざるをえない、という。しかも新造語（分析用語）によって概念化・体系化に向かったフロイドに対して、ジャネは患者の言葉と行動を指標に、日常的な言語で人格の再統合をはかろうとした[133]。

また西欧で精神身体医学の先駆をなした医学思想のひとつとして、三浦（岱）[134]は仏・独における「新ヒポクラテス医学（ネオヒポクラチズム）」なる医学運動の勃興を挙げている。その紹介によれば第一回「国民大会」は一九三八年にマルセイユで開催され、その目標が近代科学の成果とヒポクラテスの経験医学との結合にあることが会長の挨拶で述べられた。ネオヒポクラチズムは、①学校（大学）の医学ではなく、町医の医学・開業医の医学で、極端な専門化を排撃する、②医学史の知識が重要な課題であり、ヒポクラテス医学の食餌療法や水治療法を重視、③体質医学である、「発病前期」（潜伏期、準備期）[註71]を重視、④個体と環境は密接不離の一体として把握され、デカルトの二元論に反対、などの特徴がある。[135]そして三浦（岱）は、ネオヒポクラチズムのレッテルを貼っていなくとも、日本の臨床医学はその方向に進んでいるとみた。

〈註71〉　これは東洋医学の「未病」に相当するかもしれない。

Column

精神病者を襲った災厄（その3）
――いわゆるロボトミー――

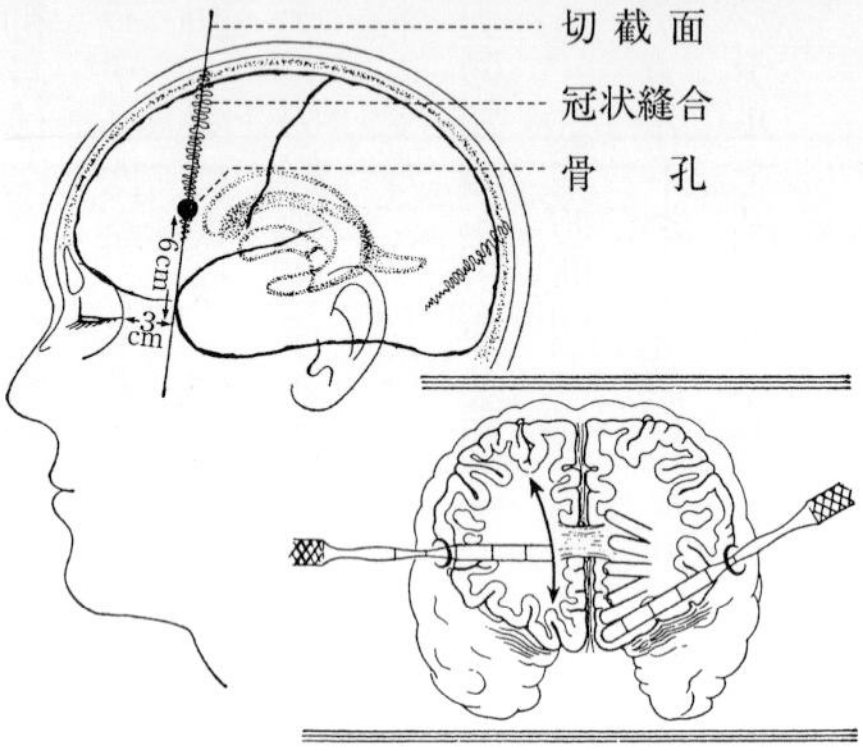

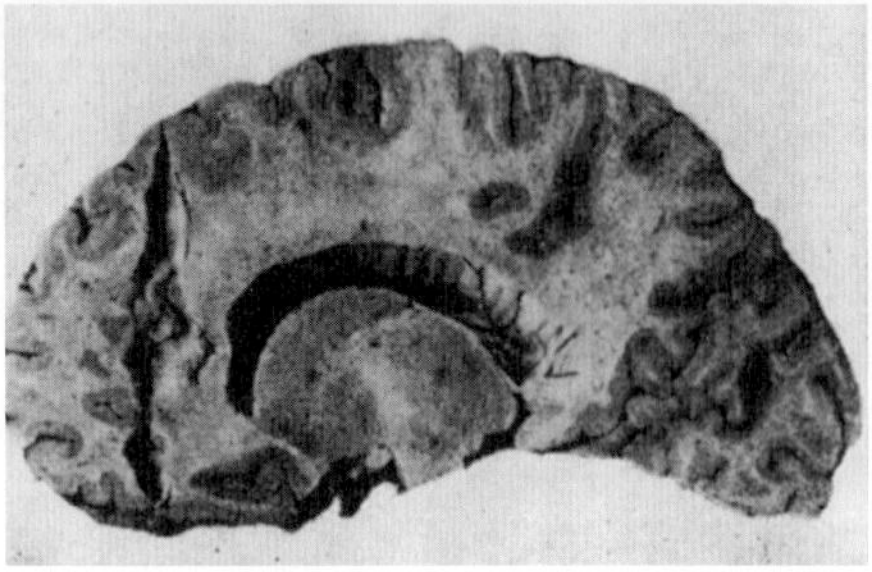

（日本精神病治療史　金原出版，2002，151頁）

統合失調症の前頭葉ニューロン異常結合仮説に基づいて、ポルトガルのエガス・モニス（1935）が開発した前頭葉白質切載術（ロイコトミー）は、ポルトガルから英米に広まった。とくにフリーマン（米）がこれを「ロボトミー」と呼んで精力的な推進者となり、「開業医でもやれる処置」という彼の宣伝・普及活動によって、この手術は1940年代に全盛期を迎えた。モニスのノーベル賞受賞（1949）というインパクトも加わって、1940～50年代には世界中で約10万人が被術し、「今日この頃の精神病院で前頭葉の無事な人間はいないのではないか」と良識ある精神科医を嘆かせたという（日本での最盛期は1948～1953年頃）。

この手術による「人格水準の低下」をめぐっては当時から賛否両論があった。薬物療法が治療の主流になるなかで、日本精神神経学会（1974）は「精神外科とは人脳に非可逆的な侵襲を加えることを通じて人間の精神機能を変化させることをめざす行為である。かかる行為は医療としてなされるべきではない」とした。かつての被術者の転帰調査（1995）や脳画像検査（1995）も否定的な結果を報告し、英国精神医学界（2001）が選んだ20世紀の精神医学者ワースト・テンでモニスは第7位にランクされた。フリーマンの伝記「ロボトミスト」（2009）によれば、いま広く行きわたっている彼のイメージは、医療の常識を踏みにじって人間の脳に穴を開け続けた大ぼら吹きで、ロボトミーを悪魔の所業と切り捨てる者さえいる。しかし資料を詳しく調べてみると、彼が患者の利益を最大限に考えて倫理的に正しく行動したという証拠の存在は認めざるを得ないという（「シリーズ生命倫理学９・精神科医療」丸善出版、2013）。

第七章

二十世紀後半の医学思想

I　生体防御システム論の発展

一　人工冬眠療法——精神科治療薬の開発を先導した海軍外科医（ラボリ）

——ショックについての彼（ラボリ）の考えは正に革命的と云うべく、これまで私達は〝涸渇せんとする生命の諸要素を鼓舞し賦活せしめん〟と考えてきたのに反し、彼は植物神経系を睡眠状態に置いて、あらゆる物質代謝を減少させようと考えたのである（ルネ・ルリーシュ[105, P1-2]）——。

（一）生体防御反応としての外科的ショック

フランス海軍外科医のラボリは、第二次世界大戦の従軍から帰国後の一九四四～一九四六年に、ツーロンの海軍病院で外傷や手術によるショックの予防と治療の研究に着手した。ショック〈註72〉の発生については、すでにアナフィラキシー・ショックの研究から一九一〇年代にヒスタミン仮説（本文156頁参照）が提出されたままになっていた。[136]彼は一九三〇年代に提唱された「術後疾患〈註73〉」においてレイリーの「自律神経過剰刺激症候群」が果たす役割に注目し、まずショック状態の患者でアセチルコリンエステラーゼ活性が低いことを見出し、一九四八年にロリアンの海軍病院でアセチルコリン遮断のためにクラーレを使用した。

〈註72〉　急性の全身性循環障害による心身機能の麻痺状態。

〈註73〉　外科医ルリーシュが提唱した概念で、大手術に続発する疾病群と合併症の総称（その最重症型がショック）。

全身適応症候群（セリエ）

ついで一九四九年にはビゼルトの海軍病院に移り[137]、刺激症候群の病変の「一様性」に加えて、セリエが記述した非特異的な「全身適応症候群」の時間的経過（ショック相に反ショック相が続発する警告反応期・抵抗期・疲弊期）に注目した。動物実験の成果に基づいてショックの発生に三種の化学伝達物質（アドレナリン・アセチルコリン・ヒスタミン）を仮定し、プロカイン（局所鎮痛薬）・クラーレ・アトロピン（コリン遮断薬）・テトラエチルアンモニウム（節遮断薬）の四種併用（いわゆる「遮断カクテル」）によって自律神経反応の抑制をめざした。

(二) ショックの薬理学的コントロール――末梢から中枢へ

プロメタジンの「中枢作用」

さらに彼は一九五〇年に「遮断カクテル」の第五の薬物として抗ヒスタミン薬を――当初は外傷性ショックで想定されていた毛細血管の透過性亢進を抑制するために――術前・術中・術後に使用することになった。そして3277RP（プロメタジン）を投与された患者が、意識はあるが痛みも不安も感じない独特の平静を保ち、ときにはモルヒネが不要になることに注目した。一九五〇年四月の論文で[138]、この化合物は抗ヒスタミン作用については他の薬物と共通しているが、「術後疾患」の治療において議論の余地がないほど有用な催眠・鎮痛・降温作用は、プロメタジンの「中枢作用」に由来すると報告した。彼は、プロメタジンの精神効果を精神科の軍医に確認させたが、あまり大きな興味は示さなかったらしい。またギローら（一九五〇）は――ラボリの着想とは関係なく――プロメタジンの躁病性興奮に対する効果を報告したが、精神医学界には大きなインパクトを与えなかった。

やがてラボリの着想と技術上の革新は、パリの医学界で高く評価され始め、一九五一年にヴァル・ド・グラースの海軍病院に移った彼は、有名な麻酔科医ユーグナールを協力者に持つことになった。他方で彼は、プロメタジン以上に中枢作用の強力な化合物の開発を要請するために、フェノチアジン誘導体から抗ヒスタミン薬を開発していたローヌ・プーラン研究所を頻繁に訪れた。研究所は彼の論文と彼との個人的な接触を通じてその仕事を良く知るようになった。[139]

(三) フェノチアジン誘導体の開発目標——中枢作用の除去から強化へ

一方のローヌ・プーラン研究所は、これに先立つ一九四七年から四九年にかけて、抗ヒスタミン薬の欠点である「鎮静性の副作用」を実験動物で予測するための行動薬理学的方法を開発し、これによって新しいフェノチアジン化合物の中枢活性をスクリーニングできるようになっていた。ただ、この方法は中枢作用のない抗ヒスタミン薬を開発する目的で応用されていたのである。ところが一九五〇年秋の終わりになって、研究所の開発目標は突然——抗ヒスタミン作用の有無に関係なく——強力な中枢活性をもつフェノチアジン化合物を合成する方向へと転換した。[註74] 化学部門のシャルパンティエによって合成された化合物（4560RP）は、この年の一二月一一日に薬理部門のクールヴォアジエのもとに届けられ「例外的に強力な中枢活性」をもつことが明らかになった。

一九五一年四月六日にその試供品（のちにシャルパンティエが命名した「クロルプロマジン」）は会社の治療研究センターに届けられ、限られた数の研究者に配分された（四〜八月の間にパリの研究者三五名）。五月二日付の最初の能書には、多くの抗ヒスタミン薬の中でフェノチアジン誘導体は中枢作用を併用していて、ラボリとユーグナールがそれらを全身麻酔の強化薬として利用していること、研究所はその複合的な作用については予断を控えながら、主として中枢作用薬（麻酔・鎮痛・催眠薬）を強化する方向で追求してきたが、その中で4560RPは動物で

〈註74〉 のちに二人の著者（1970, 1974）が当時の資料に基づいてクロルプロマジン開発の経緯を追跡した結果、Caldwell[140] は会社が方針を転換する動機はラボリの仕事を除いてはなかったと結論した。Swazey[139] はこれに若干の異論を唱えたが、少なくとも重要な役割を果たしたことは認めている。

クロルプロマジンの精神効果

最大の活性を示す強化薬であることが記載された。ラボリは研究所に出向いてプロメタジンより中枢特異的で強力なフェノチアジンの開発を要請した際に、「お望みの薬が出来た」と聞かされたという[139]。研究所は六月二六日に一二番目の研究者として5アンプルをラボリに送った。

（四）人工冬眠療法におけるクロルプロマジン

ラボリは一九五一年七月の論文「人間とその環境[88]」で外科的ショックに関する独自の新しい医学思想と治療思想を発表した。それは多年の実験的および臨床的研究によって確かめられ、外部環境から侵襲をこうむった生体の多様な反応様式の解明に光明をもたらすことが期待されるものであるとし、のちの主著で詳述される「侵襲後振動反応」の概念と「冬眠療法」の構想をこの論文で提示した。ついで同年一〇月のユーグナールとの共著論文「薬力学的および物理的方法による人工冬眠療法[141]」で、それまでの「遮断カクテル」による全身麻酔の強化は、自律神経系の休息による基礎代謝の低下（生命の緩徐化）に帰せられるとした。この効果をより完全にすべく、二人の患者に対して全身冷却（三三〜三五℃）を併用して生体を冬眠動物に類似した状態に誘導し、これを二四〜四八時間にわたり維持した経験を報告した。ここでは4560RPがプロメタジンなど二種類の抗ヒスタミン薬とともに用いられ、患者は「質問に応答はできるが、薄明の状態（état crépusculaire）」になったことが記述された[142]。

ルネ・ルリーシュ[105]によれば「彼は4560RP（chlorpromazine）を利用して、人間を冬眠状態にみちびく。これによって植物神経系は潜在的な存在となり、辛うじて生存しうる程度の〝休止状態〟になってしまう。彼はかかる手段をわが物にしたようである。しかもその方法は大きな発展性を含んでいる」。実際にラボリは、外科と同様に精神科でも4560RPの適応が見つかる筈だと確信してその実現を期待した。まず友人で精神病院の外国人助手で精神科医のクァルチが、同年一一月の自己投薬で特異的な心理的効果を体験した。また一九五二年一月にヴァル・ド・グラースの精神神経科医長のアモンが同意して、4560RPを含む遮断カクテルによって精神病性興奮の一例を治療した。〈139〉しかしその報告は当時の精神医学界にはほとんど注目されなかった。

ついで一九五二年二月にユーグナールらとの共著〈142〉で、新しい自律神経安定薬として4560RPの薬理作用と臨床経験を報告した。この化合物は抗ヒスタミン薬ではなく、抗コリン性・抗交感神経性の自律神経節遮断薬であり、その中枢作用は制吐作用・降温作用として現れること、50～100mg単独の静注では、意識の消失も精神状態の変化もないが、ただ傾眠、とくに患者が自分の周囲で起こることに対して「無関心(désintéressement)」になることが注目された。この中枢作用は皮質・間脳間のシナプス遮断と解釈され、これが一種の「薬理学的ロボトミー」として上位の中枢を休息状態におくと推測されることから、ラボリはこの薬物の多様な適応症の一つとして精神医学における使用を提言した。

(五) 外科的ショックと精神科ショック療法の接点

——クロルプロマジンの開発を促した冬眠療法は、その原理と術式、さらにはその名称さえもラボリに負うている。環境からの自由を高等生物に与えている神経内分泌調節は、個体に対する激しい侵襲がこの調節の限界を超えたときにはかえって有害に働くと考えた彼は、冬眠動物の生活条件を思わせる生物学的退行を人工的に作ろうとした(ジャン・ドレイ)〈143〉——

間脳・下垂体系（自律神経中枢）

パリ大学精神科のドレイらは、一九四三年から精神病に対する様々なショック療法（発熱、インスリン昏睡、電気痙攣など）の神経内分泌過程を――ラボリに先立って――セリエの警告反応の文脈の中で系統的に追究しており、他方ではアナフィラキシー・外科的・情動的ショックに共通のメカニズムとして間脳・下垂体の関与を仮定していた。したがって彼らには、ショック療法と同じ作用点（自律神経中枢）への作用が想定されるラボリの冬眠療法に興味をもつ十分な理由があった。ラボリもまた「精神身体医学は我々に、人間の病理における精神作用の重要性を示している」とし、精神的侵襲（agression psychique）が「ショックの病因論に否定できぬ部分を持っている」と考えていた[105, P114]。

クロルプロマジンの単独投与

一九五二年二月にサンタンヌ病院に届けられたクロルプロマジンは、まず精神病の冬眠療法に強化薬として用いられたが、遮断カクテルの成分の多くは精神病に対して無効であることが既に判明しており、また冬眠療法は精神病者に対しては危険すぎるという情報もあったことから、その単独投与が試みられることになった。ドレイらは[144]、三八例の精神病に対するクロルプロマジン単独・持続投与の経験を、一九五二年五月に医学心理学会百年祭の学術部門「ショックと警告反応」において発表した。

その冒頭では、精神科のショック療法と外科的ショックとの接点に注意が喚起されている。「ヒポクラテス的意味でのクリーゼ（発作、危機）を誘発する刺激によって働くショック療法の作用機序を理解し、その知識を一般病理学の知見（レイリーやセリエの業績）の中で統合してみると、こんどは疾病の基質（substratum）を構成している反応過程を休息または遮断せしめるような逆の手段の探求へと導かれる」。この意味で「外科の重症例――あらゆる生体防御活動が氾濫してしまっているような場合――に対して現に行われている冬眠療法は、これまでの精神外科・冷却法・睡眠療法と結びつけて考えてよいのではなかろうか」[144]。

クロルプロマジンに対する生体反応

この報告では、薬物の精神興奮に対する目覚ましい効果および特異な精神状態(傾眠・無関心)とともに、とくにその際の生体反応が注目された。「体温・脈拍・血圧はいったん低下したのちに、一過性の上昇か不安定化を示す。自律神経反射の多様な変化、一過性の大量の利尿、白血球とくにリンパ球・好酸球の減少／増加、これらはショック療法の場合と同様にセリエの警告反応に酷似している。しかしクロルプロマジンのように中枢性とくに間脳性の自律神経作用をもつ薬物は、休息・遮断などのメカニズムによってショック療法と同等か、それが無効な精神興奮状態に対してはそれにまさる治療効果を達成できるであろう」。

この報告（一九五二）から数年のうちに、クロルプロマジンはフランス全土から世界中の先進国に普及して行った。日本では一九五五年にウィンタミンまたはコントミンの商品名で発売されている。製薬会社の広告（一九五六）には「自律神経安定剤」の呼称が用いられ、適応症として外科では強化麻酔[註75]・薬物冬眠、精神科では精神分裂症・精神神経症、内科・小児科では悪心嘔吐・夜尿症・不眠・疼痛・重症感染症、産婦人科では無痛分娩・妊娠悪阻、その他（メニエル氏病・蕁麻疹・緑内障）が記載された[145]。また日本精神神経学会総会（一九五七、一九五八）の宿題報告では「自律神経遮断剤」として、精神疾患に対する臨床経験が報告された。

現代精神薬理学の誕生

そして一九五〇年代の後半には、欧米の製薬会社の間で精神科治療薬の開発競争が始まり、フェノチアジン誘導体を初めとする多数の抗精神病薬が登場した。他方では先進国の精神病院で、社会復帰活動・病院開放運動と連動して入院患者・拘束患者が減少し通院患者が増加するという大変動[註76]が起こった。ショック療法や精神外科などの荒療治が激減し、やがて電撃療法を除いて姿を消した。また気分安定薬・抗不安薬・抗うつ薬の原型——リチウム（一九四九）・

〈註75〉 強化麻酔またはneuroleptanalgesia；現在ではクロルプロマジンの約200倍の鎮静作用をもつブチロフェノン誘導体のドロペリドールが用いられている[146]。

〈註76〉 この大変動は感染症に対する抗生物質の登場時に匹敵するとされた[147]。しかしその後の検討によると、抗精神病薬導入後の脱施設化は米国に特有の現象で、北欧では逆に社会療法が先行していたという[148]。

メプロバメート（一九五三）・イミプラミン（一九五七）――も登場して精神科薬物療法時代の幕が開いた。一九五七年に国際神経精神薬理学会（ＣＩＮＰ）が創設され、一九五八年に専門誌"Psychopharmacologia"が発刊されて現代精神薬理学が誕生した。一九六〇年代前半には米国を中心に行われた大規模な臨床試験によって、クロルプロマジンを初めとするフェノチアジン誘導体が、統合失調症（当時の精神分裂病）を中心とする急性・慢性の精神病群に対する有効性を立証され、「抗精神病薬」としての地位が確立されることになった。

二 「侵襲後振動反応」（ラボリ）――新しい疾病モデル

ドレイらの報告とほとんど時を同じくして出版された「侵襲に対する生体反応とショック」（初版一九五二、改訂第2版一九五五）[105]の副題は「人工冬眠療法の原理と応用」である。ユーグナールとの共著「人工冬眠療法の実際」（一九五四）[149]と共に、麻酔科・外科領域の実用書のような印象を与えることから、当時の精神医学界では――とくにその「原理」の方は――あまり注目されなかったようである。しかしそこには、彼が外科的ショックの治療経験とその病理の考察を通じて到達した普遍的な医学思想が現れており、その中で提示された「侵襲後振動反応」（réaction oscillante postagressive＝ＲＯＰＡ）は20世紀に現れた最良の生物学的疾病モデルと考えられる。ここでは、この著書に先立つ一九五一年七月の論文「人間とその環境」[88]を参照しながら、その概略を紹介したい。

（一）生物の進化における適応と自由

著者によれば、生物の特徴は二つの現象の間に不断の均衡状態が維持されている点にある。ひとつは無生物にみられるように、エネルギーを放出して周囲の環境と熱力学的に均等化する傾向（異化catabolisme）である。これは生物の死後にだけ起こる現象であって、生物が生きている限りは、熱力学的な均等化とは逆の貯蔵物質の再建と修復の現象（同化anabolisme）によって代償される。つまり生物とはエネルギー放出（異化）と、これにに対抗しうるだけの潜在エネルギーを貯蔵すること（同化）によって、外界との熱力学的均衡の状態（死）を避けている存在である。そして複雑な（進化した）有機体ではすべての部位に、異化と同化を統制する神経―内分泌平衡が存在している。

しかしこれまで医学の目は、環境から孤立した人間の観察にとらわれすぎていたために、人間がその環境との関係のなかで、また生物進化の階層のなかで占める位置を充分に見ていなかった。生物は常に物理化学的・生物学的に環境に「適応」しようとしており、そこには平衡（équilibre）を求める現象が見られる。これに対して進化の基準は「自由」とくに「運動の自由（liberté de mouvement）」であり、より豊かな可能性をもつ一種の不均衡を求める。人間が長い進化の過程で獲得した大きな自由の代償は、極端に言えば環境への不適応性、とくに重大な侵襲に対する限られた適応能力であった。それでも人間が、その生活のあらゆる瞬間に対立する環境の中でなんとかやっていられるのは、ひとつには人間の知性のおかげであり、もうひとつは侵襲がある限度内にとどまっている限り、生体には完成された適応可能性があるからである。

ノンレム睡眠とレム睡眠

当時のラボリは、進化した生物には、環境に適応しようとして「平衡」（生命の保全）を求めつつ、より豊かな可能性をもつ「不均衡」（運動の自由）を求める、という相反的な志向性が存在すると考えたが、この憶測は――その後の生理学的研究が明らかにした――睡眠中における「ノンレム睡眠」と「レム睡眠」〈註77〉の交代性・周期性の出現によって裏付けられているように思われる。すなわちノンレム睡眠では、心拍・血圧・呼吸・体温・代謝の低下や成長ホルモン・免疫活性物質の分泌促進などが観察される。これに対して、レム睡眠は、自律神経活動の激しい変動（自律神経系の嵐）、抗重力筋の筋電位消失と急速眼球運動（rapid eye movement）の出現（一種の不均衡状態）を特徴とし、この時に覚醒させると明確な夢の体験（精神活動）が報告される。

＊　＊　＊

つまり一方のノンレム睡眠では「生命の保全」への志向が、他方のレム睡眠では「運動の自由」への志向が――大部分の筋群は弛緩しているので通常は行動として現実化する〈註78〉ことはないが――より際立っている。この相反的な志向性は、覚醒時には目的をもった意識的な行動の中で絶えず統合されているが、意識の統制が弛緩する睡眠時には解体・分極し――全体としては調和した睡眠の中で――それぞれがある程度まで独立・具体化して交代に出現するのではないか。レム睡眠における夢を、危機に対処する行動（闘争か逃走か）のリハーサル（一種の練習）と解釈する睡眠学者もいる。

〈註77〉　アセリンスキーとクレイトマン（1953）によって発見され、これによって睡眠研究は飛躍的な進歩を遂げた。睡眠ポリグラフによって、進化した生物（鳥類・哺乳類）の睡眠中における「レム睡眠」の存在が明らかになっており、その起原がノンレム睡眠より古いことも、この現象の生物学的意味を考える上で興味深い。健常成人では「ノンレム睡眠」と「レム睡眠」が１夜に３〜５回交代で周期的に出現し、１回の合計時間は約90分。

〈註78〉　「レム睡眠行動障害」はレム睡眠中の夢見に続いて、その内容を行動に移そうとして起こる粗暴な行動。

侵襲後振動反応（ＲＯＰＡ）

病気とは不調和性のＲＯＰＡ

いわゆる「自然治癒」

（二）侵襲と生体反応

ところでショック状態において観察されるすべての現象は、生体防御反応として「侵襲後振動反応」の名称で一括される。これを外傷や感染についていえば、生物が環境の変化または「侵襲」に適応できる場合に、生体は自己の均衡状態の近くを生物学的に「振動」しつつそこに戻るように見える。この場合の侵襲後振動反応においては、異化と同化に関わる生物学的諸因子〈註79〉のうちで、相反・継起して作用し合う協調的な一群が、各時期で交互に優位を占め合っていると考えられる。このような「調和性」の侵襲後振動反応は、時間とともに減弱し、振動の振幅と波長とは生体の反応能力限界内にとどまる。したがって調和性の振動反応に対する治療の介入は、最終的な平衡状態への到達をむしろ阻害するであろう。

しかし侵襲が一定の強度あるいは持続に達すると、進化した生物は自己の防御様式を利用して「闘争または逃走」（キャノン）するために、異化作用を増強して同化作用によるその代償を困難または不可能にしてしまう。これは一つの相が他の相を犠牲にして優勢になるために、振子運動が破綻をきたす「不調和性」侵襲後振動反応の状態である。言い換えれば、生体が外界に対する「動的自由（liberté motrice）」を維持しようとして、ホメオスタシスを犠牲にしてしまう場合である。すなわち一方向の生理―生物学的（異化）反応によって、環境に対する個体の動的自由は保持されるが、環境との熱力学的均等化に向かう異化現象が常に優位を占めるこの状態は、進化した生体がエネルギー産生に役立つ含水炭素の供給源を維持しようとして、生命の基質である蛋白質の破壊に頼ろうとするためにかえって危険・有害である。

このような見地に立つと、「病気」とは二現象間の不可分の均衡状態が破壊されている一つの「不調和性振動反応」と考えられる。ここでは生命の保全に向けて「平衡」を求める現象と、

〈註79〉カルシウムとカリウム、ヒスタミン・アセチルコリン・アドレナリン、糖質コルチコイドと鉱質コルチコイドなど。ドーパミンやセロトニンは当時まだ知られていなかった。

自由の保全に向けて一種の「不均衡」を求める現象との間で「相反的」な関係が露呈するのである。ただし不均衡状態であっても、ある種の調和を保った振動反応を示しつつ、最初の均衡状態に復帰する病的状態（調和性ホメオスタシス反応）が存在する。これは臨床的には病気の「自然治癒」現象にほかならず、この場合に発病過程は同時に治癒過程でもある。不調和性振動状態は正常な生理状態からの偏倚ではなく、新しい生理状態の出現であるが、生理的状態から病理的状態への移行は明確にし難いとして、ラボリはカンギレムの言葉を引用した。「人間は正常状態より一層正常な幾つかの基準を包容し得る状態にあるとき、初めて真に健康である」。

ショックは不調和性ROPAの極点

(三) ショックの病理と治療

次に不調和性振動反応の極点にあるショックの特徴は、熱力学的均等化を代償し得ない結果として生じた生体全体が関与する抑制状態、深刻な循環不全であり、この極限状況における問題は交感神経―アドレナリン機能（昇圧性異化）である。しかしこの機能が生体を保護するのは、調和性振動反応の限界内で環境に対する動的自由が維持されている時のみであって、内部環境を均衡状態に復帰せしめることが不可能となる段階では逆に不均衡状態の非可逆性を助長する。旧態依然たるアドレナリン注入法が幻滅的なのは、ショック現象の振動的性格を斟酌しない治療法の不合理性の実例である。我々は生物学的常数の静的研究に由来する誤解から、反応性の活動による現象を反応の欠如によるとみなす危険をおかしており、まさにいま行われている生体の反応性を増大させる諸治療（全血輸血、中枢刺激薬・ACTH・モルヒネなどの薬物）は、むしろ生体の資源の涸渇を促進して救命を困難にしているのかもしれない。

自律神経遮断・全身冷却（人工的な生物学的退行）

このような場合に採りうる手段として、進化は自由の原因であると同時に脆弱性の原因であ

反応（闘争／逃走）の
無力化（屈服）

るという事実を認めたうえで、人間という種が歩いてきた道を振り返り、人間より進化の程度が低い、またそのことによって環境にもっとうまく適応している生物を真似る方法がある。冷血動物は冬眠状態においては——セリエが指摘したように——他の動物にとっては致命的な副腎切除にさえ良く耐えることが知られている。そこで、人間のように進化した生体が、その反応可能性からはみ出すほど重篤な侵襲に抵抗するための最後の唯一の手段として、その代謝を低下させ極端に生を減速することを考えてよかろう。すでにユーグナールの生体「冷却法」の試みは「生を緩徐化」することを示しており、「遮断カクテル」による自律神経系の薬理学的遮断は全身冷却を侵襲的でないものにするから、両者の併用によって真の「冬眠療法」が期待できる。外科領域におけるこの人工的な生物学的退行の試みは、多様な侵襲に対する人体の闘いにおいて新しい発展の可能性を期待させるのである。

（四）「反応」（réaction）と「屈服」（soumission）

自然界には個体および種族の防御を保障する二つの方式が存在しており、一つは生命現象を最大に強化して「反応」（闘争か逃走）することであり、他の一つは環境に「屈服」することである。治療の役割は生体を助けて、侵襲によりよく堪えさせることであるが、この事は生体の反応の強さを増強することと同義ではない。ある種の生物が重篤な侵襲に対して動的自由を犠牲に（環境に屈服）する代わりに生命を保全しているように、我々は「神経遮断法(neuroplégie)」によって生体の反応能力を減弱させることができる。ユーグナールとの共著（一九五四）[149]では、冬眠療法が現出せしめるのは、侵襲に対する一種の屈服状態であること、人工冬眠は本質的には一種の薬理作用に基づいたものであり、侵襲に対する生体の反応をできるだけ小さくし無力化しようという根本概念は常に同一であることが強調された。

著書の結語でラボリは「今こそすべてが始まるのだという感慨」を述べ、「精神のホメオスタシス（homéo-psychostasie）」の存在可能性に言及した〈105〉P345。彼がその解明を精神薬理学に期待していたことは、その後の論文「精神薬理学研究の進歩」（一九六二）や著書「行動――生物学・生理学・薬理学」（一九七三）などの表題が物語っている。しかし当時の精神医学界も精神薬理学界も、クロルプロマジンに代わって次々に開発される新しい化合物の臨床効果と薬理作用に目を奪われ、外科的ショックと精神病に対する治療革新の背景にあったラボリの医学思想に注意を向けるいとまがなかったようである。

（五）ラボリの業績の再評価

この薬物が登場してから一〇年近くを経て、まずドレイら（一九六二）〈143〉が、「クロルプロマジンの開発を促した冬眠療法は、その原理と術式、さらにはその名称さえもラボリに負うている」ことを指摘した。それからさらに約一〇年を経て、二人の医学史家Caldwell（一九七〇）〈140〉とSwazey（一九七四）〈139〉が、クロルプロマジン開発の経緯を詳細に追跡してラボリの果たした役割を強調した。とくに前者は、当時の精神医学界がクロルプロマジンを「革命」的とまで評価しながら、その出現があたかも自然現象か奇跡のように“depersonalize”されていることを「奇異」なこととし、製薬会社がフェノチアジン誘導体の開発方針を――中枢作用の除去から強化へと――転換した動機は、ラボリの仕事を除いてはなかったと結論した。

また日本では、中井久夫氏による統合失調症状態からの寛解過程論（一九七四）〈150〉において、侵襲後振動反応の概念が初めて精神病理学に導入された。「精神病理学は一般に発病の過程に精であり、寛解の過程に疎である」という批判に始まるこの著作において、統合失調症の発病（急性期）から寛解に至る回復の諸段階で、その身体的対応として不調和性の侵襲後振動反応が消長しつつ鎮静に向かう様相が詳述された。それは精神療法と薬物療法が一団となって進行する治療過程でもあり、この著作は統合失調症の回復学と治療学に不朽の基礎を置くことになった。

さらに近年の救命・救急医療で普及しつつある「脳低温療法」や「低体温療法」は、冬眠療法と同様の発想に基づく治療法であろう。脳低温療法[151]は頭部外傷や虚血性心疾患などによる重度の脳障害に対して、冷却によって神経細胞の二次的な壊死を防ぐ治療法であり、心停止患者の治療にも応用されている。脳温を数日から数週にわたって32～34℃に冷却することによって、主としてエネルギー不全細胞死の抑制と神経内分泌過剰反応の抑制が認められる。前者はCaイオンの恒常性の改善、フリーラジカルの作用抑制、抗アポトーシス物質の活性化、ドーパミンA10神経群障害の抑制により、後者は視床下部・下垂体・副腎系の過剰反応によるカテコールアミン過剰に起因する障害脳細胞の回復阻害を阻止することである。

三　「内因性疾患」時代の幕明け――生体防御システムの変調に起因する疾病群

（一）身体医学と精神医学における内因性疾患

一九八〇年代の初頭に身体医学の領域で、臨床医の目が「内因性疾患」という「耳なれない言葉」で表現される疾患群に向けられつつあることが指摘された。[152]それは抗生物質の後に導入されたステロイド剤の効果によって、「見掛け上は感染症の仮面をかぶっている（抗生物質が効かない）一群の疾患群」として、当初は「膠原病」という包括名で一括されていたものが――いまでいう「自己免疫疾患」として――病理学的に区別され、定義づけられるようになったことである。これは外来性でない「内因性」の疾患を対象とする医学の出発であり、臨床医の側からすれば、それまでの「一疾患一臓器変化」という鉄則から逸脱した多臓器疾患であることによって「革命的な思想転換」であるとされた。折から日本では死因の第一位が悪性新生物となり、癌への対応についても、ウィルス説に基づいて抗生剤に代わる制癌剤の開発を目指すよりも、生体内に原因探究の眼を向ける臨床研究の必要性が強調された。

ところで「内因」という用語の起原は19世紀にさかのぼるが（Möbius 一八九二）、一九七〇年代までの身体医学において「内因」の概念は「きわめてあいまいに用いられている憾みがある」と批判されていた[153]。かつては原因不明を意味していた「特発性」(idiopathic) や「本態性」(essential) は、「内因性」(endogeneous) として「生体内で産生される、あるいは生体内の諸要素が原因となる」[154]ことを意味する概念となった。また「内因」(internal cause) の定義は、単に「疾病の体内性原因」（一九五八[155]）から「病気の原因のうち、個体の純粋な身体的機構および精神活動に関するもの」（二〇〇九[90]）へと変わった。

身体医学で内因性疾患が「耳なれない言葉」とされたの対して、精神医学における「内因性」は――20世紀のドイツ精神病理学が現在の統合失調症と双極性障害を「内因性精神病」と呼んでいたことから――日本の精神科医にとってはむしろ「耳なれた言葉」であった。そのためか、それは「病気がひとりでに起こってくる、外因でも心因でもない場合に用いる曖昧な概念」[156]にとどまっており、「内因性」の精神疾患とは「脳それ自体が外からの影響からある程度独立して自律的に障害される特発性の疾患群」（二〇一一[157]）であるとされる。国際疾病分類（ＩＣＤ-10）で

生体防御／生体破壊に関わる身体機構

狂ったbody protection

全身性エリテマトーデス

この用語は使われていないが、ICD－11（二〇一七）の草案にある「一次性（primary）」は「内因性」を言い換えたもので、この概念自体は今なお生き続けているともいわれ[158]、身体医学と精神医学は「内因性疾患」概念の明確化という共通の課題に直面しているように見える。

ここでは「内因性疾患」を生物学的視点から、「生体防御システムの変調に起因する疾病群」と定義し、――すでにレイリー（一九三四）が自律神経系について実験的に示したように――「生体防御と生体破壊という諸刃の剣[118]」として、言い換えれば内因性疾患の発病と発病防止、発病後の回復に関わる身体的機構として、生体防御システムの活動を20世紀後半の治療活動の成果によって検証してみたい。

（二）自己免疫疾患――自然免疫系

クレンペラーら（一九四二）によって提唱された膠原病[90]は、一九五〇年にはリウマチ熱・関節リウマチ・全身性エリテマトーデス・強皮症・多発性皮膚筋炎・結節性動脈周囲炎の六種となり、現在では「生体防御システムそのものの変調に起因する疾患」とされている[93]〈註80〉。これらは生体の防御システムとして不可欠の免疫系が、自己の細胞や組織を過剰に攻撃すること（自己免疫現象）によって発症し、多くの患者で血液中に自己抗原に対する自己抗体が検出される[90]。免疫反応の特徴は、他者の侵入に対する驚くべき敏感と不寛容にあるから、これが「自己」に向かった場合には「細胞は殺し合い、分子は反応し合い、自己は混乱に陥る」[159]。自己免疫疾患が「狂ったbody protection」[160]とも呼ばれるのはこのためである。

このなかで臓器非特異的・自己免疫疾患の代表とされる全身性エリテマトーデス〈註81〉は、一九五〇年代には急速に進行する予後不良の致死性疾患とみられていたが（五年生存率50％）、

〈註80〉　近年、クローン病・潰瘍性大腸炎に代表される慢性炎症性腸疾患が、自然免疫系の暴走によって発症する「自己炎症性疾患」の1つであることが明らかになってきた〈Medical Tribune, 2012.6.7〉。

〈註81〉　圧倒的に女性に多く（男女比＝1：9）、20～40歳の挙児可能年齢に好発し、腎臓と中枢神経の臓器障害が重要とされる[90]。

最近では慢性に経過する予後良好の疾患という考えに変わってきた（多くの調査で五〜一〇年生存率90％以上）。生命予後の改善には、早期・軽症例診断の技術的進歩や合併症に対する治療の開発など多様な要因が関わっていると考えられている[161]。現在では治療の必要がない検査異常だけの軽症例から、生命を脅かす重症例までが知られている[93]。

その治療の中心は――一九四九年から膠原病に使われている――副腎皮質ステロイド[117]で、その多彩な作用のうちで抗炎症・免疫抑制作用を期待して使われる。ステロイドによる生理活性物質の変動は極めて複雑多岐にわたり、その全身的な作用と臓器非特異的な膠原病の病理とを直接結びつけるのは原理的に難しい。ただこの病気が、副腎機能障害（補充療法としての絶対適応）とともに、ステロイドが適応となる代表的疾患であることを考えると、かつてセリエが「適応病」について仮定したような「身体固有の防衛的適応反応」――現在では視床下部・下垂体・副腎（HPA）軸を中心とする生体防御活動――の「突出」と、ステロイドによる――フィードバック・メカニズムを介した――その制御として考えてみる余地は残されているのではないか。

（三）精神疾患――中枢神経系（ストレス緩衝システム）

ここでは非外因性・非器質性（内因性・機能性）とされる精神疾患として、精神科の“common disease”であるうつ病と統合失調症をとりあげ、それぞれの発病と回復に関わると想定される中枢神経系の活動を紹介したい。

〈一〉うつ病――視床下部・下垂体・副腎（HPA）系[註82]

うつ病を思わせる記述はヒポクラテス医学[37]の「憂鬱（症）」や「抑鬱（状態）」に、日本では

〈註82〉　略語；TCA（Tricyclic Antidepressannt）：三環系抗うつ薬、MAOI（Monoamine Oxydase Inhibitor）：モノアミン酸化酵素阻害薬、MA（Monoamine）：モノアミン、NA（Noradrenaline）：ノルアドレナリン、5-HT：セロトニン、SSRI（Selective Serotonin Reaptake Inhibitor）：選択的セロトニン再取り込み阻害薬。

モノアミン病因説

視床下部・下垂体・副腎（HPA）系

曲直瀬道三による「啓迪集」（一五七四）の「癲・狂・鬱」にさかのぼる。近代西洋医学では19世紀の終わりにクレペリンが「躁うつ病」（一八八九）としてまとめたが、20世紀後半には単極性うつ病として独立した。〈87〉その生涯有病率は（米国の資料によると）20世紀前半から上昇し続けており、WHOは二〇三〇年にはDALYsでみた疾病負荷の第一位になると予測している。日本では一九九五年に年間自殺者が三万人を超えたという社会問題に関連して、他方ではいわゆる「新型うつ」が登場して、「うつ（病）ブーム」が起こった。現在の日本では生涯有病率6.3％（欧米では15％前後）の"common disease"であり、回復傾向は強いが、自殺との関連が常に問題になる精神疾患である。〈註83〉

ところで、うつ病の病因・病理の生物学的な解明・理解にとって大きなインパクトになったのは、一九五〇年代後半に開発された抗うつ薬（TCAとMAOI）の薬理学的特性が、MAの再取り込み阻害またはMA酸化酵素の阻害によるシナプス間隙でのMA増量であることが判明したことであった。有効な治療薬の薬理作用を反転して、一九六〇年代にMA減少説が、一九八〇年代にはMA受容体異常説が提唱され、また一九九〇年代に開発されたSSRIの抗うつ効果からセロトニン異常仮説が浮上したが、いずれも確証がないまま暗礁に乗り上げた。〈164〉これらのMA発病モデルに対して、抗うつ薬が治療効果を発揮するためにはむしろ健全なMA系を必要とするという実験的資料に基づいて、抗うつ薬の効能はMA系の化学的不均衡の復旧ではなく、回復促進のための諸条件を引き出す能力に由来するという代案も提出されている。〈165〉

他方では、コルチゾールがうつ病相で異常高値を示し、回復に伴って正常化することから、一九六〇年代には下垂体・副腎系が注目された。〈166〉その後、コルチゾールの昇降（アップダウン）は精神病の急性期にも見られる非特異的な所見であって、回復時の正常化は治療の種類（電撃、

〈註83〉　うつ病の回復率・自殺率；日本で23施設の患者を対象とした経過研究（2000）〈162〉では、累積回復率が3カ月63％、1年85％、2年88％（平均病相期間3カ月）であった。自殺念慮・企図に関する初回病相269例の疫学的研究〈163〉（藺）では58％に自殺念慮、そのうち25％に自殺企図があった。

薬物）にも薬物の種類（抗うつ薬・抗精神病薬・リチウム）にも関係ない非特異的な現象であるとされ[167][註84]、コルチゾール増量の長期化は海馬の細胞死を招くことも知られた。一九八〇年代には、コルチゾールを指標として、デキサメサゾン抑制試験（ＤＳＴ）など視床下部・下垂体・副腎（ＨＰＡ）系の活動状態を測定する神経内分泌的方法が開発され、うつ病を中心とする精神疾患について診断・治療・予後における意義が活発な議論の対象となった[168]。

抗うつ薬はＨＰＡ系活動正常化を促進？

抗うつ薬とＨＰＡ系に関する最近の総説[170]によると、一般にうつ病相ではＨＰＡ系の過剰活動があって、症状が寛解した患者ではコルチゾール値が正常化し、その傾向は残遺症状のある患者に比べてより顕著である。そして——若干の不一致はあるが——抗うつ薬療法の経過中にコルチゾールが有意に減少するという知見から、抗うつ薬はＨＰＡ系活動の正常化を促進すると考えられている[註85]。生体反応論の視点からみると、うつ病急性期のＨＰＡ系活動の異常亢進は不調和性の侵襲後振動反応（ラボリ）であり、回復期のＨＰＡ系活動の正常化は振動反応の調和化であろう。これらの知見を総合すると、21世紀になってうつ病の生物学的研究は、薬理反転一方向性ＭＡ発病モデルから二方向性（アップダウン）のＨＰＡ系回復モデルへと転換したとみることができる。日常臨床で観察される抗うつ薬療法下のうつ病回復は、生物学的には抗うつ薬によって活性化されたＭＡ神経が、ＨＰＡ系の過剰活動の正常化を促した結果と見る方が自然であろう。

〈二〉統合失調症——中枢ドーパミン系

疾患単位から臨床症状群へ

統合失調症は、極期の幻覚妄想・滅裂言動と慢性期の社会的機能の低下を特徴とする精神病理学的な臨床単位である。独立した単一疾患としての記述は19世紀末のクレペリン（一八九三）の早発性痴呆（Dementia Praecox）に遡るが、20世紀にはＥ・ブロイラー（一九一一）によっ

〈註84〉　ジアゼパム（ベンゾジアゼピン系抗不安薬）は全般性不安障害の患者において、単回の急性投与でも３週間の慢性投与でも血漿コルチゾール値を有意に低下させた。ただし治療効果との関連は見られなかった[169]。

〈註85〉　なお最近、抗うつ薬による治療過程で、うつ病からの回復は、低下した視床下部・下垂体・甲状腺機能の正常化に関連すると報告された[171]。

て精神分裂病（Schizophrenie）という「精神病群」となり、21世紀に入って日本（二〇〇二）では「統合失調症」なる臨床症状群[172]になった。当初は精神的変質（一八九三）ないし精神荒廃（一八九六）に終わる「進行病」とされたが、いまでは「過半数が回復[172]」するとされている。近年は高齢化とともにいわゆる「晩年軽快」が日常的な現象となり、経過・転帰の多様性・予測困難性が顕著になった。いまなお臨床単位としての独立性は保っているが、もはや生物学的な意味での単一疾患とは考えられていない。米国精神医学会のDSM-5（二〇一四[173]）では、統合失調症スペクトラム障害のひとつに位置づけられている。

ドーパミン亢進説

統合失調症の成因について「統合失調症治療ガイドライン[125]」は、遺伝と環境あるいは生物学的要因と心理社会的要因とを折衷した「脆弱性—ストレス—対処モデル」（いわば多因子成因論）に加えて、ドーパミン（DA）仮説（陽性症状に対応する中脳辺縁系の過剰興奮、陰性症状に対応する前頭皮質の機能低下）を紹介している。たしかに一九七〇年代の後半から、治療薬（抗精神病薬）の薬理作用（DA受容体拮抗性）から導かれたDA亢進説[註86]が最も有力視され、一九八〇年代に活発な脳科学的検証の対象となったが、生体脳ではこれを支持する明確な所見が見出されず、一九九〇年代から正否不明のまま——うつ病のMA説と同様に——暗礁に乗り上げた。とくに薬物反応性と血中ホモバニリン酸値（HVA[註87]）に関する一九八〇年代前半の研究は、治療前値が低い患者は反応不良であるのに対して、それが高いか正常の患者の反応は良好であることを示し、抗精神病薬の治療効果をDA活動の「一方向性[174][P39-41]」の低下——薬理反転一方向性DA発病モデル——によって説明することをさらに困難にした。

ドーパミン系のアップダウン調整

これに対してフリードホフらは、DA系を統合失調症の病原因子というよりは、心的正常性（mental normalcy）を維持するための「修復システム（restitutive）[175]」、あるいは生物学的「スト

〈註86〉 DA亢進説；統合失調症のドーパミン（DA）仮説を検証するために行われた死後脳の組織化学的研究（1970年代末〜1980年代後半）も、PETによる生体脳のD_2受容体結合能研究（1980年代後半〜1990年代前半）もDA活動の一方向性亢進を確認できなかった。また1970年代後半に抗精神病薬のD_2受容体遮断説がin vitroで確立される一方で、1990年代の線条体D_2受容体占拠率と薬物反応性の相関研究によって急性期の臨床効果が占拠率80%以下で達成され、それ以上では錐体外路系副作用が発現することが明らかにされた。

〈註87〉 末梢血のホモバニリン酸（ドーパミンの最終代謝産物）は、その60%が中枢由来とされている。

レス緩衝システム（stress buffering system）」[176]とみる仮説を提出した。そしてこの研究グループ[177]は、初回エピソードに対する六週間の抗精神病薬療法過程で、治療四週後の臨床的改善と、治療四日目の血中ＨＶＡ値の上昇（抗精神病薬による受容体遮断に対するＤＡの代償性増加）および四〜二八日の低下（脱分極性遮断によるＤＡ放出減少）とが有意に相関することを示した。[註88] ＨＶＡの変化が大きいほど臨床的改善も顕著であるというこの知見に基づいて、彼らは中枢ＤＡ系を、このように適応的な活動変化によって働く生理的な緩衝システムと考え、多様な生物学的・心理学的な侵襲による精神機能の不安定化から生体を守る「修復」(restitutive)ないし「恒常性維持」(homeostatic)メカニズムの存在を想定した。

また筆者ら[179]は、慢性重症例五人に対して、D_2受容体選択性の強いハロペリドールまたはブロムペリドールから5-HT_2親和性を併有するフルフェナジン[180]に切り替え、八週間の臨床観察と血中ＨＶＡ値とセロトニン代謝産物5-ヒドロキシインドール酢酸（5-ＨＩＡＡ）の測定を行った。その結果、二名の反応者では切り替え後にＨＶＡ値の小幅の上昇と5-ＨＩＡＡ値の大幅な上昇、その後の低下が認められたのに対して、三名の非反応者ではこのような変化が認められなかった。ごく少数例ながら薬物反応者におけるセロトニン系のアップダウン活動を示唆する結果であった。

そもそも、ＤＡ神経が活発な患者ほど臨床的改善が顕著であるという事実は、それまでのＤＡ亢進仮説では解釈が難しい[177]。抗精神病薬は一次性の病原因子に作用するというよりも、精神的な恒常性維持機構に働いて修復システムの活動を増強するのではないか、精神病はＤＡ系の「修復」(restitutive)ないし「恒常性維持」(homeostatic)メカニズムの破綻ではないか。

フリードホフら[176]は精神病の発病と回復について、心理学的防衛(defense)／対処(coping)メ

〈註88〉 その後コリーンら[178]も、初回エピソードに対する４週間の抗精神病薬療法で、治療反応群は反応不良群にくらべて血中HVA値の第１週における上昇と第２週以降の低下（アップ・ダウン）がより顕著であることを見出し、治療反応群におけるDAニューロンの可塑性（plasticity）を想定した。

二方向性の生体反応モデル

カニズムと生物学的ストレス緩衝システム（stress buffering system）を想定し、ストレスへの生物学的・行動的適応はＤＡ系の活動を介して達成されるから、精神療法と薬物療法とは「同一硬貨の二側面」（two sides of the same coin）として、個々の患者の必要に応じて適用されるべきであると主張した。

言い換えれば、彼らはＤＡ系について二方向性の生体反応（防御・修復）モデルを提示したのである。筆者らはこの仮説が生体防御システム論および心的防衛メカニズム論の延長線上にあり、急性期の回復過程で検出されたＨＶＡ値の昇降（アップダウン）を、ＤＡ系の侵襲後振動反応（ラボリ）に関連づけることができると考える。そして抗精神病薬療法下の回復過程に関する臨床・生物学的研究から、生体防御に関わる中枢神経系の一部として、ＤＡ系が非特異的な「ストレス緩衝システム」として浮上してきたことに注目したい。

＊　＊　＊

これらの生物学的研究に先立って、日本には精神病理学の視点からみた寛解過程論や発病防御論があった。記述のように、中井（一九七四）[150]は、急性統合失調症状態から寛解過程への転換期（臨界期）における身体面の特徴として自律神経系の警告システムの活動再開を挙げ、これが「侵襲後不調和振動反応」に類似していることを指摘していた。また中安（一九九四）[181]は、「初期」統合失調症（今では前駆期 prodromal stage にあたる）にはハロペリドールなどの強力なＤＡ拮抗薬が無効有害という臨床経験から、「極期」への移行（発病）に対してＤＡ系の「防御メカニズム」が働いていることを推測した。

非特異的な防御システム

body protection

（四）生体防御医学の可能性

身体医学における「内因性疾患時代の幕明け」に続いて、一九九〇年には「生体防御医学の可能性」〈NIKKEI MEDICAL, 1990.7.10〉が指摘された。これまでの科学的医学（分子生物学）の主要な関心のひとつは高度に進化した免疫系にあったが[註89]、これからの生体防御医学は、もっと単純な、外界に対する非特異的な防御システム（皮膚、腸管粘膜、呼吸器系、尿路系）を含めて、包括的に生体防御システムを捉えようというのがその趣旨である。

かつてセリエは、生体防御活動としての「全身適応症候群」（一九三六）の失調が原因になる病気として「適応病（disease of adaptation）」の概念を提唱した。あらゆる病気には適応の要素が存在するから、適応病に明確な境界を設けることは難しいが、「身体固有の防衛的適応反応がより突出して存在する病気」[103 P165]として、とくに心臓病・腎臓病・血管病と、炎症性疾患（リウマチ性疾患を含む）、その他（神経症・精神病や癌など）を挙げた。その一部は今日でいう内因性疾患であり、20世紀医学の動向のひとつは疾病学的に「適応病」の縮小から「内因性疾患」への移行である。そしてもうひとつは生理・病理学的に――19世紀末に発見された免疫系に始まり、20世紀前半に自律神経・内分泌系を加え、20世紀後半には身体末梢から中枢神経系にまで広がってきた――生体防御システム概念の拡大とみることが出来よう。

生体防御とほぼ同義の“body protection”として、水島は[182]、①癌[註90]に対するnatural killer（NK）細胞、②（強すぎる）痛みに対するエンドルフィン、③出血に対するエンドセリン（血管収縮ホルモン）などを挙げ、それぞれについて生体防御仮説を裏付ける実験結果を紹介した。また生体防御反応とその過剰を制御する内因性薬物（Endo-drug）として[160]、皮膚疾患における活性酸素・SOD（superoxide dismutase）や膠原病におけるサイトカインとIL-1 Inhibitorを挙げ、

〈註89〉　おなじ年に分子生物学の最前線として「自己免疫疾患」（臓器特異的なインスリン依存性糖尿病、臓器非特異的な全身性エリテマトーデス、気管支喘息）が取り上げられており〈モダンメディシン、1990-9〉、科学的医学の関心のひとつが、高度に進化した免疫系にあったことを物語っている。

〈註90〉　まだ一般には認められていないが、癌それ自体が生体防御活動の一つ？　という見方もある[183]。

心臓・血管系に存在する心筋収縮・血管弛緩作用をもつ内因性物質（endogenous digitalis-like-substance、endothelium derived relaxing factor）の存在に言及した。さらに膠原病を「狂ったbody protection」とみなし、自己免疫疾患における自然の生体防御の変調の解明と薬物による人工のbody protectionの必要性を強調した。

なお、X連鎖重症複合免疫不全症（X-SCID）の患児において、遺伝子の突然変異による疾患の軽症化を「天然の遺伝子治療」とみる見解もある〈Medical Tribune, 2015.5.28〉。また統合失調症の慢性例について、融[184]が見出したドーパミンD_2受容体の遺伝子変異（セリン＞シスチン）は、健常者にもあり、しかもこの変異をもつ患者は症状が軽く、経過が良く、薬に反応しやすいことから、いわば「軽症化」因子として同様の解釈が可能であろう。

さらに二〇一六年のノーベル賞を受賞したオートファジー（自食作用――細胞が自分の蛋白質を分解・再利用する仕組み）は、アポトーシス（細胞自死）や「ユビキチン・プロテアソーム系」（それぞれ二〇〇二年と二〇〇四年のノーベル賞研究）とともに、生体の自己「浄化」作用のひとつであり、その機能の変調がさまざまな代謝疾患や変性疾患の発病に関与する可能性が注目されている〈産経新聞、二〇一六年一〇月一七日〉。

II　心的防衛機制論の展開

一　精神身体医学の盛衰

専門誌の発刊・学会の設立

20世紀前半にV・v・ヴァイツセッカーら内科医たちの活躍によって、心身相関の医学はドイツ・オーストリア医学の流れを変えたとされるが、その後は米国でフロイドの後継者たちによる精神分析とキャノンらによる精神生理学的な研究を中心として発展した。この領域の専門誌“Psychosomatic Medicine”（一九三九）が発刊され、精神分析医と基礎系研究者によって学会“American Psychosomatic Society”（一九四四）が結成された。一九五〇年代からは国際学会“Europian Conference on Psychosomatic Research”（一九五六）の結成、英国における“Journal of Psychosomatic Research”（一九五六）、“Psychological Medicine”（一九七〇）の発刊があり、さらに米国では臨床医を対象とする“Psychosomatics”（一九六〇）が発刊された[185]。

「病は気から」

医学史における心身医学の意義を論じて川喜田（一九七七）[4]は、病気における心身相関は、遡ってルネッサンスからアラビア、ギリシャまで、組織された方法はもたなかったにしても、心ある医者たちの洞察から漏れることはなかったという（われわれの間にも「病は気から」という言葉が昔からある）。医学を病気の生物学とみたところに、西欧医学が近代に入って大きく脱皮したゆえんがあったが、生物医学（biomedicine）の進展とともに、近代の「科学づいた医者たち」がとかく「個としての患者」を無視する傾向（病人不在の病気の治療）を強めたことは否めない。治療とは、精神分析において典型的にみられたように、個としての一人の患者と一人の医者とが直接あい対する場において成立するのを原則とする人間的な営みである。〈註91〉心身医学は、昔は深い洞察力とさまざまな経験を生かすことを知っていた「名医」だけが身につけていた医術の奥義を、学問的に組織して、多くの医者の手のとどくところにもってこようとする企てであったとみることもできる。

しかし一九三〇～一九四〇年代における特定の心身症（消化性潰瘍、気管支喘息、筋収縮性頭痛など）を対象とした、精神分析理論に基づく臨床研究は次第に限界が明らかになった。[185] 他方で精神病（当時のパラノイアや早発性痴呆）に対する精神分析療法も――フロイド自身も手に負えないとみていたが[129]――実質的な成果を挙げることができなかった。とくに統合失調症の精神分析的な精神療法は、一九四〇年代から米国で活発化して一九六〇年代に黄金時代を迎えたが、この時期を境にして批判的研究が相次ぎ一九七〇年代以降は大幅な退潮を余儀なくされることになった。[174] P14-15

「神経症」「ヒステリー」の使用制限（ICD-10）

また、WHOの国際疾病分類ICD－9（一九七九）における「神経症（neurotic disorders）」は、ICD－10（一九九二）[186]では「概念を明確に定義しないまま」使われてきたという理由で、「神経症性（neurotic）」という用語だけが「機会に応じて用いられる」ように残され、「ヒステリー」という言葉は、さまざまな意味をもつために、現在では可能な限り使用を避けることが最良とされた。そして「心身性（psychosomatic）」の用語も、『心身性』と記載されていないような疾病にとっては、発症・経過・転帰に心理的要因がまったく関与していないかのように受け取

〈註91〉 川喜田[4]は、精神分析における患者と医者との一対一の人間関係は、当今の大病院にみられるように、患者がまず中央検査室なる別棟に送られて、いわゆる「精密検査」でいじり廻されて、その「データ」と称せられる伝票の束を携えてはじめて医師に正式に対面する、といった現代風の歪曲から遠い医療の原型であったと評価している。

られかねない」という理由で使われなくなった。

このような変化は、臨床医学における心身相関が、デカルトの心身二元論に端を発する心身問題（mind-body problem）[87]の哲学的概念としての「心身相関（mind-body corelation）」[157]から次第に離脱し、いまでは「心と体は互いに密接に関係し、複雑に影響を及ぼし合っている」[87]というごく常識的な臨床的概念になったことを物語っているように思われる。あるいは、「臨床各科の疾患一般について心身両面から総合的・統合的に病状を捉え」、「全人的な医療を行う」という心身医学（psychosomatic medicine）[87]の理念を、あらためて強調する必要のない時代に入ったとみることができるかもしれない。

二　心療内科——日本における心身医学

日本では一九六〇年に三浦（岱）と池見らによって日本精神身体医学会（現・心身医学会）が設立され、一九六一年には機関紙「精神身体医学」（現「心身医学」）が発刊された。一九六一年には九大に精神身体医学研究施設が創立され、池見（一九六三）によって「心療内科」(Psychosomatic Internal Medicine) と命名された。その後は国内の大学に講座が相次いで設置され、一九九六年には標榜診療科名として承認されて、公的医療機関や民間病院にも「心療内科」が掲げられるようになった[90]。

その診療対象となる「心身症」(psychosomatic disorders) を、日本心身医学会（一九九一）は「身体疾患の中で、その発症や経過に心理社会的因子が密接に関与し、器質的ないし機能的障害が認められる病態」と定義し、「ただし神経症やうつ病など、精神障害に伴う身体症状は除外する」とした。[87] その後の治療対象は摂食障害や糖尿病など「要するにストレスの関係している病態」[187]にまで拡大し、心療内科は「身体症状が主な軽症うつ病」も扱うようになった。[90]

ところで「我が国における心身医学の特色」のひとつは、それが「臨床医学ないし全人的医療の核として位置づけられていること」[185]とされる。治療法としては、「心から体へ」のアプローチ（交流分析・精神分析・家族療法・行動療法など）と「体から心へ」のアプローチ（リラクセーション法（自律訓練法など）・バイオフィードバック療法・行動療法）とがあり、薬物療法[註92]はこの「中間的」なアプローチとされている。[187] あるいは西洋的なpsychosomaticアプローチ（カウンセリング、精神分析療法、自律訓練法、認知行動療法など）と東洋的なsomatopsychicアプローチ（森田療法、絶食療法、内観療法、気功、ヨーガなど）が、「病態に応じて、また治療者の好みや選択により、幅広く用いられていること」も特色のひとつであるという。[185] これらは補完代替医療（complementary and alternative medicine）と重複するものが多いようにみえる。

このように、病気における「心身相関」という医学思想は、欧米においては「常識化」して医療一般の中に浸透・拡散していったのに対して、日本の心身医学は、その対象をまず身体的な疾患／病態に限定し、他科——とくに精神科——からはある程度まで独立した心療内科／心身症診療という臨床活動となった。日本心身医学会による心身症の定義で精神障害が除外されたのは、その構成員に——米国における心身医学の臨床は精神科医がリーダーシップをとってきているのに対して——内科医が最も多い（その次が精神科医）[185]という事情によるのかもしれない。しかしそれ以上に、心身二元論から発展した西洋医学の心身相関に対して、「心身一如（いちにょ）：mind-body unity」[90]（心身一元論）を基本的な概念とする日本の心身医学は、そもそも病気を身体疾患と精神疾患とに二分することが「原理的」に難しいのであろう。

〈註92〉 身体的病態に対する治療薬に加えて、抗不安薬または抗うつ薬を併用することが多いとされる[187]。

三　疾病対処（coping）研究

（一）重症・慢性身体疾患患者の対処能力

一九八〇年代には、重症・慢性の身体疾患（癌など）における罹病者の“coping”（対処行動）が、非日常的な「困難な状況の解決または緩和に向けられた活動」[188]として注目された。人間は逆境に直面しても、適切な態度と必要な諸資源によってある程度の精神的平衡（equilibrium）を維持することが可能であり、「対処行動」は困難な状況に対するこの種の抵抗を反映する行動の諸形態の総称である。ドイツ語圏では患者自身による「疾病克服」(Krankheitsbewältigung)[189]や「疾病処理」(Krankheitsverarbeitung)[190]などの用語によって、対処行動の成否が疾病の経過に及ぼす影響に注意が喚起された。ここでの対処（coping）と精神分析でいう防衛（defense）との異同は必ずしも明確でないが、防衛が無意識的・病理的であるのに対して、対処は意識的ないし無意識的かつ正常範囲のものとされる[87]。

米国精神医学会はＤＳＭ－Ⅳ（一九九四）[9]で、防衛機制（defense mechanisms）と対処様式（coping styles）を、不安に対しても、内外の危険またはストレス因に気づくことからも個人を守る自動的な心理過程としている。たとえば癌・糖尿病・てんかんの二七〇人を対象とした質問紙による研究[190]では、不安／引きこもり、感情的中立／気分転換、希望／（疾病との）対決が共通のパターンとして抽出され、病状が安定し進行が緩徐な場合には診断とは独立に、類似した疾病処理パターンを示し、それによって不安・抑うつが強く否認されていたという。対処の挫折・失敗や不適応的な対処は、これとは逆に身体病理を悪化させるであろう。

対人関係療法／認知行動療法

抗うつ薬との併用効果

マインドフルネス

病前性格

(二) うつ病者の対人関係・認知能力／病前性格

一九七〇年前後から、うつ病については、患者自身が開発した多彩な自助の試みが注目され、それらは一九八〇年代にベーカー[191]によって体系化された。他方ではうつ病に対する技法化された狭義の精神療法として米国で開発されたクラーマン（一九七四）の対人関係療法[192]とベック（一九七六）の認知行動療法[193][註93]が、それぞれの効果をRCTによって立証された。どちらも患者に潜在する自助・対処能力を前提にしてその支持・強化を目指す心理社会的手段とみることができる。

またこれら狭義の精神療法と抗うつ薬による薬物療法との併用は、加算的ないし相乗的な治療効果と再発予防効果をもたらすことが立証された[195]。さらに神経画像化技術を用いた脳科学的研究によって、うつ病や不安障害に対する精神療法と薬物療法は、脳の同一部位に同一方向の変化を起こすとともに、それぞれは異なる部位で異なる変化も起こすことが明らかにされ、臨床的な加算／相乗効果が脳科学的に裏付けられた[註94]。

さらに近年、とくに不安障害とうつ病に対する「マインドフルネス瞑想」の有用性がメタ解析（二〇一三）で報告されたが、マインドフルネスという言葉は気づいた瞬間の心の状態と、気づく練習を重ねていったときに現れてくる心の特性の両方を表わしている、という[194]。

なお一九九〇年代に始まったいわゆる「うつ（病）ブーム」の中で、「新型」や「現代型」うつ[註95]の出現が注目され、ここであらためて問題になったのが「内因性」（病因論的概念）または「メランコリー型」（症候学的概念）と呼ばれるうつ病「中核群」であった。日本人の内因性うつ病については、その発病に関与する心理社会的要因として、健常時には社会的に有用な「執着気質」や「メランコリー親和型性格[註96]」が、状況の急変（「荷おろし」、昇進、転居など）に際し

〈註93〉　行動療法と認知療法とはそれぞれ起源と理論を異にするが、その普及とともに境界があいまいになり、現在では「認知行動療法」として、実証に基づく精神療法（evidence-based psychotherapy）の中核をなしている[87]。

〈註94〉　強迫神経症に対する行動療法の脳糖代謝研究（Baxter ら、1992）、うつ病に対する対人関係療法の脳糖代謝研究（Brody ら、2001）および脳局所血流量研究（Martin ら、2001）、社会恐怖に対する集団認知行動療法の脳局所血流量研究（Fumark ら、2002）などがある[174 P87]。

〈註95〉　いわゆる「新型」「現代型」うつは日本うつ病学会の公式見解（2014）によって、医学用語としての「うつ病」ではないとされた。

症状のセルフコントロール

生活類型（能動型／受動型）

心理社会的支援（家族療法・SST）

て陥る適応不全が注目されていた。しかし私見[196]によれば、病前には発病に関わった性格それ自体は、休養を中心とする養生的治療のなかで、自己の防衛・対処能力と認知行動的・対人関係的な若干の補正によって回復に関わるのである。

（三）統合失調症者の症状制御能力／生活技能

身体疾患の対処（coping）研究とほぼ同時期に、統合失調症を対象にランゲら（一九八二）[197]やベーカーら（一九八三）[198]が、患者の非日常的な言動の中に「疾病適応」「疾病克服」「自己治療」の努力が認められることに注意を喚起した。ファルーンら（一九八一）[199]は通院患者の面接調査によって幻聴に対する対処行動を、またブライアーら（一九八三）[200]は入院患者の精神病症状に対するセルフコントロールの試みをそれぞれ記述した。

すでに20世紀前半の精神病理学は精神分析の視点から症状に無意識の防衛機制や回復メカニズムを読みとっていたが、20世紀後半の臨床観察は、統合失調症患者が未知の疾患過程に一方的に圧倒された犠牲者ではなく、疾病との意識的な対決が可能であり、疾病からの回復に患者自身が積極的な役割を演じ得る――いいかえれば医療の主体となり得る――ことを具体的に示した。日本では群馬大学の「生活臨床」が、一九六〇年代から通院患者の生活類型（社会生活の縦断面に現れる生き様）に注目して能動型と受動型に分類し、薬物療法と働きかけを分別的に活用して予後の改善をめざした[201]。

一九七〇年代から欧米で活発化した通院患者の再発防止策は、すでに確立された抗精神病薬の維持療法（DT）に心理社会的治療を併用することであった。その一つは、患者に対する感情表出度（EE）の高い家族に対して、これを低下させて患者のストレスを軽減する家族療法（F

〈註96〉 執着気質は、下田光造ら（1940, 1941）が明らかにした躁うつ病の病前性格で、「熱心・徹底性・律儀」を特徴とする[87]。メランコリー親和型性格は、テレンバッハ（1961）が記述した内因性うつ病親和性の性格で、「几帳面、律儀、強い責任感、対他配慮」を特徴とする[87]。両者は日本とドイツに特異的で、英語圏では“neuroticism”が重視されている。

T）であり、もう一つは患者の社会的技能に着目してその向上をめざす生活技能訓練（SST）である。これら三種の治療法を組み合わせた一九八〇年代の再発予防研究で、一年再発率はDT単独（41％）、DT＋SST（20％）、DT＋FT（19％）、DT＋SST＋FT（0％）と報告され、生物学的治療と心理社会的治療の明確な加算効果が実証された。〈202〉

また、統合失調症の「過程」〈註97〉モデルに代わる病因モデルとして提唱された「脆弱性」モデル（一九七六）〈203〉は、このような認識とその後の心理社会的治療の成果を取り入れて、脆弱性―ストレスモデルに発展した。他方では、心身医学で提唱された生物・心理・社会モデル（一九七七）が、統合失調症の医療においても多面的な治療要因の評価・総合を促すに至った。精神分裂病から統合失調症への病名変更（二〇〇二）をひとつの契機として、日本の治療ガイドライン（二〇〇八）〈125〉も、生物学的治療（特殊薬物療法）と心理社会的治療の相補的併用をうながす理論的枠組みとして、脆弱性―ストレス・モデル（二〇〇三）を脆弱性―ストレス―対処モデル（二〇〇八）に修正し――「脆弱性」が何を意味するか不明のままに――発病モデルから患者を主体とする「回復」モデルに近づいているようにみえる。

〈註97〉「過程」とは――たとえば加齢による身体の老化のような――1方向性の非可逆的変化。統合失調症の原型である早発性痴呆（クレペリン）または精神分裂病（ブロイラー）は未知の疾患「過程」の産物と考えられていた。

Biomedical（BM）モデル

Ⅲ 生物・心理・社会（Bio-Psycho-Social：BPS）モデル

一 生物医学（Biomedical）モデルからBPSモデルへ

ここでは20世紀の最終四半世紀を特徴づけた医学思想として、心身医学の分野で提唱された“bio-psycho-social”（生物・心理・社会）医療モデル（Engel 一九七七）[204]をとりあげる。提唱者はこれを、すでに長い歴史のある“biomedical（BM）”（生物医療）モデル[註98]に対する批判であるとしており、中世・近代西洋の自然観・人間観に言及しながらその歴史的な意義を論じている。

すなわち現代の支配的なBMモデルは、DNAの二重らせん構造発見（一九五三）に始まる分子生物学[註99]を基礎科学的な学問領域としているが、その哲学的起源は16〜17世紀より以前に遡るという。それはキリスト教会が医者たちに人体の解剖を禁じ、医者たちも人間の霊魂・道徳・精神・行動に関わろうとは思っていなかった時代であった[205]。やがて教会は人体の研究を許可したが、そこには心の科学的研究に対する暗黙の禁制があり、この盟約は同時代の科学（ガリレオ、ニュートン）・哲学（デカルト）と相携えて、“Western Medicine”が心身二元論（人体機械論）とこれに関連した還元主義（物理化学用語と直線的な因果決定論）を基盤として成立することを決定づけた[206]。

〈註98〉 近代医学におけるBMモデルの特徴[85]は、（1）心身二元論、（2）人体機械論、（3）その結果として技術的介入の利益を誇張する「技術至上主義」、（4）心理社会的要因を無視し、生物学的変化で病気を説明する「還元主義」、（5）特定病因説。

〈註99〉 遺伝物質のデオキシリボ核酸（DNA）を基盤に生命現象を解明しようとする研究分野[90]。

病気は機械としての人体の故障

このようにキリスト教会の認可のもとで確立した心身二元論とともに、病気は機械としての人体の故障の結果であり、医者の仕事は機械の修理であるとする考えが育成された。また還元主義の視点から、生物システムの特性を把握するための唯一の概念およびこれを研究するための実験手段は、本質的に物理的なものとなった[204]。このような歴史的・哲学的な背景をもつＢＭモデルは、ひとつの全体としての人間に対しても、心理的・社会的な知見に対しても考慮を欠いており、それらが意味を持つ以前にまず物理化学的用語に還元されねばならぬことを断定的に要求しているために、医療は“art”にとどまり、科学の力が及ばない領域になってしまった[205]。

「一般システム理論」

これに対してＢＰＳモデルは健康と病気を、ベルタランフィの「一般システム理論」(General System Theory：ＧＳＴ)[33]に基づいて、システム（相互に作用する要素の複合体）としての自然(natural systems)に関連づけた。自然を構成する諸単位は「組織化されたシステム」として、複雑さの順序によって階層的に配列されていると考えられ、最下層の素粒子(subatomic particle)から――体験と行動の主体たる人間を中心として――最上層の生命圏(biosphere)まで、垂直の積み重ねとして図式化された[205]。各単位はそれぞれが全体であると同時に部分であるとされ、著者はこのモデルの臨床応用を、心筋梗塞に罹患した五十五歳の既婚セールスマンを仮想症例として例示した。

精神医学で流行

ＢＰＳモデルの最初の臨床的応用は、このような一般医学状態の心理社会的側面に向けられていたが、やがて一般医学よりも精神医学で流行することになった[207]。この医療モデルは、人類の健康と病気を理解するための傑出した枠組みとして[208]、医師が病気の発生について生物・心理・社会的要因を考慮し、包括的・全人的な医療の実践するよう促すものとされた[209]。20世紀の末には世界精神医学会で学会賞の選考基準となり[210]、21世紀に入って日本精神神経学会の専門医認定基準のひとつになって、国の内外でその地位を確立した。

二　BPS修正モデル

やがてBPSモデルに対する批判と修正モデルが、とくに精神医学者の中から提出され、心（精神）へのアプローチの仕方、とくに心身（心脳）問題に発展した。精神科では薬物療法（生物学的治療）とともに精神療法（心理社会的治療）が大きな比重を占めており、一方には新しい向精神薬の開発・普及が、他方には技法化された心理社会的治療の多様化・専門化・職業化があって、これら二つの治療手段の実践面における「併用」および理論面での「統合」が絶えず議論の対象となったからである[21]。しかも精神療法に関する脳科学的研究の結果が、心脳問題の哲学的議論を活発にした。

（一）「器質一元」モデル（グッドマン）／「器質力動」モデル（エイ）

グッドマン[208]は、BPSモデルが依拠しているGSTが、多くの科学に適用可能性を持ちながらも、ある種の心身二元論を必要としていると批判し、スピノザに始まる心身同一論（mental-physical identity theory）との合成（synthesis）によって「器質一元論」（Organic Unity Theory）を提出した。このモデルは精神現象を身体現象の創発的相関物（emergent relative）とみなし、それらは身体的諸過程の相互作用から生じ、しかもそれぞれの構成部分の性質に還元されない全体としての諸性質を持つとする。

そして精神疾患におけるあらゆる事態（病因、病理発生、症状発現、治療）は生物学的であると同時に心理学的であるから、神経科学（neuroscience）は心理学的事象に対応する統合的・創発的（emergent）な生理学的諸過程を理解するために、この新しい概念を必要としているという。同時に内観による気付き（introspective awareness）は心身の事象を知るための最も直接的な方法として、科学的探究に有効な知識を提供する。このモデルによれば、精神療法を生物学的治療のひとつとして記述することに矛盾はない。

またカールソンら[212]は、神経画像化技術を用いた健常志願者の研究で心理的影響による脳の機能的・解剖学的な変化が示され（Pardoら、一九九三）、また臨床的には心理社会的治療による転移乳癌患者の生存期間の延長や（Spiegel　一九八九）、精神医学的介入による悪性リンパ腫患者の生存期間の延長（Fawzyら、一九九三）など、心理・生物学的相互作用が報告されていることから、精神療法は生物学的治療と考えられるべきとする主張[註100]を紹介した。そしてこれらの知見を説明するためには、生物学的レベルに加えて心理的および社会的レベルの研究が必要であるとし、この三水準の関係を理解するための哲学的教養として創発唯物論（emergent materialism）に期待した。これは心理神経一元論（psychoneural monism）[213]、「非還元論的唯物主義」[207]であり、また神経系における創発を説明するために「自己組織化（self-organization）」（Scentagothai　一九九三）の概念が提出された[212]。

＊　＊　＊

これらの非還元主義的器質（物質）一元論に先立って、フランス語圏ではエイが[86]、「精神疾患」を正しい位置つまり「自然」に据えるために、心身二元論の桎梏から脱却し、精神疾患の病因をめぐる器質機械論（クレペリン）と心理力動論（フロイド）の対立を解消しようとする試み

〈註100〉ここでは動物実験を通じて発見された「神経可塑性」が、哲学と精神医学の「心脳問題」にとって鍵となっており、精神療法が脳に影響するという神経画像研究の所見は、脳から心への一方通行の影響を仮定していた還元論的唯物主義に対する臨床面での反証になっている。

として「器質力動論」（ネオジャクソニズム）〈註101〉を提唱していた。ベルタランフィが現代科学に課せられた根本問題のひとつとしたオーガニゼーション（組織化）に言及しながら、生命を内的法則として「自己組織化（self-organization）」する「心的身体（cors psychique）」の概念を導入し、精神疾患は心的身体の解体、言い換えれば「組織化の転倒像」であるとした。そして器質論の還元主義的モデルを斥けながらも、器質・力動論は「プロセス」という観念に収斂するとし、治療については、生物学的方法と精神療法的方法との相補的活動の問題に触れて、心的身体の組織解体プロセスの陰性条件にのみ働きうる生物学的治療がまずなによりも重要であるとの仮説の検証を要求した。

しかしエイは、「プロセス」について「K・ヤスパース以来、精神医学には――理由のないことではないが――『病源的プロセス』について語る習慣がついている」としか述べていない。「あらゆる精神疾患はプロセス的であり」、「われわれが『器質的プロセス』を認めるとき、心的身体の種々の水準の組織解体の原発的陰性条件の総体を考えていると共に、また心的生活の残存した深みからその意味を引き出すところの諸症状の活動的産出を考慮している」という。なお器質力動論は非還元主義的器質一元論のひとつとみられるが、上記の英語圏の著者らがこれに言及していないのは、とくに米国ではフランス精神医学の文献がほとんど読まれていなかったという事情が関係しているのかもしれない。

(二)「多元主義」モデル（ヤスパース）・「統合主義」モデル（ガミー）

ガミー〈214〉は、ＢＰＳモデルが当時こそ“biomedical”（生物医療）モデルの還元主義に対する批判としては有用であったものの、その歴史的な役割が終わった今となっては利点よりも欠点の

〈註101〉神経疾患（とくに癲癇）の病理を、進化した中枢神経系（階層構造）の機能の解体として理解したJ.H.ジャクソン（英）の考想を、精神疾患の理解に応用したものである。

多元主義

統合主義

方が多く、そのひとつを“eclecticism（折衷主義）”とした。すなわち、病気によっては還元主義が必ずしも間違っていない場合〈註102〉があるにもかかわらず、病気や患者に応じて三つの視点のどれを優先すべきかが示されておらず、患者ごとに“individualise（個人化）”した治療を推奨し、それらの選択にあたって個人の自由（eclectic freedom）を容認しているために、かえって意識的・無意識的な“dogmatism（独断）”に陥って、臨床家は自分がしたいとことは思うことはなんでもしてしまうおそれがあるという〈207〉。

彼はBPSモデルの折衷主義に代えて「多元主義」モデルを紹介し、さらに多元主義を修正して新たに「統合主義」モデルを提出した。

多元主義（pleuralism）は、心の病気を理解し治療するには複数の独立した方法を必要とするという立場である。どの方法も部分的で限界があり、それらは別々に、独立して用いなければならない、というのが折衷主義との相違点である。このモデルはK・ヤスパースにまで遡り、特定の理論的アプローチは特定の障害に適用されたときに最大限の効果を発揮すると考える。ガミーは精神科医が「多元主義者になるのはどうしてむずかしいのか」を論じているが、臨床医学の全体からみれば、これは病気や障害の種別に対応して専門分化〈註103〉してきた近現代医療の実態の反映しており、最も現実的・常識的な医療モデルと考えられる。

ガミーの統合主義は、心の哲学においては多元主義と同じく非還元論的唯物主義であるが、多元主義が心の理解と脳の理解との間には相違があることを許容し、心と脳の状態についての理解を統合しようとしないのに対して、統合主義は「心と脳の相互の結合」を強調し、心と脳との間の障壁を取り除こうとする。脳がなくては心は存在しえないが、脳と心の相互作用は両方向性であり、遺伝子から細胞へ、さらに神経回路・結合から単純な心理現象へ、そして複雑

〈註102〉永らく古典的な精神身体疾患のひとつと考えられていた消化性潰瘍の原因はピロリ菌であることが証明された。

〈註103〉医療の始まりから内科と外科とは自然発生的に独立していた。また、自然科学の（分析的）方法は、医学においても本質的に専門分化の傾向を孕んでおり、18世紀の西欧医学では、眼科と産科が外科から派生して専門分化の端緒となり、精神科の病院医療は18世紀末の収容所で誕生した。さらにフランス革命後の19世紀前期から、外科が内科（medicine）と対等の地位を獲得し、外科医たちによる専門分化がさらに進展した〈4〉。

な心理現象へと続く「切れ目のない鎖」が存在する。ガミーは図式化した統合主義モデル[207 P29]において、「心」の最下層（単純な心理現象）と「脳」の最上層（複雑な神経細胞の回路）との間を、とくに「翻訳の水準」として、心と脳の結合（統合）――言い換えれば「心脳一元化」――を試みている。ただし心的現象の神経生物学的用語への「翻訳」がどのようにして可能になるのかは明らかでなく、心と脳を結合しようとするこの試みは、かつてデカルトの二元論が陥った窮地に再び自らを追い込んだのではないかとの懸念を抱かせる。

（三）日本的医療モデル――「巴」モデル・〝SPB〟（BPS反転）モデル

ところでBPSモデルの提唱者[205]は、自然が「階層をなして配列された一つの連続体」として秩序づけられていることを「常識的な観察」であるとしたが、私見によれば、これは欧米社会に特徴的な宇宙（自然）観であって、これだけを普遍的とする根拠はない。ベルタランフィ自身[33]が「唯一無二の、一切を包含するような『世界システム』はない」とし、「観測者の言語的背景がもし似ているのでないならば、同じ物理的物証からすべての観測者が同じ世界像に達するものではない」と述べている。

実際に岡崎（一九九六）[215]は、BPSモデルを――最上層が〝socio〟、次層が〝psycho〟、最下層が〝bio〟からなる――ピラミッド型の階層モデルとして捉え、人間の精神現象を階層構造で捉えるのは不当であると批判した。とくに〝bio〟が下部構造としてその上部を支えているという説明は、biology に携わっている者が事態の本質に一番近いところにいるという幻想を生む、という理由で問題視した。そのうえで彼自身は、球体が bio・psycho・social の三つに塗り分けられた「巴モデル」を提示し、これは見る角度によっていずれかの色が目立つという特徴があり、医学も医療もこういうモデルで考えた方が実り多いのではないかとの意見を述べた。これは多元主義（pleuralism）医療モデルと共通点が多いように思われる。

東洋流ＳＰＢモデル

治療効果の構造的理解

また長尾（二〇〇二）〈216〉は、現代西洋医学の病人を治す場合のとりかかり方と進め方に対して、BPS階層の上下を反転した東洋流のSPBピラミッド型・代替医療モデルを提示した。黒木〈217〉による「精神科治療の構造」も、最下層の「家族の支援、経済的基盤、良好な人間関係」から、「病院・看護の質」、「広義の心理療法、プラセボ効果」と上に向かい、最上層を「薬物療法、狭義の心理療法」とする〝SPB〟ピラミッド型モデルである。さらに中野の「薬物治療効果の構造的理解」〈週刊・医学界新聞三二〇〇号（二〇一六年一二月一九日）〉によれば、薬物治療の効果は「自然治癒力を含む自然変動Nとプラセボ効果Pの上に真の薬効が乗っている」と理解される。治療行為は「疾患disease」ではなく、「病人patient with disease」を対象とし、患者と医療者間の信頼関係をその基盤とするので、自然治癒力を高める工夫として養生法と心理社会的要因の考慮が必要である。したがって、昔から蓄積されてきた先人の知恵の多くが役立つと考えられ、実際に「食事・運動・心の持ち方」の三本柱の重要性が科学的に示される時代になってきた。長年にわたって心身医学の臨床で診療してきた著者は、医師が患者のN＋Pを高めるような治療と伝え方をもっと実践するよう提唱している。

三　BPSモデルと修正モデルの背景理論

（一）一般システム理論／創発理論

新しい自然哲学

BPSモデルとその欧米型修正モデルの共通点は、ベルタランフィ〈33〉の「一般システム理論

General System Theory：ＧＳＴ」（一九四七）に依拠していることである。「システム」とは「たがいに関係をもちあい、また環境と関係をもって存在する一組の要素」をいう。ベルタランフィによれば、私たちは現在、宇宙を巨大な階層構造物として「見て」いる。それは素粒子から原子核へ、原子、分子、高分子化合物へ、分子と細胞の中間の豊富な構造物へ、細胞、生物体、そしてさらに超個体的なオーガニゼーションへと、階層的に秩序づけられたシステムの全体であり、各水準には類似の構造や法則すなわち「同形性（isomorphism）」が認められる。

「システム」という概念の提出は、物質・身体・精神を階層構造の各層（水準）に――ひとつの建物の階の上下の重なりのように――配列することによって、心身の二分法（dichotomy）または二元論（dualism）[註104]から脱却し、自然観・人間観の変化を促す科学論の試みであった。それは生物と無生物を二分することなく、したがって生命現象の特異性だけを強調することがない点で、非生気論的な――ベルタランフィ自身の言葉によれば――「新しい自然哲学」[33]英国版への序文、P.xv[註105]である。

ＧＳＴは心身問題について、17世紀西欧の物理学と哲学における物質還元主義と人体機械論を否定し、精神医学における精神病理学と精神療法の方向付けを提言した[218]。層化理論は精神的変調を理解するのに不可欠であり、精神病は人間だけに特異な現象であって、その本質は心理（精神）物理学的有機体（psychophysical organism）のシステム機能の乱れであるとした。

またＧＳＴとの関連で重視されるようになった「創発（理論）」“emergence（theory）”[207]は、かつて「付随性“supervenience”」とも呼ばれており、心的状態は基盤にある脳の状態に「付随」し、そこから「創発」するという。このことは生物学的状態（生命）が、その基盤にある物理化学的状態（物質）に「付随」しそこから「創発」することと類似しており[註106]、一見魅力的

〈註104〉二分法（dichotomy）は「二つに分けること」、二元論（dualism）は「二つに分けられた状態」。

〈註105〉著者[33]はベルグソンの言葉を引用して「生命は、その最高のあり方においては、容赦なくより高次へと追いたてられていく生の躍動（élan vital）」であるとした。

〈註106〉創発；一般には、部分の性質の単純な総和にとどまらない特性が、全体として現れることを言い、物理学や生物学では、自律的な要素が集積し組織化することにより、個々のふるまいを凌駕する高度で複雑な秩序やシステムが生じる現象。物質のレベルで言えば、温度とエントロピーは、成分原子のどれも持っていない原子の集合体の特性であり、DNA分子の自己複製能は、その成分（例えばヌクレオチド）が持っていない特性である[213]。

でもっともであるという印象を与える。創発概念は脳と心についての唯物主義的理論にとどまることを許しながら、神経科学からは独立した科学として心理学を許容するという点で優れた理論とされる。そして創発的唯物論と呼ばれる精神神経一元論（psychoneural monism）は、中枢神経系とその下位システムの多彩な創発的諸機能に関する現在の知識――その大部分は仮説の段階にあるが――と両立するものとして最も受け入れやすいという[213]。

三大創発現象

しかし、あるものが別の何ものかに「付随」してそこから「創発」するときに、正確に何が起こっているのかが明らかでないという批判がある[207]。マラテール[219]によれば、現代的な創発概念が生まれて以来、化学的性質（水の透明性など）や心とともに、生命は三大創発的現象のひとつとされてきた。創発が見られるのは「全体が部分の集まり以上のものである」ときであり、創発は「説明できないこと」であるから、創発概念は、自然におけるまだ還元的に説明できていないある種の「驚くべき」問題を形容するための認識的な意味でしか使ってはいけないのである。私見によれば、これは現在の科学・哲学における「クオリア」の議論に似ている。

還元主義的唯物論からの脱却／自然哲学的概念の導入

このように20世紀後半における生命科学の大きな変化は、分子生物学におけるエピジェネティクス（epigenetics 後成遺伝学）や神経科学における神経可塑性（neuroplasticity）[註107]などの知見を取り入れて、機械論的な還元主義的唯物論から脱却したことであろう。しかしそのために還元的に説明が難しい生命現象については、「システム」や「創発」、中枢神経系の創発を説明するための「自己組織化」など一種の自然哲学的概念が導入されている。免疫学者の多田[159]は、生命の「技法」は工学的機械を越えているという基本的認識に立って、現代科学が目覚ましい勢いで解明しつつある機械的側面を越えた部分について考えるべく「超システム」という概念を提出した。分子生物学者のモノー[21]は、ＤＮＡの突然変異が偶発的・無方向的なものであると

〈註107〉エピジェネティクスとは同じ遺伝子型から環境や生理的条件の違いで差異が現れてくること[90]。神経可塑性（neuroplasticity）とは、脳が入力の諸変化に対応して変化し適応する能力であり、それは細胞分裂やアポトーシスを介するニューロンやグリアの数の変化、新しい回路の形成、特定のシナプスの強化または弱化、軸索突起の数の変化、その他のメカニズムによる[220]。

いう観察に基づいて、生物圏におけるすべての新奇な現象の根底には、絶対的に自由であるが、本質的には盲目的な偶然があるだけと主張し、親アニミズム的にして反生気論的な自然哲学を展開した。現代の生命科学は自然科学に基礎を置きながらも――少なくともその一部は――生気論・機械論の枠組みを超えた新しい自然学に向かっているようにもみえる。

(二) 心身(心脳) 問題

〈一〉 一元論と二元論

当初は心身医学の分野で提出されたBPSモデルの批判から派生した心身(心脳)問題は、「心的身体」や「器質一元論」、「創発唯物論」などの非還元主義的・唯物主義哲学[207]に帰着している。岡田[221]によれば、これは「心脳同一説」も含めて、「心の存在を認める『唯物論』哲学のすべてに共通する帰結」であり、20世紀思想が結局は「唯物論」の時代だったことの端的な表れである。日本では「心は脳の機能である」とした唯脳論[222]も、脳が身体の一部であるという意味で「身体」一元論である。多田[223]は「生命の意味論」の中で、いまの哲学が「精神」と「身体」という二元論から「精神の身体化」という明確な一元論に回帰しつつあると見ている。

また昔ながらの一元論(心身一如〈いちにょ〉[註108]・心身無別・心身合一など)も根強く、「心身同一性」(mental-physical identity)はおそらく医師の多くがとっている見方である。[207] GST[33]は新しい「人間のモデル」として、一次的には能動的なシステムとしての「心理物理学的有機体」(psychophysical organism)[218]の概念を提出した。日本の心身医学[90]は「心身一如」を基本的な概念としており、仏教系の医学者[224]は、これを「紙の裏表」や「水と波」などの表現で強調している。市川[225]は「精神と身体は、同一の現実につけられた二つの名前にほかならない」とし、日本

〈註108〉語源は鎌倉初期の禅僧・道元（1200～1253）の「心身は二にして不二、不二にして二」[90]。

語の「身（み）」を、単なる身体でもなければ精神でもなく、「精神である身体」、あるいは「身体である精神」を意味する言葉として重視した。

しかし心身二元論も、理論としては死滅したが、実践場面では生きていて、一般の人々の多くは二元論に執着している[207]。神田橋[226]は、「心身一如が正しいけれども」、「心身二元論は論を立てるためにはそれしかないということで生まれてきた方法であり」、「心と脳を分けるという方法が科学史上に登場したことを、やむを得なかった、やはり必要なことだった」と受け取るしかないという。ウルフ[127]によれば、実地医学で一元論と二元論の間で選択を行うことは不可能であって、私たちは、一見両立しないかに見える二つの記述法を、自由に使えるものとして持っているのである。

〈二〉心身問題「棚上げ」論——心と脳の「重ね描き」

一元論者は心身問題それ自体を否定する傾向が強い。ベルタランフィ[33]によれば、「ヘラクレイトスと同じように私たちも、暖と寒、黒と白、昼と夜、生と死、存在と生成といった言葉でものを考えており、（古典）物理学もまた運動と休止、質量とエネルギー、粒子と波動などを対置していたが、これらは実在の見地から不適切なことが明らかになっており、肉体と精神という古くからの問題も同じ性質の問題であって、一つの同じ実在が異なった側面をもつことを誤って本質と考えているのではなかろうか」。養老[222]によれば「脳と心の関係とは、心臓と循環、腎臓と排泄、肺と呼吸の関係と似たようなもの」であって、「構造（脳）と機能（心）の関係の問題に帰着」し、機能が構造から生じるかという問題は、「われわれの脳の構造から生じる見かけの問題」なのである。「心身問題とは疑似問題であって、概念上の誤解から出た産物」とする意見や[127]、事物（脳）と活動（心）の間には「インターフェイス（接触領域に関する）問題」

はないのだから「心身問題ももはや存在する必要がない」という主張[227]がある。

ところで「心で何かが起こっている時に、脳でどのようなことが起こっているのか」の関係（心脳問題）を考える際の参考例として「水とH_2O」の関係がある。[157]これは「因果」でも「相関」でもなく、二つを一つに「統合」することも、どちらか一方に「還元」することもできない「一対一」関係の代表例と考えられている。

日常描写と科学描写

しかし大森は[24, 228]、「心の中」のできごとを「世界の中」のできごととして把握し[註109]、「心」と「身」とはともに世界からの「抜き描き」あるいは世界における「重ね描き」であるとして二元論の仮構を取りこわし、その一元論的構図のなかで心身問題の解消を企てている。すなわち、「われわれが毎日、目で見、耳で聞き、五体で触れている日常世界」（略画的世界像）と科学が描く「科学的実在の世界」（密画的世界像）とは、一にして同一なる世界の、二種類の言葉でなされる二つの「抜き描き」であり、いいかえれば「一にして、同じもの」が一方では日常的に描写され、それに「重ねて」（時間的・空間的に重ねて）科学的な描写が「重ね描き」されているのである。

「抜き描き」と「重ね描き」

この一元論的構図のなかで、伝統的な心身関係はその形を変え、「身」と「心」との関係は、世界の中の一つの「もの」と世界全体との関係となり、とくに脳生理学が示してきた心身関係の膨大な知見は、「脳」と呼ばれる「もの」の科学的抜き描きを、世界全体の知覚的抜き描き（感情や思考の体験を含めて）の上に「重ね描き」したものとなる。それは物的な脳と心的な意識との「原因＝結果」や「平行」「対応」の関係ではなく、同じ一つの世界の二種類の「抜き描き」描写の「重ね描き」関係として、一方の変化は「すなわちそのまま」他方の変化なのである。

天動説と地動説

このような「重ね描き」は現代の生活のさまざまな場面で日常的になっている。鹿島[230]は「天

〈註 109〉心はそれぞれ各人の体の中にひとつずつ具わっていると考える現代人の常識に対して、この一元論的構想はアリストテレスの「心はある意味で存在するもののすべてである」[〈229〉 P174]、あるいは道元（正法眼蔵）の「山河大地日月星辰これ心なり」などの言葉を思い起こさせる。

動説と地動説」を例に挙げて、日常の生活では太陽は東から昇り西に沈むのであるが、科学の立場では地動説が正しく、天動説で月に宇宙船は飛ばせないという。天候の日常描写（晴雨・寒暖など）と科学描写（気温、湿度、気圧配置など）との関係も「重ね描き」であろう。天候の科学描写には、それによって予測がより正確になるという効用があって、私たちはこのことに違和感を覚えることもなく効率的な日常生活を送っている。

日常診療における臨床所見と検査所見

また身体疾患の診療では、患者の自覚的・他覚的な臨床所見（日常描写）と検査所見（科学描写）の「重ね描き」は日常化している。ただ一般には「水とH_2O」のような「一対一の対応」関係はない場合が多いので、「ルーズな対応関係[157]」を許容している「重ね描き」は、日常描写と科学描写の関係を表わすための実状に則した用語と思われる。

精神科における心と脳の接点問題

ところで、精神科でも一九七〇～八〇年代から脳科学の発展とともに、いわゆる「生物学的精神医学」の領域で、統合失調症やうつ病などにおける脳の物理化学的・形態学的な変異が検出され始めた。この動向に対応する形で開催された日本精神神経学会総会のシンポジウム「精神病理学と生物学的精神医学の接点」は、三年三回（一九九三、一九九四、一九九五）にわたって百家争鳴の観を呈したが、これに続く雑誌の特集「精神療法と薬物療法の接点」（一九九六）でも、「接点」それ自体に対する否定的な意見が出た。すなわちシンポジウムの議論では、「接点は、患者に添っていく気持ちになれば、自然と手に入る」という臨床家・新海[231]と、両者の間に「相応は常にあるが、接点はない」という研究者・原田[232]の主張に収斂したようにみえる。また「特集」では松浪ら[233]が、人間の「精神の身体性」に関わる薬物療法と、人間の「身体の精神性」を見据えた精神療法は、「生きられた」身体（Leib）を介して表裏の関係にあるとした。

いずれにせよ、日本の精神医学界を賑わせ——テーマそれ自体の否定という皮肉な結末に終

生活世界への科学理論の同化？

わったようにみえる――「接点問題」を、心の医学（精神病理学）と脳の医学（生物学的知見）との関係の問題として考え直してみれば、両者は「重ね描き」の関係にあるものと見なすことによって「接点」問題そのものが解消するであろう。すなわち加藤[234]は、「生物学的精神医学の記述は、精神病理学の記述にひき続いてなされ、これを重ね書き（大森荘蔵）したもの」とし、鹿島[230]は〝こころ〟と〝脳〟の関係は「重ね描き」であって、「心身問題（心脳問題）ということ自体が成立せず、意味が無い」と述べている。本書はこれを、医学における心身問題――あるいは精神科の医療において心と脳の関係を論ずるという意味での心脳問題――に関する当面の結論としておきたい。

* * *

なお日常描写と科学描写の関係についてスピッカー[235]は、大森と同様に、「生活世界」（日々の経験において、そのつど前もって与えられている世界）と、「科学的理論」（科学に携わる人々による特殊な理論的活動）とを区別しておく必要があるとする。しかし今日の生物医学は、生活世界に基盤をもつ一つの複雑な人間的活動として、人間の生活世界の日常的な意味のうちに「同化」（科学上の構成概念が、ゆっくりと変化を続ける生活世界の意味に溶け込むこと）されつつあるという。生物医学の基本モデルが、マス・メディアや人びとの間の会話を通じて、人間の自己理解の一部になってきたという事実である。たとえば微細な癌転移について多少の知識をもつ患者が、自分の体が「侵食され」、病気が「広がって」、いくつもの小さな病巣が形成された、と表現するのは、このような偽-科学的な説明が少しずつ生活世界のなかに同化されてきている証拠であるという[註110]。

〈註110〉著者は、このような事態を凌ぐほど重大な、生活世界の変化や変容が起こりつつあると述べているが（文献〈235〉P213）、本書はこの問題にこれ以上は立ち入らないことにする。

〈三〉精神療法の脳科学――心脳二分法の解消

「最広義」の精神療法

心脳問題が関わる精神科固有の問題として、精神療法と薬物療法の関係がある。ただし精神療法については、歴史的視点から、その発展段階に沿った区別が必要であろう。まず呉（一九一五）は「精神療法ノ要」は「患者ガナリタケ我病ヲ治スノニ心ヲ傾ケル様ニスル」ことにあり、「医師ノ一挙手一投足ハ直ニハヤ精神的療法ノ一端デアル、其人格ハ軈（やが）テ患者ノ精神ニ影響ヲ與フルモノデ」、「精神的療法ノ範囲ハ甚ダ広大デアル」[236]とした。これは医者による治療的配慮の総体という意味で「最広義」の精神療法といえよう。またK・ヤスパース[237]は「精神療法とは、心を通して行う手段によって、心から身体にはたらく治療法のすべて」とする。これは身体療法・薬物療法に対する非物質的・心理的治療という意味で、「広義」の精神療法であろう。

「広義」の精神療法

一九五〇年代に精神疾患に対する有効性を科学的に立証された治療薬群が登場し、一九六〇年代に精神科治療がいわゆる薬物療法時代に入ると、欧米では「ある薬物を処方することは一つの精神療法的行為である」ことが強調[238]された。日本では、薬物で精神療法を促進しようとする立場や、薬物療法を精神療法の手技の一部とする見方から「薬物精神療法」（藤田・西園）なる治療概念が提出されたが、ここでの精神療法もやはり「広義」のものである。なお、すでに呉秀三は「薬剤ノ施用ハ或精神療法ト相近ヅキ来タリテ薬剤療法ハ即チ精神療法タルコトアリ」と述べていた[239]。

「狭義」の（技法化された）精神療法

さらに、古くは精神分析療法や森田療法のような技法化された「狭義」の精神療法がある。一九七〇～八〇年代の欧米では、統合失調症医療の地域化に伴って心理社会的治療の分化・専門化・職業化が進み、生活技能訓練・家族療法（心理社会的治療）の効果が立証された。とくに米国では、精神分析療法の退潮に伴い、うつ病に対する対人関係療法・認知行動療法などの技法化（職業化）された精神療法が活発化した。そして統合失調症に対する心理社会的治療およびうつ病に対する精神療法は、薬物療法の効果と加算効果を持ち、両者の併用で効果は最大になることが立証された〈195、202〉。さらに一九九〇年代には神経画像化技術によって、これらの治療法は脳の糖代謝や局所血流量を変化させることが示され、既述のようにグッドマン（一九九一）〈208〉やカールソン（一九九五年）〈212〉によって、精神療法は生物学的治療のひとつとさえ考えられるに至った。

しかも近年の精神療法と薬物療法に関する脳画像研究を総括して、不安障害やうつ病などの回復過程における脳の変化が、治療法の種別よりも、それぞれの疾病で機能に異常を来している領域または回路によってより大きく規定されていることが指摘され、両治療の臨床効果の基底をなす神経系の変化として共通最終路（common final pathway）の存在が想定されている〈240〉。また強迫性障害に対する行動療法と薬物療法の脳画像研究結果から、心理療法が心理・認知機能の変化からトップダウン的に脳の変化をもたらすのに対して、薬物はまず脳に作用してボトムアップ的に心理的改善をもたらす、という違いはあるものの、治療による効果はこころと脳に同時進行的に起こっているとみられている〈241〉。これら近年の治療研究は、治療手段の多様化と歩調を合わせて、精神療法と薬物療法――そして心と脳――という二分法の解消に向かっているようである。

Ⅳ 「科学的医学」の動向

一 「病因」志向型医学の諸問題

（一）特定病因説の限界

20世紀の後半から、医学は特定病因説（論）だけでは通用しない時代に入った。すでにデュボス（一九五九）[242]は次のように述べている。

癌・動脈硬化・精神病

> 特異的病因論がほとんど一世紀にわたって、医学研究の最大の建設力となり、近代医学の柱ともなる理論と実践の成長の素になったことは疑いもない。それなのに、特異的病因論だけで原因を完全に説明できる病気は少ししかない。癌・動脈硬化・精神病その他おおくの今日の医学上の大問題の原因はまだわからないという情けなさである。原因そのものの探究は望みないあがきに終わるだろう。ごく少数の症例で、原因そのものの探究が有効な対策をもたらすことも事実である（例えば、一九八〇年代に発見された消化性潰瘍におけるヘリコバクターピロリ菌の病因的役割）[90]。しかしこれらの対策とても、病気一般の性質を正すための知識をうるためには役立たない。

〈二〉感染症の諸問題

結核菌に感染しても結核ではない

まず感染症の問題では、19世紀の白いペストと呼ばれた結核に、コッホ自身が感染している

三大感染症（エイズ・結核・マラリア）

ことがツベルクリン反応で判明し（一八九〇）、結核菌に感染していても結核ではないことが分かった。ミュンヘン大学衛生学教授ペッテンコーファーは、コレラ菌の自飲実験（一八九二）で特定病因説を否定したが、当時この実験結果は無視されてしまった[85]。実はコッホやパスツールが成功したのは、研究対象の病原体の活動をあいまいにするおそれのある諸因子の影響を、実験中に最小限にとどめることであった。しかし後世の人々は、広く自然界にいきわたった条件のもとで病気が発生するために働いている他の多くの因子を無視したり、その認識をおくらせたりするという誤りに導かれたのである[242]。

一九七〇年の米国感染症学会の会長講演では、会長みずからが、感染症による死亡率は19世紀の中葉から着実に下がり始めていたのであり、この偉業はまず保健、公衆衛生、そして産業化による生活水準の向上によってなされたもので、彼らの先駆者の偉大な科学的発見によるものではないと述べたという[116]。

たしかに天然痘の根絶は感染症に対する人類の勝利であったが、加藤[56]によって、感染症の根絶は結果的に、人類の中からその病原体に対する免疫すら根絶することになる、という問題が指摘されている。どこかに隠れていたその病原体が、自然発生的にか意図的にか（バイオテロ）再出現した場合には、人類に大災害が襲うことになる。これが根絶の栄光の裏にある問題点である。いま世界中で一日に約一万人、年間で三〇〇万人以上の命が、三大感染症（エイズ・結核・マラリア）によって奪われている。現在の日本では肺炎が、悪性新生物・心疾患についで死因の第三位である。

さらに地球規模でみると、現在の世界の年間の死者五二〇〇万人のうち感染症による死亡者は一二〇〇万人（約三分の一）で、そのほとんどが途上国に集中しているという問題がある。

その上に、既知・既存の感染症以外にも毎年のように未知の「新興感染症」(emerging disease；WHO）の出現がある。20世紀中盤に人類が一度抱いた「感染症に打ち勝った」という甘い認識を捨てて新たな体制を組まなくてはならない。感染症による死者を画期的に減らしたという意味でこの認識は半分正解であるが、感染症が今後も絶えることはないという認識は、当時はなかった。[56,57]しかも感染症はこれまで病原体と宿主の二元論で考えられてきたが、SARSやエボラ出血熱の流行から、病原体と宿主のインタラクションを左右するのは、その周りの環境や社会であることが判明した〈三田評論、第一一八八号、二〇一五年四月〉。感染症が人類と共にあったということは、今後もまた、共にあるということである。[56]

〈二〉分子生物学の登場――DNA診断・遺伝子治療

ワトソンとクリック（一九五三）によるDNAの二重らせん構造の発見を契機に興った分子生物学は、遺伝物質であるDNAやRNAをはじめ、生物を構成する種々の分子を基盤に生命現象を解明しようとする新しい研究分野であった。生物学の歴史においてその登場は、進化論（ダーウィン）や細胞病理学（ウィルヒョウ）に続く画期的な出来事であり、生命科学が関連するあらゆる領域で今日まで発展を続けている。現代の医学研究や創薬においても、分子生物学的手法が応用されているのは確かであるが、分子生物学それ自体は、物理学者がその考え方や研究手法を遺伝学の世界に持ち込んだもので、シンプルな実験系を作って解釈を単純化するという、極めて機械論的な営みであったとみられる。臨床医学において、分子生物学の機械論的性格をそのまま受け継いだ応用の成果は、遺伝性疾患のDNA診断を除いては限られており、遺伝子治療の概念は一九七〇年代に提唱されたが、ADA欠損症に対する最初の遺伝子治療は確たる成果を挙げるに至らず、思いがけない有害事象さえ招いた（特定の分子を標的にその機能

モノアミン異常説（うつ病）／ドーパミン亢進説（統合失調症）

多重原因論／危険因子（リスクファクター）概念

を制御する分子標的薬の開発成功は、HER2陽性乳癌に対するものが最初であり、これに続いて分子標的治療が活発化するのは21世紀に入ってからである〈90〉。

〈三〉精神疾患の化学的病因説

精神科領域では、一九五〇年代に、中枢神経系にセロトニン（5-HT、一九五三）とドーパミン（一九五八）が発見され、他方で精神疾患に対する治療薬（向精神薬）が次々に開発されて、一九六〇年代に臨床効果が科学的に立証されると、その薬理学的特性を反転した精神疾患の化学的病因仮説が提出された。とくに抗うつ薬のモノアミン（セロトニン・ノルアドレナリン）作動説から導かれたうつ病のモノアミン欠乏説とその後の受容体異常説、抗精神病薬のドーパミン拮抗説を反転した統合失調症のドーパミン亢進説が提出された。これらは、精神疾患における中枢神経系の病理と向精神薬の治療効果とを——特定病因説の文脈に沿って——特定の化学物質に関連づけ、治療薬の薬理作用（神経興奮伝達の「作動または拮抗」）と対象疾患の神経興奮伝達の「低下または亢進」とが対応するものと仮定して、機械論的に「わかりやすい話」として理解しようとする試みであった。それぞれ一九七〇〜一九八〇年代に最も注目されたこの化学的脳病説は、生体脳では確証が得られないまま一九八〇〜一九九〇年代には暗礁に乗り上げてしまった。

（二）確率論的病因論の導入

特定病因説の限界が明らかになった一九六〇〜七〇年代に、米国で死因（死亡者数も死亡率も）の第一位となった「虚血性心疾患」に対して考え出されたのが、佐藤〈85〉によれば「確率論的病因論」とそれによる治療戦略である。それは「一つの原因が一つの病気をつくる」のではなく、さまざまな危険因子が複合・連合して一つの病気を発症させると考える。特定病因論の否定に繋がるこの新しい病因論の特徴は「多重原因論」〈註111〉と「危険因子（リスクファクター）概念」であり、「病気は、さまざまな危険因子（体質・刺激・環境・年齢など）の複合的作用で発症するから、これらの危険因子を減らすことで、病気になる確率が低下する」と考えられた。

疫学的調査によって統計的に有意な相関を持つ要因として浮かび上がったのは、喫煙・高血圧・コレステロール高値・糖尿病・肥満・ストレス・タイプA性格・男性・加齢などで、これらの危険因子を減少させて発病の確率を下げることが治療目標となった。これらのうち加齢・性別は変更不能で、喫煙（タバコ）の禁止は社会的影響が大き過ぎ、高血圧・糖尿病はそれ自体が病気として治療の対象になるため、コレステロール高値という危険因子[244]を薬によって減少させようとして「高脂血症」という新しい病気概念が誕生した。しかし初期の大規模研究は、一方では降下薬服用群で虚血性心疾患の発症率は低下したが、他方では癌・交通事故・自殺などを含めた総死亡率はむしろ非服薬群より高いという結果になった[85]。

その後LDLコレステロールが動脈硬化性疾患の強い危険因子であることが[245]判明し、スタチン（HMG-CoA還元酵素阻害薬）による降下で罹患率が低下することがRCTによって示された[246,247]。ただスタチンでLDLコレステロール値を下げることによって主要心血管イベントは25～35％予防できるが、残余リスクが依然として残るため、最近ではNon-HDLコレステロール（総コレステロール値からHDLコレステロール値を引いたもの）が、脂質管理の目標値として用いられている。いずれにせよ確率論的病因論という医学思想は、動脈硬化性疾患に対してある程度まで成功した仮説であったといえよう。

〈註111〉精神科でも1970年代に、それまでの遺伝と環境や体因と心因の二分法にかわって多因子複合成因論が提唱され[243]、やがてBPS医療モデルへと移行していった。

（三）生活習慣病の提唱

近年の人口動態統計（二〇一四）によれば日本人の死因の首位は癌と並んで心疾患・脳血管疾患（動脈硬化性疾患）である。厚生省（一九五六）は、成人期後半より老年期にかけて有病率・死亡率が高くなる慢性疾患の総称として「成人病」の概念を導入したが、[90]一九九六年に厚労省は成人病を「生活習慣病」[註112]に変更した。これは生活習慣[註113]に問題のある疾患（脳血管障害・心臓病・糖尿病・癌など）の総称と定義される。

喫煙／飲酒／食塩

すでに喫煙と肺癌との関係は20世紀中葉から注目されていたが、英国の男性医師三四四三九人を対象にした半世紀の前向き調査（一九五一～二〇〇一）で、喫煙習慣と死亡率上昇および禁煙と死亡率低下の関係が明らかにされた。[249]飲酒習慣については、一日平均飲酒量と死亡率との関係（いわゆる「Jカーブ効果」）が知られており、[250]喫煙と飲酒の問題については日本でも同様の結果が出ている。食生活と運動（身体活動）の過不足が心身の健康に及ぼす影響は常識的にも明らかであるが、食塩（Na）摂取量と血圧の関係が、世界の約五〇カ国を対象としたIntersalt研究（一九八八）[251]で調査され、摂取量の多い地域（中国・韓国・日本）ほど収縮期血圧の高いことが判明した（日本国内では富山・栃木・大阪の順に摂取量が多く、収縮期血圧が高かった）。

食生活（魚とうつ病）

精神科で注目されているのは、魚の消費とうつ病との関係である。うつ病の国別一年有病率には約六〇倍の開きがあり、魚油に多く含まれるω3不飽和脂肪酸のひとつ（ドコサヘキサエン酸）が脳内のセロトニン代謝に関わっているという知見から、Hibbelnら[252]は、魚の消費量が多いとうつ病になりにくいという仮説を立てて資料を解析し、魚の消費量（漁獲量＋輸入量－輸出量）とうつ病の一年有病率との間に有意の高い逆相関を見出した（九カ国の中で日本は魚の消費量が最大、一年有病率は最低であった）。

〈註112〉生活習慣病；英国ではライフスタイル関連病（life-style related disease）、フランスでは生活習慣病（maladies de comportement）、ドイツでは文明病（Zivilisationskrankheit）[248]。

〈註113〉生活習慣とは、日常生活の中で、家族・友人などの影響によって後天的に形成された個人の行動様式（習癖・慣習）をいい、食生活・運動・睡眠・飲酒・喫煙など健康に影響するあらゆるものをいう[90]。

また身体疾患による死亡率に対して、運動による予防的介入が薬物とほぼ同等の効果をもつこと、[253]精神科では、身体活動による治療的介入が精神疾患全般において抑うつ症状を軽減し、統合失調症の症状を軽減して人体計測学的指標・酸素活用能力・QOLを改善することが、[254]最近のシステマティックレビュー・メタ解析で報告されている。

睡眠は覚醒時の活動と生命の維持を支える積極的な生体現象であり、米国（一九九〇）の実態調査（N=7954）によると不眠は10.2%、過眠は3.2%で、精神障害は非不眠群16.4%に対して、不眠群40%および過眠群46.5%に認められたという。[255]日本人の平均睡眠時間は、一九六〇年の約8.4時間から二〇〇五年の約7.5時間へと減少してきており、この睡眠時間の短縮はQOLを低下させるだけでなく、高血圧と糖尿病の危険因子であることが明らかにされている〈日経メディカル、二〇〇七年一一月号〉。全米睡眠財団（二〇一五）は睡眠時間に関する年齢別勧告を発表し、それが正常範囲からたびたび逸脱する場合には重大な健康問題の徴候や症状である恐れがあるとした〈Medical Tribune, 2015.2.19〉。

＊　＊　＊

このように現代医学の動向のひとつは、確率論的病因論という疫学的な医学思想および生活習慣病という包括的な臨床概念を背景に、生活習慣のなかに生活習慣病の危険因子あるいは防御因子を見出し、これに対して予防的・治療的に介入する試みであると要約できよう。確率論的病因論は特定病因論を凌駕し、医学を「病気の管理（治療）」から「リスクの管理（治療）」へと変容させつつあるともみられる。

しかし確率論的病因論に基づく治療の問題点として、「リスク」とは、まだ起きていない事

内臓脂肪症候群（メタボリックシンドローム）

EBMとは

象へのそのシステム下での確率論的表現であり、システム論的考え方からは、上記の危険因子すべてが複合・連合してリスクになっているので、その一つを取り出して排除するとシステムそれ自体が変わるので、危険因子単独ではリスクになりえず、違ったシステムになった場合にそれが病気を起こしにくい状態になるか否かは科学ではわからないことが指摘されている[85]。生体という「システム」の特性を考えれば、疫学的研究によって検出された単一の危険因子あるいは防御因子を標的として、その削減あるいは強化に成功したとしても、それがただちに当該疾患の予防という臨床的な成果に結びつくとは限らないようである。しかも発病前の段階において、発病の危険因子・防御因子という単純な二分法が通用するかという問題がある。

おそらくこのような視点から、松沢ら（一九八七）は生活習慣病のより積極的な予防を目的に、脂質異常に糖尿病・高血圧を加えた「複合的なリスク要因」からなる病態として「内臓脂肪症候群」という概念を提唱し、WHO（一九九九）はこれを「メタボリックシンドローム」と呼んだ。二〇〇五年には動脈硬化の予防と糖尿病・高血圧・脂質異常の治療のために、男女の腹囲、血清トリグリセリド値またはHDLコレステロール値、血圧、空腹時血糖値を指標に日本の診断基準が作成され、二〇〇八年からこれに基づく特定検診・特定保健指導が始まった[90]。

二　EBMの盛衰とNBMの復活

EBM（evidence-based medicine）[87、90]は一九八九年にGuyatt（加）によって初めて使われた言葉で、「根拠にもとづく医療」と訳される。その定義は「最も信頼できる根拠（エビデンス）を把握した上で、個々の患者に特有の臨床状況と患者の価値観に配慮した医療を行うための一連の行動指針」である。EBMにおける「エビデンス」とは、患者にとって重要なアウトカムに関与する診断・治療・予後・病因について、もっとも真実に近い知見と定義され、一般には無作為化臨床試験（RCT）やコホート研究の結果を指す場合が多い。ただしEBMの実践にはエビデンスだけでは不十分で——これが一般に最も認識されにくい点であったが——経験豊かな臨床家が、患者の状態を評価し、エビデンスを批判的に吟味し、患者ごとに異なる価値観をくみとり、その実現に向けて患者と共同するだけの知識・技能・態度を備えなくてはならないとされる。

EBMブーム

このような医療理念が提唱された背景には、これまでの「直観、非体系的観察、病態生理学的機序、あるいはエキスパートオピニオンのみでは臨床判断の十分な基盤とならない」という主張や、臨床疫学という学問分野の確立、数十万件に及ぶRCTのデータベース化、高性能のコンピューターとインターネットの普及があった。日本には一九九〇年代の後半に、北米の臨床疫学者によって紹介され、一時はEBMブームとなったが、臨床現場に根付かないまま21世紀に入ってブームはしぼみ始め、医療情報誌〈日経メディカル、二〇〇五年二月号〉では「EBMが遺したもの」という特集さえ組まれる事態に至った。当時のアンケート調査によると、日本の医師の間におけるEBMのイメージは「ガイドライン」「データ重視」であり、EBMの推進者が強調した「患者の個別性重視」「医師の経験重視」というイメージはほとんど持たれていないことが判明した。推進者が唱えたEBMは良く理解されないままブームは終わったようである。[註114]

NBM

ここでは、EBMの提唱者が「最初に提案したのは"scientific medicine"という用語であった」こと、その推進者たちは「EBM普及後のゆがんだ"evidence"中心主義に警鐘」を鳴らしていた」（週刊・医学界新聞三一四〇号、二〇一五年九月七日）という指摘に注目し、EBMの支持者であったグリーンハルら（英）[256]が、EBMを補完するものとして一九九八年に提唱したNB

〈註114〉確率論に立脚したEBMやインフォームド・コンセント、そして法的責任への配慮を伴う現代医療は、本質的に、患者に安心を与えるものではない。例えば「術中死の可能性3%」という言葉は、患者がその可能性を含めて同意する以上、その3%にまつわる不安は患者が抱えてくださいということを意味するだろう。確率論の登場とともに、数字に向き合わされた患者は、科学的医療への期待とは裏腹に、医療の不確実性という側面に直面して安心よりも不安を抱え込むことになったかもしれない。

M（narrative-based medicine）を紹介したい。ここには、いまの「医療の専門家が、臨床実践において科学を金科玉条としていること」や「医学は科学であり、医師は公正な科学者である」とする伝統的な医学教育への批判があり〈註115〉、科学的医学の限界を指摘するとともに、医療のあるべき姿をあらためて提示しているからである。

患者が語る物語の傾聴

著者らによれば、患者の語る物語を傾聴し、尊重し、解釈する技術は、医療における臨床技能の中核である。現代医学で「話すことと聴くことが、明確に治療的であると理解されている唯一の医学専門領域」は精神医学であるが、歴史を振り返れば、18世紀まで医師は診断の大部分を患者が語ったことに基づいて行っていた。病に苦しむ人の物語を顧みることなく、疾患を同定し、治療することを可能にした要因の一つは、疾患を物理化学的な障害と捉える新しい疾病観であった。しかし医療は物語り（ナラティブ）なしには存在しえず、医学的思考は基本的に物語りの形式をとる。ＥＢＭそれ自身が、統計学的な確率を通じての相対的な真実を支持するという物語りとして、現代的な物語りの中に存在しているのである。

川喜田〈4〉は、今日でも「問診」が医学的診断法の最初の、きわめて重要な手続きであることを指摘している。小児はもとより、成人の身体的な悩みでも、その起始・経過を含めてそれを的確に表明させるのは、思いのほかに難しい。まして医者は、それと絡んだ、あるいはその背景にある、患者の人間的・社会的な状況を充分詳しく、正確に把握しなければならない。その技術は、かつては「名医」と言われる人たちの条件の一つであったし、いまでもそれが医者の腕前の分かれるところである事情に大きな変わりはない。

医療は科学でありえない

医療には、人間を全て同一のものとして扱うことによって効果を発揮するものもあれば、人間をそれぞれが全く異なっているとして扱うことによってその効果を発揮するものもある。医

〈註115〉訳者によれば〈256〉P286、現代日本の専門化した医師たちも生物医学モデル、いいかえれば機械論を基本とした「科学的」アプローチを捨てていない。大学ではそのような医師集団が、生身の人間を対象としながら、片手間に医療と教育を担っているのが現状であるという。

医学を科学的にしたのは特定病因説

師は、患者に対するこの二つの全く異なった見方を、いつも巧みに使い分けなければならない。医学がすべての症例に、無条件に一般的に適用できる法則を持っていない以上、医療は科学でありえない。いま臨床における医師と患者の出会いの中で、主観性の必要性を取り除くことなく、経験的な根拠（エビデンス）を妥当に適用するためには、物語り（ナラティブ）に基づいた世界の大地にしっかりと根を下ろす必要がある。〔256〕

三　医学と科学――機械論・物質還元主義／分子生物学・医用生体工学

ここでは「医学は科学か」という設問を避けて、近現代科学を特徴づける機械論と物質還元主義が、医学・医療の領域でどのような形で具体化してきたかを考察したい。一九七〇年代の米国を中心に（自然科学的）「医学」それ自体に関する議論が活発化し、一九八〇年代には日本でも一方では「医学哲学」が、他方ではバイオエシックスを原語とする「生命倫理学」が専門分野として独立した。一九九〇年代から医学哲学関係の著書（訳書）の出版が相次ぎ、これに続いて生命倫理学の入門書が出版されている。

「医学の限界――科学はいかにしてわれわれの治療に対する期待を形成したか」の著者Golub〔16〕によれば、そもそも近代「科学」はわれわれの世界観とは全く違うところから現れ、19世紀の後半にパスツールからクロード・ベルナールによって、生命の過程を記述するために厳密な科学を用いる基礎が築かれて医学に到達した。科学が医学に入ってくるのが遅かった理由のひとつは、生物学と医学の基本仮説が――ある種の「活動力」が生物と無生物を分けるという――生気論の思想に深く根差していたからである。そして医学を「科学的」にしたのは、特定の微生物によって、特定の臓器に病理学的変化が生じ、その結果として特定の症状が起こり、特定の薬物によって治すことができるという「特異性」の考え（言い換えれば特定病因説）であり、特異的治療への期待は抗生物質と予防注射によって劇的に現実となった。病気が特異的であると認識されるようになって、病気は他の敵と同じように扱うことができる敵となり、全力を挙げて病気への「攻撃」が行われたのである。

やがて急性感染症が舞台の中心から消え始めるにつれて、人びとは慢性で非伝染性の病気に注意を向け始めた。科学的医学が急性感染症にもたらした特異的治療への期待が、今度は慢性非伝染性疾患に向けられた。われわれは非常に長い間、感染症と共に生きてきて、それを支配下に入れて安堵していたので、科学的医学の目標を慢性疾患の原因の同定と除去に設定したのであった。しかしＷＨＯ（一九七四）の報告によると、「われわれは敵方のことに気をとられすぎて、われわれ自身の防御力のことをいくらか見落としていた」、「たいていの下痢性・呼吸器系その他のありふれた感染症に対しては、適当な食事こそ最も効果のある〝予防ワクチン〟なのである」。医学の現実の歴史は、科学者がわれわれに信じさせようとするような簡単なものでは決してなかった[113]。

すでにイリッチ（一九七六）[257]は、医療の進歩の負の側面として「医療機構そのものが健康に対する主要な脅威になりつつある」ことから「医原病」の問題を提起し、科学主義の立場に立つた専門家による医療の独占を批判した。近年にいたるまで医学は、創傷の治癒、血液の凝固、自然免疫による細菌の征服などの自然現象を促進させようと努めてきた。現代の医学では、たとえば経口避妊薬が健康な人間に起こる正常な出来事を邪魔するように処方され、臓器移植が遺伝的に準備された免疫学的防御機制を完全に消滅させて行われるように、諸々の治療は、か

機械論

物質還元主義

つて進化の過程で存在しなかったような様式で、生体が分子あるいは機械と交互作用するもととなった。

ところで、近代科学を特徴づける「機械論的世界観」と「要素還元主義」は、特定の社会的状況のもとで成立した見方にすぎないなどと批判される。[112] まず機械論に対しては、生気論の側に立つ「哲学者・科学者そして一般の人々が、人間は本当は機械――17～18世紀に発明されたゼンマイ仕掛けの時計や蒸気機関――と変わらないという思想に長い間抵抗したのも至極当然であった。[116] しかし古来人々を不思議がらせてきたさまざまな生命現象は、20世紀に入ると物理学者や生化学者によってあらかた機械論的に説明されてしまった。機械論は再現可能な法則性や規則性の発見という科学の重要な目的に十分役立っており、[112] 近年の遺伝子治療・臓器移植や再生医療に、「身体は機械のように修理できる」とする近代医学理論の「機械メタファー（隠喩）」を読み取るのは容易である。[85]

次に機械論的世界観の特徴として挙げられる「要素（物質）還元主義」については、DNAの二重らせん構造の発見によって、遺伝情報と生物の体の基本的な構成要素である蛋白質との間に橋渡しがなされた。[112] 遺伝・複製という生命現象の物理的基盤が明らかになったことによって、DNAを基盤に生命現象を解明しようとする分子生物学が誕生して、遺伝性疾患のDNA診断や遺伝子治療に応用され、最近ではiPS細胞を用いた再生医療に期待がかけられている。人工臓器や医療ロボットなどの急速な進展と医療への応用は、「医用生体工学（biomedical engineering）」[註116] の進歩によるものである。科学的医学はこれら科学技術の成果に支えられて、生気論はもとより、倫理・哲学領域からの批判が追い付かないほどの速度でこれから進展し続けるであろう。

〈註116〉電子工学・機械工学・光工学・高分子化学・物理学・システム工学など、さまざまな領域の工学を用いて医学・医療を支えようとする応用工学と、ヒトを含めて生物のもつ高度な機構や機能を解明し、得られた知識をもとに、センサー・ロボット・材料・情報処理などさまざまな分野における工学の発展を図ろうとする生体工学の総称[90]。

Column

精神病者を襲った災厄（その4）
――抗精神病薬の多剤大量処方――

2011年、国立精神・神経医療センター・精神保健研究所・社会精神保健研究部による「日本全国の統合失調症患者への抗精神病薬の処方パターン」の調査によって、外国にはほとんど例を見ない多剤大量処方の実態が明るみに出た。とくに入院については、3剤併用のエビデンスが全くない状況下で、3剤以上42%、4剤以上が20%にも達していた。この結果を受けて、2013年には同センターから「抗精神病薬の減量ガイドライン」が発表され、また2014年度の診療報酬改定では、抗精神病薬を含む向精神薬の一定以上の多剤併用は減算の対象とされることになった。これは特権的な処方権によって守られてきた臨床的専門性（clinical expertise）の「信用に関わる問題」であり、不適切な処方の是正を外部からの介入に頼らざるを得なくなった、という日本の精神科医にとって屈辱的な事態である。

ところで、統合失調症に対する抗精神病薬の多剤大量化は、精神科病院における薬物療法の実態調査が行われた1970年代に始まっていた。この時期はすでに2剤併用が主流であり、3剤以上の併用率も上昇傾向にあった。全国各地で入院患者の処方実態調査が行われた1980〜90年代には、多剤化がさらに進行し、これに伴ってクロールプロマジン（CP）換算量の平均値が「大量処方」の基準とされる1000mgを超えて大量処方が定着した。21世紀に入って、単剤使用が推奨された非定型薬の普及で多剤併用の是正が期待されたが、まもなく行われた実態調査（2004）では逆に多剤併用率は高くなっているという結果が出た。

患者家族の手記（2007）「心病んだ息子が遺していったもの」（日本文学館、2007）には、入院中に急逝されたご子息の処方（4剤、CP換算3065mg／日）が紹介されている。

リスパダール（3）6錠
ジプレキサ（10）2錠
セレネース（3）3錠
ヒルナミン（5）3錠
ビカモール（2）3錠
デパケンR（200）3錠
デパス（0.5）3錠
サイレース（2）1錠
ダルメート（15）1錠

セカンドオピニオンを求められた医師の意見は「セオリー無視の悪処方」、「驚きを抑えられない」、「何が起こってもおかしくない」であった。死因は特定されなかった。

20世紀後半の日本の精神医療がさまざまな領域で大きな変貌を遂げたにもかかわらず、精神科薬物療法が――とくに統合失調症を中心として――多剤化・大量化（過剰治療）に向かって進んできたことについて、すでに藤井（2001）（臨床精神薬理4：1371-1379，2001）は、日本で多剤併用が生じる要因を列挙したうえで、その転換には処方技法の習得だけでなく、背景にある治療コンセプトの理解と実践が必要であることを説いた。それから10数年を経て「転換」とは正反対の事態のなかで、いまこそ統合失調症を中心に精神疾患をめぐる医学思想を検証する必要を痛感する（拙著：精神科薬物療法における“Natural Resilience Theory”の提唱――向精神薬による過剰治療の是正と予防に向けて――精神経誌117：10-17，2015）。

Column

精神病者を襲った災厄（その5）
——病名ショック・絶望症候群——

2002年に日本精神神経学会は、1993年に全国精神障害者家族連合会（全家連）から出されていた要望に沿って、旧病名に刻まれた誤解と偏見、それによる不当な差別を解消する目的で新病名に変更した。「精神分裂病」の時代には、病名告知によって——被告知者を自殺にまで追い込みかねない——「病名ショック・絶望症候群」が発生することを、心ある精神科医は経験していたから、病名告知には消極的または極めて慎重であった（「手記から学ぶ統合失調症」金原出版、2009）。1990年代に精神科医療においてもインフォームドコンセントの必要性が叫ばれるようになって、呼称変更の動きが出てきたのは自然の成り行きであり、またそれに伴って呼称変更特別委員会が、早発痴呆を中核としていた20世紀前半の精神分裂病概念を修正し（疾患単位から「症状群」へ、重症度は「軽症化」、予後は不良から「過半数が回復」など）、新たに統合失調症の疾病概念を提示したのも理にかなった措置であった。

ここでの問題は呼称変更委員会が、呼称と概念の変更によって病名告知が「困難（20%未満）」から「容易」になったとし、新病名を「伝えたあとで、それをどう説明するか」を問題としたことである。それから4年後の会員を対象とした調査結果（2006）では（回答が半数以下という問題はあるが）、新病名の告知率が3年間に70%まで急上昇した。しかし当事者の手記（2006）によれば「統合失調症にたいするイメージはどうも昔のまま、間違って浸透している」、「ついこの間まで精神分裂病と呼ばれていただけに、まず病名の与えるインパクトは大きい」、「ほとんどの人たちは統合失調症という病名に負けてしまう」という。あとでどう説明しようと、問題は告知された瞬間の当事者や家族の心理なのであって、委員会の指摘はこの認識を欠いており、告知する医者側だけの独善的な考えが露呈している。

ところで反スチグマ運動の相手は主として世間の偏見（social stigma）であるが、それ以上に難しいのは「内なる偏見」（self-stigma）である。当事者の言葉を借りれば、それは「過去の私が未来の私を蔑み、差別すること」であり、命名に含まれる暴力（内海 健）と告知それ自体の侵襲性（加藤 敏）はここを直撃する。

前記の手記の著者（2007）は、ご子息が自分から精神科医のところに相談に行った際のやりとりを記している——ドクターは言いました。（中略）「統合失調症だよ」。（息子）は、一瞬凍りつき、身じろぎひとつしませんでした。薬をもらうまでの間、彼は空中の一点を見つめて平静を装っていました——。

日常診療において、インフォームドコンセントの原則に盲従し、新病名の反スチグマ効果を過大評価する精神科医によって、事務的（無神経）に新病名が告知されるとき、医原性「病名ショック症候群」はいつどこでも発生しうる。しかし病名それ自体に罪はない。これは他科とも共通する問題であり、これ以上ここで立入ることは控えたい。なお日本における“schizophrenia”の訳名変更は、外国でも注目されており、すでに韓国では「調和不全症」に、香港では「思覚失調」に変更されたという。

第八章

現代医療の諸側面

——現在というものは過去の光の下に最もよく理解されるものである、ということはほんとうであるが、また現在というものは、それが過去になるまでは決して真には理解されないものである」（ジルボーグ[〈53〉P350]）——

予防医学から先制医療へ

「未病」

I　先制医療とその功罪

一　"Choosing Wisely"（医療における「賢い選択」）

「生活習慣病」（一九九六）の概念は病気の早期発見・早期治療だけでなく、子ども時代からの健康な生活習慣の確立を目標としており[90]、それは従来の「予防医学」[註117]から発展した「先制医療」の提唱につながっている。予防医学が集団を対象として生活習慣に含まれる一般的な危険因子（喫煙・飲酒・肥満・運動不足など）の回避を行うのに対して、先制医療は遺伝素因やバイオマーカーによってハイリスク者を特定し、その個人に対してリスクに応じた介入を、生涯にわたって行うことが必要とされている〈日経メディカル、二〇〇五年五月〉。すでに動脈硬化性疾患に対しては、危険因子（LDLコレステロール）の発見と薬物（スタチン）による介入が成果を挙げており、さらに複合的なリスク要因からなる内臓脂肪症候群（メタボリックシンドローム）への介入に期待がかけられている。精神疾患では、ハイリスク者を特定するバイオマーカーがまだなく、遺伝学的・脳科学的研究に向けて中間表現型（endophenotype）の概念が提唱されている[258]。

また日本では、「現在健康であっても病気へと向かいつつある」状態または「健康と病気の中間」の段階として「未病」[90]が注目され、一九九七年には日本未病システム学会が設立されて活動している[259]。未病には「自覚症状はないが検査では異常がある状態」（西洋医学的未病）と「自

〈註 117〉予防医学と公衆衛生学の異同は問題であるが、どちらにも米国の公衆衛生学者ウィンスロウ（1877～1957）の定義が用いられている。なおドイツ人のフランク（1745～1821）が「公衆衛生学の父」とされている[4]。

覚症状はあるが検査では異常がない状態」（東洋医学的未病）があり、前者は放置すると重症化する疾患（既病）のリスク管理として、後者は精神的な異常を背景に生じた症状として捉えられ、心身相関として扱われる。これは二〇〇〇年以上前の中国の黄帝内経に始まる未病思想からの発展とされ、その人の持つ生きる力を賦活し、病まざる部分を生かして未病を治すという考えに基づいているという。未病思想は、患者の側からは「養生」の重要性につながるとされており〈Medical Tribune, 2004.1.29〉、西洋医学的な先制医療に直結するものではないが、その概念や目標は生活習慣病の提唱と共通する部分がある。

他方では、医療のあらゆる分野で無駄や過剰と思われる検査・診断・治療（過剰医療）が批判されており、これは先制医療の試みの活発化と無縁ではなさそうである。たとえば「リスク知り『健康寿命』延ばす」として商業化されている遺伝子検査（産経新聞、二〇一四年一二月一六日）、「未病」産業（未病関連商品の開発）の活発化（産経新聞、二〇一五年一〇月二一日）が報道されている。これに対して二〇一一年から（医療における）「賢い選択」（"Choosing Wisely"）の名のもとで、米国〈SAPIO, 2014.11〉や英国〈Medical Tribune, 2014.12.4〉に続いて、過剰医療適正化の国際的キャンペーンが始まった。

二　精神科における先制医療——精神病（統合失調症）の発病予防の試み

「いわゆる前駆」（prodromal）状態から高リスク状態へ

最近の精神科で最も注目された話題のひとつに、21世紀になって活発化した精神病（統合失調症）の発病予防研究がある。精神病の遺伝的リスクがあって微弱／一過性の精神病症状が発現した場合に、かつての「前駆」（prodromal）状態（段階）に代えてAt Risk Mental State（A

三分の二は発病しない

RMS）やUltra High Risk（UHR）などの呼称が用いられ、これらに対する介入研究が急増した。そして非定型抗精神病薬や認知行動療法による初期の治療研究で、短期的な効果が報告されたが、一〜四年後には対照群との差が不明確となることが判明した。[260]しかも経過研究が進むにつれて、当初に予想されていたよりも移行（発病）率が低いことも判明した。最近のUHR一一四人に関する2.4〜14.9年の追跡調査では、精神病性障害を発病したのは27.4％であった。[261]

また米国精神医学会がDSM-5（二〇一三）で（遺伝リスクを含まない）症候学的な高リスク状態（psychosis risk syndrome）として採用を検討していた“Attenuated Psychotic Syndrome”は、外来の調査でDSM-Ⅳのほとんど総ての診断カテゴリーに分布していることが判明し、臨床単位としての特異性が疑われて採用が見送られた。とくに問題なのは経過の予測が極めて難しいことで、リスクを同定する生物学的指標がまだなく、心理社会的・生物学的研究ともに決定的な予測因子の検出に成功していない。したがって若年者に対して先ず行うべきは、注意深いモニタリングと支持的療法や認知療法のような心理社会的介入であり、これらの介入によっても明らかな精神病に発展する時点まで、抗精神病薬の使用は留保されるべきとされる。[262]発病後の治療に有効な薬物がその後の「再発」防止に役立つほどには、発病前の段階（リスク状態）においては「発病」防止に役立たないことがここで明らかになった。

過剰診療の恐れ

ところが日本で、いわゆる前駆状態の模擬症例を用いた辻野ら（二〇〇九）[263]のアンケート調査では、その診断基準（McGlashan）である「短期間の間欠的な精神病状態」「微弱な陽性症状」「遺伝的なリスクと機能低下」を、「統合失調症」と診断した精神科医はそれぞれ61％・69％・32％であり、薬物療法を選択した者は78％・94％・78％で、そのうち抗精神病薬を選択した者は95％・81％・53％であった。この調査は（回答率が低いという問題はあるが）、すくなくともこの時点では、高リスク状態に対して明らかな過剰診断・過剰治療が行われる可能性があったことを示した。

思春期・青年期の精神病様体験（PLEs）

これらの研究・調査とほぼ並行して、思春期・青年期の精神病様体験（psychotic-like experiences：PLEs）について調査が行われている。日本では三重県津市（二〇〇六）、長崎市（二〇〇八）の公立中学校、高知県の全公立高校（二〇〇八）の調査結果が、第二八回日本社会精神医学会（二〇〇九）で報告された。PLEsの四項目のうち少なくとも一つがあったと回答したのは15％前後で、これは諸外国と近似した数値であるという（Medical Tribune, 2009.5.7）。また村瀬（二〇〇八）[264]は、十一～十二歳の小学生七六一人を調査して21.3％に「非精神病性の幻覚体験」を認めたが、これは不安・解離と有意な相関があった。松岡（二〇一二）[265]によれば、統合失調症の発症軌跡として、小児期に現れる行動・精神の問題が、青年期での社会機能障害を伴いながら認知障害や陰性・解体症状、そしてPLEsと続き、ARMS、初回精神病エピソードへの発展が想定される。そして各段階はどこからでも回復することもあれば、他の精神疾患（気分障害、不安障害、発達障害）に移行することもある多能性 "pluripotential" の状態と考えられている。

発病に対する防御症状

そもそも「病気の症状はすべて、いのちがよくない状態になっていることを教える働きと、回復しようとする自然治癒力の働きをどこかに含んでいる」[266 P45]のである。中安[267]は「統合失調症の顕在発症に抗する防御症状」（二〇一二）[註118]を記述して、「症状は取り去られるべきもの」という単純な治療観では、防御機能を失わせることになり、患者を顕在発症へと至らしかねないと警告した。さらに高リスク状態における微弱ないし一過性の精神病症状や児童思春期の精神病様体験（PLE）、学童期の非精神病性幻覚などに関する一連の研究は、精神病症状さえも「自

〈註118〉著者はそれまで指摘されていたヒステリー（転換症、解離症）および内因性若年――無力性不全症候群（体感異常、離人症、思考障害）に強迫症を加えた。

然治癒力の働きをどこかに含んでいる」防御症状とみなされうることを示唆しており、したがって症状を標的とする画一的・攻撃的な治療には過剰医療の危険が潜在していることを警告した点で意義が深い。

また「〈正常〉を救え」と題する著書でフランセス(二〇一三)〈61〉は、精神科の過剰な先制医療を回避するために、当時DSM‐5で新しい診断基準として採用が検討されていた"psychosis risk syndrome"を批判して提言している。「たしかに本物の精神障害はすみやかな診断と積極的な治療を必要とする」が、「これに対して、生きていれば避けられない日々の問題は、自然の回復力と時間の治癒力によって解決するのが最適である」。「われわれの脳と社会構造は、困難きわまる状況にも対処できるように適応している——医学がよけいな手を出さずとも、われわれは人生の苦境のほとんどに対して、解決策を見つけていく能力をじゅうぶんに備えているのである」。

II　補完代替医療（CAM）の活況

一　伝統医学の再評価

その理念型は近代以前の医療

ＷＨＯ（一九八三）の編集による「世界伝統医学大全」（邦訳名）〈268〉が、一九九五年に出版された。「伝統医学（traditional medicine）」とは、医学に科学が応用されるようになる以前から存在していた医療方法を指し、文化に根ざし、古い歴史をもつ医学のことである。同義語として「土着の（indigenous）」「非正統的（unorthodox）」「代替の（alternative）」「民間の（folk）」「民族の（ethno）」などが挙げられている。近年これらは「補完代替医療（complementary and alternative medicine：ＣＡＭ）の名称で一括されているが〈註119〉、津谷〈269〉はこの用語が現代医療を中心軸にすえたものであるとして、ＣＡＭを「自然主義医療」あるいは「伝統主義医療」とでも分類することを改めて提案した。

全人的医療への回帰

ここではＣＡＭの名称を用いるが、その内容は世界各地の歴史・風土・文化を反映して極めて多様であり、またその普及の度合は各国の医療制度に関連している。その共通点といえば、東洋であれ西洋であれ、ＣＡＭは自らの理念型を近代以前の医療に求めている。近代以前は、医療、宗教、宇宙観、生活、労働、娯楽などが渾然一体となったホーリスティック（全体論的）な医療が理念の一つとして共有されていて、良くも悪しくも人々は宇宙とともに病み、宇宙と

〈註119〉「補完医療」はヨーロッパで最も親しまれている用語であり、代替医療は米国で一時流行した用語であるという〈270〉。

ともに癒されていた。こうした理念を原型に持つＣＡＭが、現代医学の弱点の源泉をニュートン以来の要素還元主義の科学哲学とみなし、ホーリスティックな科学哲学の伝統に帰ろうとするのは当然と考えられる[269]。

伊勢田[112]によれば、多くの代替医療の特徴は①全体的視点の強調、②精神的な側面の強調、③自然な治癒力の信頼、④古代からの知恵の尊重である。そして医学哲学の視点からみると、近年の正統医学と代替医療の対立は、機械論的生命観と生気論的生命観の対立が現代に持越してきたものである。生命現象はあらかた機械論的に説明できてしまったが、だからといって生気が存在しないことが証明されたわけではない。中国医学の仮定する「気」の概念をめぐる論争では、いくら正統医学が「そんなものは見あたらない」といっても、中国医学の支持者は「だからといって『気』がないことにはならない」と逃げてしまう。そこに代替医療の疑似科学的主張が生き延びる余地が生じているのである。

二　漢方医学の普及

日本の代表的なＣＡＭとしての漢方医学にも独自の歴史がある。まず「漢方」とは、江戸中期に輸入されたオランダ医学（蘭方）に対抗して名付けられた言葉[269]で、中国の複雑な理論を否定して日本古来の医学[註120]を主張することで成り立ってきた歴史がある〈渡邊賢治：Medical Tribune, 2010.9.16〉。明治維新（一八六八）に際して新政府は「漢を捨て洋を採る」意向を明らかにし、国会（一八九五）で漢方医の免許剥奪が決定された。ただし、文部省の医術開業試験で医師の資格を得た者（洋方医）が漢方の診療を行うことは差支えないとされていたから、漢方医学が

〈註 120〉黄帝内経の「気の医学」に発する中国の医学思想が、陰陽五行・五運六気・五行相剋相生などと複雑化して行ったのに対して、江戸時代の日本では逆に、後藤良山（ごとうこんざん）（1659～1733）の「一気留滞説」や、貝原益軒の養生訓（1713）」[67] にある「百病は皆気より生ず」「養生の道は気を調（ととのう）るにありのように、「気」一元論に単純化したようにみえる。

全面的に否定されたわけではなかった〈11〉。

・「気」の思想
・天然薬物
・心身一元

次の大きな転機は第二次大戦後に訪れ、日本東洋医学会の発足（一九五〇）や文部省の許可による漢方医学研究施設（一九六三）に続いて、厚生省による三種の漢方製剤の薬価収載（一九六七）があり、その後は一四八処方（一九九〇）に増えて現在に至っている〈270、271〉〈註121〉。漢方医学の特徴は、①気の思想、②天然薬物の組み合わせによる治療、③心身一元の思想であるという〈272〉。「気」の定義をここで論ずることは控えるが、すくなくとも西欧には私たちがいう「気」という言葉がなく、もともとは中国のものであるが、いまの「気」は中国起源のものと日本起源のものが絡み合って意識されるようになったものである〈273〉。

西洋医学との融合

いずれにせよ日本では、全医師の80％以上が漢方を用いているとされる。中国の漢方は生薬（植物・動物などから採取される未精製の薬）を刻んで混ぜているが、日本では生薬のエキスで純度が高い点に大きな違いがあるという。また「米国では生物医学（biomedicine）とその他の医療体系との間に大きな溝」があり、さまざまな代替医療体系は一九六〇年代末から生物医学に対抗する姿勢〈註122〉を維持し続けているのに対して、日本では、――一人の医師が漢方と生物医学の両方を使えるという医療制度の違いがあるにせよ――医師が異なった病気・健康観に立っているとしても「治療施行の面でお互いに敵対視するおもむきはない」〈31〉。

科学的検証の動き

他方には科学的（正統）医学の文脈の中でCAMを見直そうとする動きがあり、一九九九～二〇〇五年に施行されたRCTは一〇〇件以上に及び〈271〉、最近では消化器系がんの術後患者における漢方薬（大建中湯）の有用性が臨床試験（RCT）によって立証されている〈275〉。また科学的医学の見地から、漢方薬の薬理作用の解明や主要活性成分を見出そうとする試みもあるが、西洋薬の中にも特異的な薬理作用が見いだされないまま、精神科ではRCTによる検証を経て、双

〈註121〉ICD-11には、日本の漢方を初め東アジアの伝統医学が導入される見通しであるという〈渡邊賢治：Medical Tribune, 2010.9.16〉。

〈註122〉現代の正統医学を批判しつつ米国で代替医療の効果を強調するワイルの著書〈274〉は、このような文脈の中で読むことができる。なお1990年の調査では、アメリカ人の3人に1人が「標準」医療に加えて「代替」医療を受けており、科学的医学が相当数の人びとに彼らの望むもの全てを与えてはいないことは明白である。

極性障害に対する第一選択薬としての地位が確立しているリチウム〈註123〉のような、いわば「天然の治療薬」があることを指摘しておきたい。このように科学的医療と伝統的医療が併存している現代日本の医療のなかで、長尾[216]は西洋医学と東洋医学の「統合」を提唱し、侵襲の程度によって、それが最も低い心身の養生法から、CAMを経て、最も侵襲的な介入（強力な薬物治療や外科手術）に進む「医療の漸進主義」を図式化した。これは古代から現代に至る医療の進展を階層化したピラミッド型医療モデル、いわばBPS反転モデル（本文212～213頁参照）でもある。

いま日本の医者は、一方では依然として西洋医学の強い影響を受けながら、他方では漢方薬を初めとする伝統的医療の復活・普及を視野に入れて医療を進めているようにみえる。ある歴史家によれば、われわれは「西洋をさながら自らのものであるかのごとく、ないかのごとく、つねに扱っている」。そして「明治以来自らの内部に育んだ『内なる西洋』を咀嚼して自家薬籠中としつつ、しかし一方、厳然としてわれわれとは別個である『外なる西洋』を距離をもって冷淡に、他者として突き放して観察する二重の姿勢を忘れてはいない。今のわれわれは内なると外なるの両方への複眼をもたなくてはいけない」のである[14]。

三　自然治癒力思想／養生論の復権

これからの日本のCAMに残された課題のひとつとして、津谷[269]は、自然治癒力の思想により深い検討が加えられるべきだと述べている。CAMは治癒理論の核に自然治癒力という仮説を設定しているからである。漢方医学における「気」は「その人のもっている自然治癒力を指して」いるという指摘もあり[276]、多くのCAMと同様に「自然治癒力」が重視されている[277]。国際融合

〈註123〉原子番号3の元素で、その微量は自然界に広く分布し、人間では水道水や食物から摂取される（健常者の血中濃度は約0.001 mEq/L）。リチウムの抗躁効果は、精神科医ケイド（豪、1949）によって発見され、デンマークのスコウ（1954）の大規模な臨床研究で効果が確認されてから西欧で普及し、米国では1970年に、日本では1980年に認可されている（炭酸リチウムの治療血中濃度は0.6～1.2 mEq/L）。

医療協会第二回学術大会（二〇一二）では、ヒト治癒能力[註124]を引き出すための多角的なアプローチが報告された。

日本における自然治癒力

ただし津谷[269]によれば、日本における自然治癒力の理解には、西洋とも中国とも違う固有性があるようで、江戸期にヒポクラテス思想を受容するに当たり、日本の医師たちは日本文化に深く根ざす自然主義やアニミズムに立脚してそれを解釈した形跡がある。幕末の医師、平野重誠が、自然治癒力を「テンネンノハタラキ」と表現していたことも、その証左である。またヒポクラテス（ガレノス？）的自然治癒力思想の輸入に当たっても、それを変容させつつ受容する日本的な力が働いていたと想定することができる。日本のＣＡＭコミュニティに、自然治癒力思想は空気のように生きて働いているが、他国とは違った機能の仕方や社会意識への影響などが考察されてしかるべきであろう。

病因学偏重に対する批判

「科学的医学」における病因学偏向を批判して川喜田[153]は、西洋近代医学においては、病変の形態学的・生理学的の記述や発生病理の研究が前世紀以来目覚ましく進んできたにもかかわらず、病気のもっとも頻繁にとる経過の一つである「治癒の病理学」の開拓がこれまで十分でなかったことを指摘した。池田ら（一九八八）[278]は、昔からの「病気に対する抵抗力」とか「自然治癒力」などという言葉が、科学的根拠をもって治療の場に登場して来るのが21世紀ではないだろうかと述べた。われわれは発病の機構を解明する基礎的研究をますます発展させるであろう、そしてこの精緻な防御の仕組みを増幅し、賦活することによって治療効果を挙げようとする考えが台頭するだろう、と予測した。

患者自律（patient autonomy）

このことは、治療理論の核に自然治癒力という仮説を設定して、「医療の主体は患者である」とするＣＡＭの倫理原則と奇しくも一致している。ここでは自分に自然治癒力が内在している

〈註124〉ヒト治癒能力；自然治癒力（人間がヒトとして生物の進化の過程で得た病気を未然に防ぐ力）、自然治癒能力（自然環境や社会環境が変化したときの適応力）、自己治癒能力（自分で自分を治そうとする力）の総合〈Medical Tribune, 2012.4.26〉。

という実感が、ＣＡＭの中核概念である患者自律（patient autonomy）の自覚を促すと考えられている。[269]日本の正統医学の領域でも自然治癒力に再び目が向けられるようになったことは、近年の新しい動向のひとつかもしれない。米国では21世紀に入って、症状を標的とする攻撃的な薬物療法への批判から、治療は自然治癒過程（natural healing process）を促進すべきとする「ヒポクラテス的精神薬理学」（二〇〇八）[279]が提唱されている。

＊　＊　＊

科学的医学の限界が指摘され、過剰医療に対する批判が強まっている現状のなかで、中世の養生論[114]をもう一度ここで想い起してみよう。西洋のディアイタ（Diaita＝養生法）または「健康訓」（regimen sanitatis）とは、人間の生きかた（栄養の摂取、労働・性生活、政治的・社会的生活など）を自然にならって正しく整えることであり、アラビア医学では治療学の決定的な到達点として位置づけられていた。中世において健康をめざす努力は個人に与えられた課題であり、医者はただ、必要な情報を与える援助者にとどまり、あくまで患者自身が自力ですべてをなしとげねばならなかった。江戸時代の「養生訓」には「薬をのまずして、おのずからいゆる病多し」、「薬を用ることつつしむべし」、「保養はおこたりなくつとめて、いゆる事は、いそがず、その自然にまかすべし[67 P390]とある。

ここでは自然治癒力思想を基盤とする神田橋の養生・治療論[註125]を、その著書から抜粋・紹介しておきたい。

――そもそも病気が治るのは自然治癒力の働きであり[266 P19]、自然治癒力とは『いのち』という物質界が、己に加えられた歪みや傷害に逆らい、復元を図るというあらかじめパターン化されて

〈註125〉それは「大幅に生気論と合目的性を取り入れて」[19 P113]いる。

いる活動」[〈280〉P27] である。自然治癒力を強める方法は養生であり、[〈266〉P20] 養生とは「心が身体の云うこと、声なき声を斟酌すること」[〈280〉P178] である。医師が行う「治療」は自然治癒力が働きやすいように準備をしているだけであり、治療は専門家の守備範囲、養生は患者の守備範囲であるが、「治療よりも養生の方が大切な根本」[〈266〉P19-20] なのである——。

Ⅲ レジリエンス
――「自然治癒」現象への科学的アプローチ

一 自然治癒力（生気論的概念）からレジリエンス（物理学的概念）へ

そもそも西洋近代医学史において、自然治癒力の問題はクロード・ベルナールの実験医学序説（一八六五）[97、98]まで遡る。その中で、近代医学は自然治癒力（puissance médicatrice de la nature）を単なる仮定として、実験の助けを借りてその機転を健康時および疾病時にわたって決定せねばならないことが強調された。また「実験医学原理」[101]では、近代医学の最終目標として（1）発病に関する法則（病因学）と、（2）病気の回復に関する法則の発見（回復学）とが設定された。しかしノイブルガーの大著「自然治癒力学説の時代変遷」（一九二六）[281]は、19世紀の前半で記述を終えてしまった。そして20世紀の実際の医学は、前半の「特定病因説（論）」と後半の「確率論的病因論」を背景に、病因学を中心に発展してきた。

このような動向のなかで、精神医学の領域ではレジリエンス（〈仏〉レジリアンス）の用語が、一九八〇年代の英語圏で、逆境を跳ね返して成人する子どもたちについて、精神科的障害に対する防御・抵抗因子の意味で用いられた。[282][註126]一九九〇年代にはフランス語圏に導入されて精神分析学的・社会学的研究が活発化し[283]、また、とくに米国では、心的外傷をこうむった成人において、外傷後ストレス障害（PTSD）の発症に対する心理学的反発力として注目されるようになっ

〈註126〉同義語／類縁語としてはprotective factor、invulnerability、hardiness、strength（強靭性）、ストレス耐久性（家族論）、locus of control、salutgenesis（健康生成論）などがある。

た[284]。最悪のストレッサーや逆境に直面しても、半数以上の子どもはそれに屈服することがなく[282]、米国人の50～60％は一生のうちで、かなり外傷的な出来事に晒されるが、そのうちでPTSDを発症するのはせいぜい8～20％である[284]。

日本の精神医学界における普及

21世紀に入ってWHO（二〇〇四）は「精神障害の予防と精神保健の向上」が、resilience（回復力、立なおり）の強化によって可能であるとした[285]（西園より引用）。日本の精神医学界では、二〇〇八年に雑誌の特集と学会のシンポジウムでその定義・概念が論じられ、「レジリアンス」のタイトルをもつ書籍の出版（二〇〇九、二〇一二、二〇一四）が続いた。また二〇一二年には有名科学雑誌“Nature”[286]と“Science”[287]に“resilience”が取り上げられ、身体医学においても言及され[288, 289]て、その普及はさらに広範囲に及び始めた。

物理学用語としてのストレスとレジリエンス

そもそもストレスとレジリエンスとは、どちらも物理学用語として前者は「外力による物体の歪み」を、後者は「歪みを跳ね返す反発力ないし復元力」を意味していた[291]。すなわちストレスあるところにレジリエンスあり、レジリエンスなきストレスなし、ストレスとレジリエンスは一心同体の現象であって[註127]、とくに「生体のストレス状態には常にレジリエンス活動が内在している」[註128]のである。それにもかかわらずこれまでの医学では、もっぱらストレス因やストレス状態の方が注目されてきた。筆者らは、この歴史を近代西洋医学の一種の歪み（ストレス）として、しかしストレス状態との関連におけるレジリエンスへの注目を、この歪みに対する現代医学の反発・復元（レジリエンス）の動きとして考えたい。

医学用語としてのレジリエンス

ところで筆者らは医学用語としてのレジリエンスを定義するにあたって、第一に、臨床用語としては「病を防ぎ、病を治す心身の働き」とした。これは病気の自然治癒という「現象」または「過程」に関わるものであって、「自然治癒力」という生気論的概念の呼び換えではない

〈註127〉空気を入れて膨らませた丸い風船を思い浮かべていただきたい。これに指を突っ込んで凹んだ状態がストレス（外力による物体の歪み）である。一方で指には反発力がかかり、指を離すと風船の形は元に戻る。この復元力・回復力がレジリエンスである。ストレスとレジリエンスが一心同体というのはこのような意味である。

〈註128〉浅見[292]は、材料力学におけるストレス（応力）とは、材料に外力が加わったとき、外力に対抗して材料内部に発生し、歪を元に戻そうとする働き「材料の回復力」であると理解し、生体にもこれと同様の働き・性質があるとして、「生体のストレスとは生体の回復力と理解される」と述べている。

生物学的レジリエンス因子

ことに注意されたい。第二に、その科学的（疫学的・生物学的）研究のための用語として「発病防御因子と回復促進因子からなる疾病抵抗因子の総称」と定義した。「レジリエンス」は、この二通りの意味を持つことによって自然治癒（力）思想の現代医学版として、科学的医学の研究対象になった。したがって筆者らがとくに注目するのは、Charney の総説（二〇〇四）[290]において、それまでの逆境や心的外傷に対する心理社会的なレジリエンス研究から、ストレス状態への適応をうながす精神生物学的メカニズムの解明に向かって発展してきたこと、そしてストレス関連障害（ＰＴＳＤとうつ病）においてレジリエンスに関わる物質群と脳部位が候補として想定されたことである。他方の身体疾患のレジリエンスでは、逆に心理社会的要因が重視されているのが興味深い。[288]

なお前記の総説でレジリエンスに関わると仮定されたホルモン類（コルチゾールなど）・神経伝達物質（ドーパミン、セロトニンなど）・神経ペプチドなど一一種の物質群および脳部位（前頭前野、海馬、扁桃体、視床下部など）は、いずれもこれまでは専ら精神病理の発生との関連において、いいかえれば発病因子として重視されてきたものである。これらの物質と脳部位がレジリエンス（疾病抵抗）因子として見直されるようになったことは――既述の「生体防御医学」の可能性の指摘とともに――現代医学における発病論から回復論への視点転換として注目される。19世紀にクロード・ベルナールが近代医学の目標として――病因学と並んで――設定した回復学が、そして20世紀のキャノン・セリエ・ラボリらによる生体防御システムの研究が、21世紀になってようやく医学の主流となりつつあるとすれば、自然治癒（力）思想はその開発的な役割をようやく終えようとしているのかもしれない。

二　プラセボ反応の脳科学——うつ病／痛み／パーキンソン病

治療医学におけるプラセボの歴史は古いが、科学的医学としては20世紀後半の問題である。〈293〉治療の科学的評価法が確立した一九五〇年代に、プラセボによる病気の改善率の高いことが注目され、〈註129〉ビーテャー（米）の論文 "powerful placebo"（一九五五）〈293〉の反響で、一時の米国にはplacebomania と仇名される医者まで現れたという。しかし薬効の臨床試験で、プラセボ反応は実薬による改善率から差し引かれ捨てられる運命となり、その後はプラセボの使用そのものに対して倫理上の問題が提起されている。他方の実地臨床では、プラセボは治療学の「宝の山」とされているが、〈295〉日本では「偽薬」の誤訳も災いしてか普及していない。しかし、「病気が治るのは自然治癒力の働き」〈266〉P19 であり、「プラセボ反応は自然治癒力の純粋な表現」〈280〉P91 とすれば、プラセボ反応は今なお薬物治療学の核心的な問題の筈である。

とくに近年うつ病のプラセボ反応〈註130〉への関心が高まっているが、そもそも向精神薬の役割は「興奮伝達を抑えたり、増やしたりして、『まあまあ、ちょうど良い』状態をつくって、それを保っておくことで、脳の自然治癒の作業を助けるだけ」〈266〉なのである。これを裏付ける脳科学的知見として、入院うつ病者に抗うつ薬とプラセボを二重盲検法で投与し、六週後の治療反応者四名ずつについて糖代謝量の変化を比較した研究がある。〈297〉脳幹などでは抗うつ薬に特異的な変化がみられたが、皮質（前頭前野、帯状回など）における増加と辺縁系・傍辺縁系における減少は、抗うつ薬・プラセボ反応者の双方に共通の所見であった。この知見は総合的な治療効果が、治療の場で誘発された脳の自然治癒作業（レジリエンス活動）と、抗うつ薬の特異的な効果との加算によって生ずることを示唆するものとして重要である。

〈註129〉たとえば普通感冒（common cold）に対する抗ヒスタミン薬の無作為化・二重盲検試験（1950）で、1週改善・治癒率は実薬群70.1%に対してプラセボ群71.4%〈296〉。

〈註130〉プラセボに対するうつ病の反応率・寛解率は30～51%・10～36%であり、薬物療法50～65%・28～47%および精神療法50～58%・30～48%、両者併用29～72%・16～40%との間にそれほど大きな差はない〈298〉。

うつ病者の“natural resilience”

もうひとつは抗うつ薬のプラセボ対照試験に参加した二八四八例の臨床経過の解析結果（二〇〇七）である。[299]両群の反応（改善）はほとんど同時期（第一八〜二四治療日）に生じており、反応率は抗うつ薬群の方が高いが、反応例だけに限ってみれば、回復プロセスにはほとんど差がなかった。この結果からStassenらは、うつ病者には共通の“resilience”-like componentがあり、いったんその引き金が引かれると、その薬理作用がどんなに違っていても、プラセボに類似したパターンで回復が続いていくものと考え、これからの向精神薬が患者の“natural resilience”を支援するようにデザインされることを期待した。

プラセボ反応の脳内メカニズム

しかもプラセボ反応に関する近年の脳科学的研究から、治療への期待それ自体が脳の活性化をもたらすという知見も出てきた。疼痛刺激に対して鎮痛効果が期待されることを被験者に示唆した上で、プラセボを投与した研究（二〇〇八）[300]では、その反応強度が側坐核におけるドーパミン・オピオイド活動の増大と相関していた。さらに軽症・中等症のパーキンソン病者を四群に分け、実薬（レボドパ）が投与される確率を25％、50％、75％、100％と伝えて実際にはプラセボだけを投与した研究（二〇一〇）[301]では、確率75％と聞かされた患者群がプラセボに反応し、線条体からのドーパミン放出が有意に増加したという。

このように、これまで薬物療法および狭義の精神療法の特異的効果と考えられていた現象の少なからぬ部分は、プラセボ反応であることが示唆されている。精神科治療が進むべき方向について、精神療法と薬物療法の共同作業（synergy）に共通する標的を「神経可塑性（neuroplasticity）」[302]、すなわち脳の「レジリエンス」[303]とする主張もある。精神疾患におけるプラセボ反応の臨床的・科学的研究によって、「脳の自然治癒の作業」の物理化学・薬理学的メカニズムの解明が期待される。

IV　終末期医療

症状の緩和と苦痛の除去

終末期医療（terminal care：ターミナル・ケア）[90]とは、予後三〜六カ月と診断された患者、あるいは、これ以上の積極的治療の効果が期待できないと判断された患者とその家族に対して、症状の緩和と苦痛の除去を主体とし、QOLの向上を目指して行われる医療・看護である。また緩和医療（palliative medicine）[90]は、疾病の治癒を目指すのではなく、患者の苦痛の緩和とQOLの向上を目指した医療またはその学問をいう。末期患者に対する過剰な治療や延命中心の近代医療への反省から、患者の苦痛を積極的かつ全人的にとらえ、患者中心の医療を行うことを基本とする。[註131]

キュアとケア

キュアcure（治療）に対してケアcareとは、狭義には「手を使って」身近に患者の身体的世話をすることをいい、慰めいたわる関係を意味する。そもそも医療の始まりから数千年はケアの医療であり、20世紀とくに後半がキュアの医療になった。その五〇年間は史上初めてケアの医療が忘れられた、という歴史的にはきわめて特殊な時代であった。いまの様々な医療問題は20世紀後半のキュアの医療の発展に伴って生じてきたものであり、それに対応するためにはケアの医療との対比によって、キュアの医療を検証する必要があるという[304]。

老衰死（自然死）

とくに、これからの超高齢化社会では、医者がいわゆる老衰死（自然死）[註132]に関わる機会が、これまで以上に増えることは確実であり、「死の側に立つ医師」が求められている[305]。ここでは断

〈註131〉「終末期医療」が、キュアとケアの時期を画然と区別する概念であったのに対して、「緩和医療」は医療の中心がcureからcareへの時期へと徐々に移行することを意味する概念であるとされる。また緩和ケア（palliative care）はホスピスケアと同義的に使われるが、こちらはキリスト教的背景をもつという[90]。

〈註132〉健康な老人が死因と推定できる病気なしに、消え入るように生を閉じた（天寿を全うした）場合をいい、医学的な死因とすべきかについては議論がある[90]。“Failure to thrive”[306]（それまでの環境や社会サポート量ではthrive（生存）できなくなった虚弱進行状態）を便宜上「老衰」と訳し、老衰は究極の病気（老年症候群）であり、慢性的な死へのプロセスとする見解もある。

片的ではあるが、主として終末期医療をめぐる多種多様な見解や意見を紹介したい。

＊　＊　＊

加齢と死

われわれの世紀になって初めて死が高齢と関連するようになった。感染症は祖先たちの生命を若い時点で奪っていたが、それは慢性退行性疾患に取って代わられた。人びとが若くして亡くなっていた時代に、医学は寿命を延ばそうとしたが、今では死ぬのは高齢になってからとなり、医学の目標は残りの人生をより良くすることになった。加齢と死についてのわれわれの考え方を変えるために、時間のかかる困難な手順をはじめなくてはならない。科学的医学が現れてから比較的日が浅く、ガレノス派医学の二〇〇〇年に比べると一五〇年であるけれども、われわれには古い時期の記憶はなく、両親や祖父母から習ったようにしか、どのように加齢と死を捉えるのかということを知らない。医学の目標と限界は、健康を最大化し早死を妨げることでなければならず、死を恐れの対象から管理可能で受け入れられるものに変えなくてはならない[〈116〉]。

死期の迫った患者

ヒポクラテス[〈37〉P943]医学は、死期の迫った患者への医者の対応について「医術は一般に、病人から病苦を取り除き、病気の激しい勢いを和らげるものであり、さらに、病気に負けてしまった患者に対する場合は、医術の力ではどうしようもないことを知って、やたらに手を出さないようにすることとした。中世ヨーロッパにおいては、誰もが自分自身の死を死に、自分自身の魂の救済を得ようと努力することが求められていたから、治療術は、苦痛を和らげ、生の過程それ自体の中でその形を変えるようにつとめることであり、医者の課題は、いかなる代価を払ってでも病気を治すということよりも、病人とつきあって、彼の苦痛の状況に関与することであっ

いわゆるスピリチュアリティ

た[114]。

日本では、江戸時代の養生訓[67 P365]に「もし必死（ひっし）の症は、天命の定れるところ、うれひても益なし。人をくるしむるは、おろかなり」とある。一方この時代に起こった既述の「天命説論争[65, 68]」は、死を目前にした患者に対する医師のあり方を問うものとして、現代医療の本質にも関わる問題を提起していた。21世紀に入って、終末期医療に携わる医者の側から一般読者に向けて、過剰医療を批判する著書が相次いで出版され、その多くは終末期における積極的治療や延命治療に否定的である[305, 307, 308]。山折[309]は、平安・鎌倉時代の僧侶は死期が近づくと、自ら断食を行ったという記録があるとし、老と病がはびこってきた現代における生の終え方について「断食往生」の可能性に言及した。実際に「自然死」をすすめる医師[307]によれば、自然死（老衰死）の実体は「餓死」（「飢餓」「脱水」）であり、その経過は七～一〇日であるという。他方には「どんな生き方をしたいのか」は患者の価値観と密接に関わる問題であり、延命治療を一律に否定することは、医者が自分たちの医学常識に基づく医療を患者に押し付けているという批判もある[310]。

＊　＊　＊

ところで、終末期医療と緩和医療のどちらにおいても〝ＱＯＬ〟（quality of life）と「スピリチュアリティ」（spirituality）の重要性が強調されており、ＷＨＯ（一九九七）は五つの構成領域、①身体的状態、②心理的およびウエルビーイングの状態、③社会的人間関係、④経済・職業的状態、⑤宗教的およびスピリチュアルな状態を提示している[87]。スピリチュアルな視点は、いのちを超越的（神仏の）視点から見直す思考法として重視されている[311]。

しかしＷＨＯ（一九九八）のＱＯＬ／ＳＲＰＢ（Spirituality, Religiousness and Personal

Beliefs）について、日本人を対象に田崎ら[312]が行った質的調査（二〇〇一）によれば、ＷＨＯから提案されたスピリチュアリティの概念構造は、キリスト教徒のグループにはまったく問題なく受け入れられたのに対して、ほとんどのグループからは日本人の感覚に合わないとの指摘があった。この結果から著者らは、まずは日本人にとってのスピリチュアリティの概念を（日本語訳を含めて）明確にし、その上で一神教の文化圏との差異を明確にしていく必要があると考えている[註133]。

「日本人の病気観」の中で大貫[31]は「宿命論的考え方」に言及し、それは死、病気、その他の人間の力の及ばない出来事を「宿命」と名づけることによって、現実と直面し続けることを可能にする、きわめて合理的でもある、ひとつの処世術であるとしている。日本人は不治の病を宇宙から排除し、治癒の可能な病気だけを認識し、その上で、自らの運命を積極的に操作しにかかるが、自らの力でどうにも治せないと思われる病気から逃れることにおいては、合理主義的宿命論者になるとにいう。また他の研究者の指摘を紹介して、日本人には「彼らの祖先が地獄なり天国なりにいると考えていることを示す事象はほとんど見当たら」ず、「多分、日本人は一度も真剣にこの世の向こう側のことを考えたことがなく」、日本人にとっては「現に自分が生きているこの世、この社会だけが『本当の現実』であり、「仏教思想の中の因縁とか輪廻」とか「中核をなす概念を決して完全に自分の中に取り込まなかった」としている。

最近の「終末期医療について」の座談会[314]では「死生観」の問題が指摘され、「そこの議論がこの国では本当になかった」という感想が述べられたが、この発言そのものが宙に浮いてしまったようである。確かにもっともな批判のようにも思われるが、この国には、多くの先人たちが詠んだ「辞世の句」[315]が遺されていることを見逃してはなるまい。島薗[316]によれば、社会の近代化

〈註133〉人間学の金子晴勇氏[313]は、ある講演会で筆者の質問に答えて、日本人のスピリチュアリティは、西洋人と違って感覚的なものであるとして、芭蕉の俳句を紹介した——あな尊（とふと）青葉若葉の陽（ひ）の光」。

が死の文化を疎隔化してきたことへの反動として、ホスピス運動が原動力となり、米英では一九六〇年代にThanatology（Death Studies）が、日本では一九七〇年代に死生学が興隆した。しかし医療の発達によって「畳の上」で死ぬ機会は急速に減る一方で、病院で死に行く人々に対してケアをするすべを知らないという近代医療の欠陥が露呈してきた。山折[309]は、今から三〇年ほど前の人生五〇年の時代には「生」と「死」が同じ比重の「死生観」を誰しもが持っていたが、この短期間に人生八〇年の長寿社会になり、生と死の間に「老」と「病」という問題が入りこんできたことで、政治や社会、そして医学も対応できない状況になっていることを指摘した。

また古田[317]によれば、日本人の「あの世」は、墓の地下でも、位牌の周りの空間でも、奈落でも、海の向こうの常世（とこよ）でも、ニライカナイ（奄美・沖縄地方で海の彼方にある信じられている楽土）でも、どこでもよい。ただし日本人の「あの世」は、生者が死者を偲ぶために必要な場所であり、死者が生者のままで謎の生を永遠に生きるには不向きな場所なのである。これらの言説に接すると、昔から多くの日本人に親しまれてきた在原業平（ありわらのなりひら）（八二五〜八八〇）の辞世の句が想い起される――「つひに行く道とはかねて聞きしかど昨日（きのふ）今日（けふ）とは思はざりしを」。

最後に「死」について、養老[318]は「自分にとって死は無いという言い方が出来る」、「『（自分の）死とは何か』というのは、理屈の上だけで発生した問題、悩みと言えるかもしれません」という。神田橋[319]によれば、「死」は概念用語が命名によって作り出した仮象であって、命名して繰り返して注目されることで大きな像となっているのであり、実在するのは「生きている日々が終わる」ことである。終末期医療で医者が自然治癒力やレジリエンスについて考えることには意味があるかもしれない。しかし死について考えるのは、哲学者が無について思いをめぐらせるのに似ているのではなかろうか。

おわりに

ここであらためて「病気とは何か」について触れておきたい。その時代の医学の最大公約数のようなものとして辞書を引いてみると、かつて「医学大辞典」（一九五八）は、「疾患」を「身体の形状機能が正常より悪化し低下した状態」[155]としていた。それから約半世紀後の同名書（二〇〇九）[90]で「疾患（疾病、病気）」は「患者が自覚する不快感・痛み・脱力感などの症状と、原因・徴候・経過から客観的に証明される臨床病像からなる、異常な機能的変化あるいは器質的変化」とされている。病気が単なる身体の問題ではなく、患者の心身の自覚的・主観的な苦痛・苦悩に注意が向けられるようになったことが、この半世紀における医学思想の大きな変化であろう。

このような変化は、20世紀後半におけるいわゆる「科学的医学」の発展を反映するものと考えられるが、もとより本書は現代医学による病気の定義が普遍的であるという前提に立っているわけではない。病（やまい、Illness）は「人間や動物の心や体に不調または不都合が生じた状態のこと」(Wikipedia) という定義が、一般社会の病気についての考えであるとすれば、近年の科学的医学による定義はむしろ世間の常識に近づいたとみることもできよう。また「病とは『いのち』が馴染めないものや状況を排除し本来の己のありようを復活しようと奮闘している姿である」[320 P33]という定義は、心身を一如（不二）とする日本人にとって受け入れやすいかもしれない。

ところで分子生物学が興隆しつつあった時代に、キング（一九六三）[3]は分子生物学を、その五〇年前の細胞病理学以上の驚くべき進歩であると評価しながらも、次のように注意を喚起した。「現代医学は多くの病気を分子の用語で記述することに成功した。しかし、歴史の教訓によれば、この理論も完全に成熟した後、最後は崩壊して、全く不適当であることが証明されるであろう。そのときに発見されたデータを説明するために、現時点では思いもよらない新しい概念が示唆されることになろう。歴史を見ると、医師は遂に真実をつかまえたと信じた時代が幾つもあった。しかし彼等は例外なく考え方を変えた。20世紀の進歩は驚くべきものであるが、それにもかかわらず、医師は今後ともその考え方を変え続けるであろうことは間違いない」。

これまでの医学知識の相当な部分は、病気がどのようにして起こるかに関したものであったが、病因観はこの数世紀の間に、世界に関する知識の変化とともに変わった。[3] 20世紀前半から特定病因説が先導してきた科学的医学は、いま日本人の死因の上位を占める癌・心疾患・脳卒中や、これからの確実な増加が予測される認知症に対しては、確率論的病因論によってその限界を補おうとしており、21世紀に入って、病を防ぎ病を治す体内の物理化学的メカニズム（レジリエンス）に改めて注意を向け始めた。他方で二〇一四年には、百歳以上の日本人高齢者が六万人に近づき、「超高齢多死」社会は世界に先駆けて急速に現実のものになりつつある。医者は「老衰死（自然死）」により深く関わり、あらためて病と老について、生の終わりについて、これまでとは異なる考えを持つであろう。そして医学思想の全体が変わるに違いない。

305） 久坂部羊：日本人の死に方――そんなに長生きしたいですか，幻冬舎，2007.
306） 大蔵 暢：病気としての老衰．週刊医学界新聞，2912：4-5，2011.
307） 中村仁一：大往生したけりゃ医療とかかわるな――『自然死』のすすめ，幻冬舎，2012.
308） 石飛幸三：こうして死ねたら悔いはない，幻冬舎，2013.
309） 山折哲雄，Medical Tribune 6月7日号？，2012，10.
310） 和田秀樹：だから，これまでの健康・医学常識を疑え！，ワック，2015.
311） 窪寺俊之：スピリチュアルな視点．心と社会，43：5-8，2016.
312） 田崎美弥子，松田正巳，中根允文：スピリチュアリテイに関する質的調査の試み――健康およびQOLの概念のからみの中で．日本医事新報，4036：24-32，2001.
313） 金子晴勇：講演：現代人間学における心身相関の理解について．アルカディア市ヶ谷（私学会館），2007.
314） 日本精神科病院協会アドバイザリーボード：終末期医療について．日精協誌，35：11-34，2016.
315） 中西 進：辞世のことば．中央公論新社，1986.
316） 島薗 進：日本人の死生観を読む――明治武士道から『おくりびと』へ，朝日新聞出版，2012.
317） 古田博司：ヨーロッパ思想を読み解く――何が近代科学を生んだか，筑摩書房，2014.
318） 養老孟司：死の壁，新潮社，2004.
319） 神田橋條治：技を育む――精神医学の知と技，中山書店，2011.
320） 神田橋條治：精神療法面接のコツ，岩崎学術出版社，1990.

281) Neuburger M: Die Lehre von der Heilkraft der Natur im Wandel der Zeiten, Verlag von Ferdinand Enke, 1926.
282) Rutter M: Resilience in the Face of Adversity. Protective Factors and Resistance to Psytiatric Disorder. Br J Psychiatry, 147: 598-611, 1985.
283) 大島一成，阿部又一郎：レジリアンス概念の歴史と現状――フランス語圏を中心に．加藤 敏，八木剛平 編，レジリアンス――現代精神医学の新しいパラダイム，金原出版，2009，25-49頁．
284) Hoge EA, Austin ED, Pollack MH: Resilience: Research evidence and conceptual considerations for posttraumatic stress disorder. Depression and Anxiety, 24: 1-14, 2006.
285) 西園昌久：滅びつつある人類の不安と精神医学――精神療法の時代性・文化性の意味．精神経誌，109：76-80，2007．
286) Hughes V: Stress: The roots of resilience. Nature, 490: 165-167, 2012.
287) Southwick SM et al: The Science of Resilience: Implications for the Prevention and Treatment of Depression. Science, 338: 79-82, 2012.
288) Stewart DE, Yuen T: A Systematic Review of Resilience in the Physically Ill. Psychosomatics, 52: 199-209, 2011.
289) Johnston MC et al: Physical Disease and Resilient Outcomes: A Systematic Review of Resilience Definitions and Study Methods. Psychosomatics, 56: 168-180, 2015.
290) Charney DS: Mechanisms of resilience and vulnerability: implication for successful adaptation to extreme stress. Am J Psychiatry, 161: 195-216, 2004.
291) 大島一成，阿部又一郎：レジリアンス概念の歴史と現状――フランス語圏を中心に――．加藤 敏，八木剛平 編，レジリアンス――現代精神医学の新しいパラダイム，金原出版，2009，25-49．
292) 浅見自生：生体のストレスとは生体の回復力と理解される．ストレス科学，31：140，2016．
293) 鈴木哲哉：臨床薬理学，20-76．南江堂，1965．
294) Beecher HK: The powerful placebo. JAMA, 159: 1602-1606, 1955.
295) 中野重行：プラセボジレンマについて考える．臨床薬理，35；395-396，2004．
296) Medical Research Council: Clinical trials of antihistaminic drugs in the prevention and treatment of the common cold. Br Med J, 2: 425-429, 1950.
297) Mayberg HS, Silva JA, Brannan SK et al: The functional neuroanatomy of the placebo effect. Am J Psychiatry, 159: 728-737, 2002.
298) Keitner GI, Ryan ChE, Solomon DA: Realistic Expectations and a Disease Management Model for Depressed Patients With Persistent Symptoms. J Clin Psychiatry, 67: 1412-1421, 2006.
299) Stassen HH, Angst J, Hell D et al: Is there a common resilience mechanism underlying antidepressant drug response? Evidence from 2848 patients. J Clin Psychiatry, 68: 1195-1205, 2007.
300) Scott DJ et al: Placebo and Nocebo Effects Are Defined by Opposite Opioid and Dopaminergic Response. Arch Gen Psychiatry, 65: 220-231, 2008.
301) Lidstone SC et al: Effects of Expectation on Placebo-Induced Dopamine Release in Parkinson Disease. Arch Gen Psychiatry, 67: 857-865, 2010.
302) Krystal JH: Neuroplasticity as a Target for the Pharmacotherapy of Psychiatric Disorders: New Opportunities for Synergy with Psychotherapy. Biol Psychiatry, 62: 833-834, 2007.
303) Magistretti PJ, Ansermet F: Neuronal plasticity: a new paradigm for resilience. Schweiz Arch Neurol Psychiatr, 159: 475-479, 2008.
304) 渡辺元雄：21世紀の一般医．日医雑誌，127：249-255，2002．

255) Ford DEほか 著，林 泰 訳：睡眠障害と精神障害の疫学．JAMA（日本語版）5月号，54-61，1990．
256) Greenhalgh T, Hurwitz B 著，斉藤清二ほか 監訳：ナラティブ・ベイスト・メディスン．2001: 金剛出版．
257) Illich I 著，金子嗣郎 訳：脱病院化社会・医療の限界，晶文社，1998．
258) Meyer-Lindenberg A, Weinberger DR: Intermediate phenotypes and genetic mechanisms of psychiatric disorders. Nat Rev Neurosci, 7: 818-827, 2006.
259) 都島基夫：日本未病システム学会について．日本未病システム学会 編，未病医学臨床，2006．
260) de Koning MB, Bloemen OJN, van Amelsvoort TAMJ et al: Early intervention in patients at ultra high risk of psychosis: benefits and risks. Acta Psychiatr Scand, 119: 426-442, 2009.
261) Nelson B, Yuen HK, Wood SJ et al: Long-Term Follow-up of a Group at Ultra High Risk（"Prodromal"）for Psychosis. The PACE 400 Study. JAMA Psychiatry, 70: 793-802, 2013.
262) McGorry PD, Nelson B, Phillips LJ et al: Randomized Controlled Trial of Interventions for Young People at Ultra-High Risk of Psychosis: Twelve-Month Outcome. J Clin Psychiatry, 74: 349-356, 2013.
263) 辻野尚久，片桐直之，水野雅文：統合失調症の前駆期に対する精神科医の治療観．精神経誌，111：293-297，2009．
264) 村瀬聡美：子どもにおける非精神病性の幻覚体験．Schizophr Front，9：175-178，2008．
265) 松岡洋夫：若者のメンタルヘルスケアに向けて――精神病の早期介入研究から見えてきたこと．精神経誌，114：303-309，2012．
266) 神田橋條治：精神科養生のコツ，岩崎学術出版社，1999．
267) 中安信夫：統合失調症の顕在発症に抗する防御症状――症状布置を把握するための一視点．精神科治療学，26：483-498，2011．
268) WHO 著，津谷喜一郎 訳：世界伝統医学大全，平凡社，1995．
269) 津谷喜一郎：代替医療は非倫理的か？．生存科学，19B：125-161，2009．
270) 鶴岡浩樹・津谷喜一郎：補完代替医療（CAM）総論．八木剛平，渡邊衡一郎 編，レジリアンス――症候学・脳科学・治療学，金原出版，2014，206-219頁．
271) 金沢一郎：漢方医学への期待．日経メディカル5月号，別冊付録25-27，2009．
272) 寺澤捷年，中村雄二郎：漢方医学を哲学する．JAMA日本語版，20：付録，1999．
273) 赤塚行雄：『気』の構造，講談社，1974．
274) Weil A 著，上野圭一 訳：人はなぜ治るのか――現代医学と代替医学にみる治癒と健康のメカニズム，日本教文社，1984．
275) Yoshikawa K, Shimada M, Wakabayashi G et al: Effect of Daikenchuto, a Traditional Japanese Herbal Medicine, after Total Gastrectomy for Gastric Cancer: A Multicenter, Randomized, Double-Blind, Placebo-Controlled, Phase II Trial. J Am Coll Surg, 221: 571-578, 2015.
276) 末松弘行：「気」から起こる体の「病い」．有馬朗人 著者代表，気の世界，東京大学出版会，1990，187-215頁．
277) 坪井貴嗣：漢方薬．八木剛平，渡邊衡一郎 編，レジリアンス――症候学・脳科学・治療学，金原出版，2014，251-262頁．
278) 池田康夫，相川直樹：医療―技術革新と医師の課題．三田評論，893：24-33，1988．
279) Ghaemi SN: Toward a Hippocratic psychopharmacology. Can J Psychiatry, 53: 189-196, 2008.
280) 神田橋條治，八木剛平：精神科における養生と薬物，診療新社，2002．

227) Priest S 著，河野哲也ほか 訳：心と身体の哲学，勁草書房，1999.
228) 大森荘蔵：物と心（ちくま学芸文庫），筑摩書房，2015.
229) アリストテレス 著，桑子敏雄 訳：心とは何か，講談社，1999.
230) 鹿島晴雄：“こころ”と”脳“重ね描き――Freud S. と Pavlov IP――．精神分析研究，55：218-223，2011.
231) 新海安彦：分裂症の精神病理と生物学的異常の接点．精神経誌，95：808-809，1993.
232) 原田憲一：精神病理学と生物学的精神医学の接点――精神分裂病において．精神経誌，96：973-977，1994.
233) 松浪克文，布施木誠：精神分裂病の薬物療法と精神療法．臨床精神医学，25：1049-1057，1996.
234) 加藤 敏：生物学的精神医学と精神病理学の架橋の試み．精神経誌，106：93-101，2004.
235) Spicker SF 著，石渡隆司ほか 訳：医学哲学への招待，時空出版，1995.
236) 呉 秀三（1915）：精神病学集要，下巻，精神医学神経学古典刊行会，1974.
237) Jaspers K 著，内村祐之 訳：精神病理学総論（全3冊）下巻，岩波書店，1956.
238) Angst J 著，宇野昌人ほか 訳：分裂病の身体療法，上，星和書店，1986.
239) 呉 秀三：呉氏精神病学集要 後編，吐鳳堂書店，1895.
240) Linden DEJ: How psychotherapy changes the brain - the contribution of functional neuroimaging. Molecular Psychiatry, 11: 528-538, 2006.
241) 中尾智博：OCDの行動療法・薬物療法と脳の変化．精神経誌，113：60-66，2011.
242) Dubos R 著，田多井吉之介 訳：健康という幻想，紀伊國屋書店，1977.
243) 八木剛平：治療的見地からみた精神分裂病概念修正の諸側面（文献的考察）．神奈川医学会雑誌，4：6-12，1976.
244) Kannel WB et al: Serum cholesterol, lipoproteins, and the risk of coronary heart disease: the Framingam Study. Ann Intern Med, 74: 1-12, 1971.
245) Prospective Studies Collaboration: Blood cholesterol and vascular mortality by age, sex, and blood pressure: a meta-analysis of individual data from 61 prospective studies with 55,000 vascular deaths. Lancet, 370: 1829-1839, 2007.
246) The Lipid Research Clinics Coronary Primary Prevention Trial results. I. Reduction in incidence of coronary heart disease. JAMA, 251: 351-364, 1984.
247) Cholesterol Treatment Trialists' Collaboration: Efficacy and safety of more intensive lowering of LDL cholesterol: a meta-analysis of data from 170 000 participants in 26 randomised trials. Lancet, 376: 1670-1681, 2010.
248) 柳沢信夫：現代医学概論 第2版，医歯薬出版，2012.
249) Doll R, Peto R, Boreham J, Sutherland I: Mortality in relation to smoking: 50 years' observations on male British doctors. BMJ, 92: 426-429, 2004.
250) Holman CD et al: Meta-analysis of alcohol and all-cause mortality. A validation of NHMRC recommendations. Med J Aust, 164: 141-145, 1996.
251) Intersalt Cooperative Research Group: An international study of electrolyte excretion and blood pressure. Results for 24 hour urinary sodium and potassium excretion. BMJ, 297: 319-328, 1988.
252) Hibbeln JR: Fish consumption and major depression. Lancet, 351: 1213, 1998.
253) Naci H et al: Comparative effectiveness of exercise and drug Interventions on mortality outcomes: metaepidemiological study. MBJ, 347: 1-14, 2013.
254) Rosenbaum S, Tiedeman A, Sherrington C et al: Physical Activity Interventions for People with Mental Illness: A Systematic Review and Meta-analysis. J Clin Psychiatry, 75: 964-974, 2014.

200）Breier A, Strauss JS: Self-control in psychotic disorders. Arch Gen Psychiatry, 40: 1141-1145, 1983.
201）湯浅修一：維持療法の実際と分裂病の予後．神経精神薬理，5：391-401，1983．
202）Hogarty GE, Anderson CM, Reiss DJ et al: Family Psychoeducation, Social Skills and Maintenance Chemotherapy in the Aftercare Treatment of Schizophrenia. Arch Gen Psychiatry, 43: 633-642, 1986.
203）Jubin J：精神分裂病の「一時発症，episode」の原因における「脆弱性，vulnerability」の役割．West LJ，Flinn DE 編，石井 毅 訳，精神分裂病の治療，その新しい動向，星和書店，1978，6-37頁．
204）Engel GL: The need for a new medical model: a challenge for biomedicine. Science, 196: 129-136, 1977.
205）Engel GL: The clinical application of the biopsychosocial model. Am J Psychiatry, 137: 535-544, 1980.
206）Engel GL: The bio-psycho-social model and the education of health professionals. Annals of NY Academy Sci, 310: 169-181, 1978.
207）Ghaemi SN 著，村井俊哉 訳：現代精神医学原論，みすず書房，2009．
208）Goodman A: Organic unity theory: the mind-body problem revisited. Am J Psychiatry, 148: 553-563, 1991.
209）Novack DH: Realizing Engel's vision: Psychosomatic medicine and the education of physician-healers. Psychsom Med, 65: 925-930, 2003.
210）西園昌久：生物―心理―社会的統合モデルとチーム精神医療（第7回，終章）――治療と予防――家族機能，そして精神科医への期待．精神医学，42：769-773，2000．
211）八木剛平：精神療法と薬物療法が出会うところ――“Natural Resilience Theory”の視点から――．臨床精神医学，41：増刊号26-32，2012．
212）Karlsson H, Kamppinen M: Biological Psychiatry and Reductionism. Br J Psychiatry, 167: 434-438, 1995.
213）Bunge M: Emergence and the mind. Neurosci, 2: 501-509, 1977.
214）Ghaemi SN: The rise and fall of the biopsychosocial model. Br J Psychiatry, 195: 3-4, 2009.
215）岡崎伸郎，松本雅彦，森山公夫：［座談会］『精神分裂病』はあるか．精神医療 8・9合併号，17，1996．
216）長尾和治：東西統合医療への期待．メディカル朝日，3：44-45，2001．
217）黒木俊秀：抗うつ薬か？心理療法か？それが問題か？．こころの臨床アラカルト，30：119-124，2011．
218）Bertalanffy Lv: The Mind-Body Problem: A New View. Psychosom Med, 26: 29-45, 1964.
219）Malaterre Ch 著，佐藤直樹 訳：生命起源論の科学哲学――創発か，還元的説明か，みすず書房，2013．
220）McCullumsmith RE: Evidence for Schizophrenia as a Disorder of Neuroplasticity. Am J Psychiatry, 172: 312-313, 2015.
221）岡田岳人：心身問題物語――デカルトから認知科学まで，北大路書房，2012．
222）養老孟司：唯脳論，青土社，1989．
223）多田富雄：「生命の意味論」新潮社，1997．
224）中西直樹：仏教と医療・福祉の近代史，法蔵館，2004．
225）市川 浩：精神としての身体，勁草書房，1975．
226）神田橋條治 著，林 道彦，かしまえりこ 編：神田橋條治 精神科講義，創元社，2012．

173) American Psychiatric Association 著，髙橋三郎，大野 裕 監訳：DSM-5 精神疾患の分類と診断の手引き，医学書院，2014.
174) 八木剛平：現代精神医学定説批判——ネオヒポクラティズムの眺望，金原出版，2005.
175) Friedhoff AJ: A dopamine-dependent resititutive system for maintenance of mental normacy. Ann NY Acad Sci, 463: 47-52, 1986.
176) Friedhoff AJ, Simkowitz P: A New Conception of the Relationship Between Psychological Coping Mechanisms and Biological Stress Buffering Systems. Br J Psychiatry, 154: Suppl 4: 61-66, 1989.
177) Davila R, Manoro E, Zumarraga M et al: Plasma homovanillic acid as a predictor of response to neuroleptics. Arch Gen Psychiatry, 45: 564-567, 1988.
178) Koreen AR, Liberman J, Alvir J et al: Plasma homovanillic acid levals in first-episode schizophrenia. Arch Gen Psychiatry, 51: 132-138, 1994.
179) 八木剛平，田中謙二，魚住成彦ほか：精神分裂病の慢性重症例に対する抗精神病薬療法と血中モノアミン代謝産物の変動．臨床薬理，31：47-48，2000.
180) Cookson J: Side effects during long-term treatment with depot antipsychotic medication. Clin Neuropharmacol, 14: s2: 24-32, 1991.
181) 中安信夫：精神医学レビュー，12：13-26，1994.
182) 水島 裕：自然と人工によるBody Protection——生体防御機構と薬物投与．モダンメディシン11月号，65-69，1989.
183) 佐藤公彦：がんは生体防御機構の一つ？．メディカル朝日，28：36-39，1999.
184) 融 道男：ドーパミンD_2レセプターと精神分裂病．Molecular Medicine，32：168-173，1995.
185) 久保千春 編：心身医学標準テキスト，第3版，医学書院，2009.
186) WHO 著，融 道男ほか 監訳：ICD-10；精神および行動の障害 新訂版，医学書院，2005.
187) 山口 徹，北原光男 編：今日の治療指針，医学書院，2004.
188) Ray C, Lindop J, Gibson S: The concept of coping. Psychol Med, 12: 385-395, 1982.
189) Heim E, Augustiny K, Blasser A: Krankheitsbewältigung (Coping) -ein integriertes Modell. Psychother Psychosom Med Psychol, 33: 35-40, 1983.
190) Buddeberg C, Frei R, Merz J et al: Krankheitsverarbeitung von chronisch körperlich Kranken. Schweiz Arch Neurol Psychiatr, 139: 23-40, 1988.
191) Böker W: Self-Help Attempts of Depressive Patients. Psychopathology, 19: suppl 2: 220-224, 1986.
192) Klerman GLほか 著，水島広子ほか 訳：うつ病の対人関係療法，岩崎学術出版社，1997.
193) Freeman A 著，湯浅安一郎 監訳：認知療法入門，星和書店，1989.
194) 熊野宏昭，禅とマインドフルネス——そのかたちとこころ——．精神経誌，118：910-915，2016.
195) Greenhill MH，Gralnick A 著，日向野春総，霜山徳爾 訳：精神療法と向精神薬，産業図書，1984.
196) 八木剛平：うつ病者のレジリエンス．Bullutin of Depression and Anxiety Disorders，7：3-5，2009.
197) Lange HU: Anpassungsstrategien, Bewältigungsreaktionen und Selbstheilungsversuche bei Schizophrenien. Fortschr Neurol Psychiatr, 49: 275-285, 1981.
198) Böker W, Brenner HD: Selbstheilungsversuche Schizophrener. Nervenarzt, 54: 578-589, 1983.
199) Falloon IR et al: Family Therapy of Schizophrenics with High Risk of Relapse. Fam Process, 20: 211-221, 1981.

145) 風祭 元：日本近代精神科薬物療法史，アークメディア，2008.
146) 高久史麿，矢崎義雄 監修：治療薬マニュアル2015，医学書院，2015.
147) Davis JM: Maintenance therapy and the natural course of schizophrenia. J Clin Psychiatry, 11: sec2: 18-21, 1985.
148) Warner R 著，西野直樹，中井久夫 監訳：統合失調症からの回復，岩崎学術出版，2005.
149) Laborit H, Huguenard P 著，内薗耕二 訳：人工冬眠療法の実際，金芳堂，1954.
150) 中井久夫：精神分裂病状態からの寛解過程——描画を併用せる精神療法をとおしてみた縦断的観察．宮本忠雄 編，分裂病の精神病理2，東京大学出版会，1974，157-217頁.
151) 若松秀俊，大野喜久郎：脳低温管理の完全自動化へ．週刊医学界新聞，2730：4，2007.
152) 柴田整一：抗生物質普及が果たした意外な側面——内因性疾患時代の幕あけ——．日本医事新報，2980：13-16，1981.
153) 川喜田愛郎：医学概論，真興交易，1982.
154) Miller-Keane Encyclopedia and Dictionary of Medicine, Nursing, and Allied Health, 7th ed, Saunders, 2003.
155) 青柳安誠ほか 監修：医学大字典，金原出版，1958.
156) 濱田秀伯：精神症候学 第2版，弘文堂，2009.
157) 兼本浩祐：心はどこまで脳なのだろうか，医学書院，2011.
158) 針間博彦，古茶大樹：「内因性」概念と臨床診断．臨床精神医学，44：767-774，2015.
159) 多田富雄：免疫の意味論，青土社，1993.
160) 水島 裕：続・自然と人工によるBody Protection—Endo-drugと自己免疫疾患．モダンメディシン 5月号，118-121，1990.
161) 橋本博史：全身性エリテマトーデス臨床マニュアル 第2版，日本医事新報社，2012.
162) Furukawa TA, Kitamura T, Takahashi K: Time to recovery of an inception cohort with hitherto untreated unipolar depressive episodes. Br J Psychiatry, 177: 331-335, 2000.
163) Sokero TP, Melartin TK, Rytsala HJ et al: Suicidal ideation and attempts among psychiatric patients with major depressive disorder. J Clin Psychiatry, 64: 1094-1100, 2003.
164) 野村総一郎：気分障害の神経科学．精神医学，36：1126-1137，1994.
165) Montgomery SA: Understanding depression and its treatment: Restration of chemical balance or creation of conditions promoting recovery. J Clin Psychiatry, 61: s-6: 3, 2000.
166) Sachar EJ: Corticosteroids in depressive illeness. Arch Gen Psychiatry, 17: 544-553, 1967.
167) Christie JE, Whalley LJ, Dick H et al: Raised plasma cortisol concentrations: a feature of drug-free psychotics and not specific for depression. Br J Psychiatry, 148: 58-65, 1986.
168) 星野仁彦：精神科領域におけるデキサメサゾン抑制試験の臨床的意義．第1回．精神医学，29：564-577，1987.
169) Pomara N, Willoughby LM, Sidtis JJ et al: Cortisol response to diazepam: its relationship to age, dose, duration of treatment, and presence of generalized anxiety disorder. Psychopharmacology, 178: 1-8, 2005.
170) McKay MS, Zakzanis KK: The impact of treatment on HPA axis activity in unipolar major depression. J Psychiatr Res, 44: 183-192, 2010.
171) Duval F, Mokrani MC, Erb A et al: Chronobiological hypothalamic-pituitary-thyroid axis status and antidepressant outcome in major depression. Psychoneuroendocrinology, 59: 71-80, 2015.
172) 佐藤光源：統合失調症——精神分裂病と何が変わったのか．日本精神神経学会呼称変更特別委員会，2002.

112）伊勢田哲治：疑似科学と科学の哲学，名古屋大学出版会，2003.
113）Dixon B 著，奥地幹雄，西俣総平 訳：近代医学の壁――魔弾の効用を超えて，岩波書店，1981.
114）Tellenbach H 編，木村 敏ほか 訳：精神医学治療批判――古代健康訓から現代医療まで，創造出版，1985.
115）高久史麿，矢崎義雄 監修：治療薬マニュアル2014，医学書院，2014.
116）Golub ES 著，坂本なほ子 訳：医学の限界，新興医学出版社，2004.
117）西岡久寿樹 編：ステロイド療法Q&A，医薬ジャーナル社，1996.
118）小川道雄：新・侵襲とサイトカイン――生体防御と生体破壊という諸刃の剣，メジカルセンス，1999.
119）大塚俊男：発熱療法．現代精神医学大系5B，精神治療学Ⅱ，中山書店，1977，22-102頁.
120）Bleuler M 著，関根ヤス 訳：1941〜1950年間の精神分裂病学説における研究と概念変遷（3）．脳と精神，8：559-565，1951.
121）加藤正明ほか 編：新版精神医学事典，弘文堂，1993.
122）Freud S 著，菊盛英夫 訳：精神分析入門，河出書房新社，1962.
123）藤山直樹：集中講義・精神分析（上），岩崎学術出版，2008.
124）Ellenberger HF 著，木村 敏，中井久夫 監訳：無意識の発見――力動精神医学発達史，上下巻，弘文堂，1980.
125）佐藤光源，丹羽真一，井上新平 編：統合失調症・治療ガイドライン 第2版，医学書院，2008.
126）樋口輝彦ほか 編：今日の精神疾患治療指針，医学書院，2012.
127）Wulff HR，Pedersen SA，Rosenberg R 著，梶田 昭 訳：人間と医学，博品社，1996.
128）Jung CG 著，安田一郎 訳：分裂病の心理，青土社，1979.
129）Freud S 著，小此木啓吾 訳：改訂版フロイド選集・16 症例の研究，日本教文社，1969.
130）Bleuler E 著，飯田 真ほか 訳：早発性痴呆または精神分裂病群，医学書院，1974.
131）Müller M: Über Heilungsmechanismen in der Schizophrenie, S. Karger, 1930.
132）Weizsaecker Vv 著，木村 敏ほか 訳：病因論研究――心身相関の医学，講談社文庫，1994.
133）Janet P 著，松本雅彦 訳：心理学的医学，みすず書房，1981.
134）三浦岱栄：新ヒポクラテス医学の勃興．東京医事新報，1939，543-544頁.
135）三浦岱栄：ネオヒポクラチズム．総合医学，7：637-638，1950.
136）Laborit H: Indications nouvelles d'utilisation du curare en thérapeutique chirurgical. Presse méd, 56: 170-171, 1948.
137）Laborit H: Sur le méchanism physiologique du syndrome d'irritaion (Étude expérimentaion). Presse méd, 57: 774-776, 1949.
138）Laborit H, Leger L: Utilisation d'un antihistaminique de synthése en thérapeutique pré, per, et post-opératoire. Presse méd, 58: 416, 1950.
139）Swazey JP: Chlorpromazine in psychiatry; a study of therapeutic innovation, MIT Press, 1974.
140）Caldwell AE: Origins of Psychopharmacology from CPZ to LSD, Charles C Thomas, 1970.
141）Laborit H, Hugunard P: L'hibernation artificielle par moyens pharmacodynamiques et physiques. Presse méd, 59: 1329, 1951.
142）Laborit H, Hugunard P: Un nouveau stabilisateur végétatif (le 4560 RP). Presse méd, 60: 206-208, 1952.
143）Delay J, Deniker P 著，秋元波留夫，栗原雅直 訳：臨床精神薬理学．1965: 紀伊国屋書店．
144）Delay J, Deniker P, Harl JM: Utilisation en thérapeutique psychiatrique d'une phénothiazine d'action centrale élective (4560 RP). Ann Méd Psychol, 110: 112-117, 1952.

76) Libnitz GW 著，河野与一 訳：単子論，岩波書店，1951.
77) クレインス・フレデリック：江戸時代における機械論的身体観の受容，臨川書店，2006.
78) La Mettrie，JO de 著，杉 捷夫 訳：人間機械論，岩波書店，1932.
79) Pinel Ph 著，景山任佐 訳：精神病に関する医学＝哲学論，中央洋書出版部，1990.
80) Baruk H 著，影山任佐 訳：フランス精神医学の流れ――ピネルから現代へ，東京大学出版会，1982.
81) 神谷美恵子：「ピネル神話」に関する1資料．秋元波留夫 編著，作業療法の源流，金剛出版，1975，70-96頁.
82) Semelaigne R 著，景山任佐 訳：フィリップ・ピネルの生涯と思想，中央洋書出版部，1988.
83) Shorter E 著，木村 定 訳：精神医学の歴史，青土社，1999.
84) Pocock SJ 著，コントローラー委員会 監訳：クリニカルトライアル，篠原出版，1989.
85) 佐藤純一：近代医学・近代医療とは何か．高草木光一 編，思想としての『医学概論』――いま『いのち』とどう向き合うか，岩波書店，2013，73-150頁.
86) Ey H 著，大橋博司 訳：ジャクソンと精神医学，みすず書房，1979.
87) 加藤 敏ほか 編：現代精神医学事典，弘文堂，2011.
88) Laborit H: L'homme et son milieu. Presse méd, 59: 1037-1038, 1951.
89) 神田橋條治：治療のための精神分析ノート，創元社，2016.
90) 伊藤正男ほか 編：医学大辞典 第2版，医学書院，2009.
91) Barton NHほか 著，宮田 隆，星山大介 監訳：進化；分子・個体・生態系，メディカル・サイエンス・インターナショナル，2009.
92) Colaqiuri S, Brand Miller JC: The metabolic syndrome: from inherited survival trait to a health care problem. Exp Clin Endocrinol Diabetes, Suppl 2 105: 54-60, 1997.
93) 塩沢俊一 編：よくわかる病態生理7 免疫・アレルギー疾患 第1版，日本医事新報社，2006.
94) Nesse RM: Is depression an adaptation? Arch Gen Psychiatry, 57: 14-20, 2000.
95) Horrobin D 著，金沢泰子 訳：天才と分裂病の進化論，新潮社，2002.
96) 養老孟司：超バカの壁，新潮社，2006.
97) Bernard C: Introduction à l'étude de la Médecine Expérimentale. 1865, Paris: éditions Flammarion.
98) Bernard C 著，三浦岱栄 訳：実験医学序説，創元社，1961.
99) Leriche R 著，木村高偉 訳：外科学序説，医歯薬出版，1958.
100) Olmsted JMD，Olmsted EH 著，黒島晨汎 訳：クロード・ベルナール，文光堂，1987.
101) Bernard C 著，山口友子，御子柴克彦 訳：実験医学の原理，丸善プラネット，2008.
102) Cannon WB 著，舘 鄰，舘 澄江 訳：からだの知恵，講談社，1981.
103) Selye H 著，杉靖三郎ほか 訳：現代社会とストレス，法政大学出版局，1988.
104) 土屋雅春：生体反応とアグレッソロジー（非売品），日本医学館，1994.
105) Laborit H 著，山口与一ほか 訳：侵襲に対する生体反応とショック――人口冬眠療法の原理と応用，最新医学社，1956.
106) 小川道雄，斉藤英昭 編：臨床侵襲学――臨床に生かす侵襲学のすべて，へるす出版，1998.
107) Canguilhem G 著，滝沢武久 訳：正常と病理，法政大学出版局，1987.
108) 荒井保男：続・医の名言，中央公論社，1998.
109) 山内慶太：福沢諭吉の見たロンドンの医療．福沢諭吉年鑑，第29巻，福沢諭吉協会，2002，105-129頁.
110) Bergson H 著，河野与一 訳：クロード・ベルナールの哲学．哲学的直感ほか四編，岩波書店，1953，55-64頁.
111) 八木剛平：自然治癒力からレジリアンスへ．八木剛平，渡邊衡一郎 編，レジリアンス――症候学・脳科学・治療学，金原出版，2014，2-16頁.

学つるま保健学会誌，25：7-22，2001.
42) 細見博志：ヒポクラテスの「自然治癒力」をめぐって．金沢大学医学部保健学科紀要，22：45-54，1998.
43) 田辺 英：医学哲学からみた発病モデルと回復（レジリアンス）モデル――自然治癒力思想の興亡．加藤 敏，八木剛平 編，レジリアンス――現代精神医学の新しいパラダイム，金原出版，2009，51-74頁.
44) 二宮陸雄：ガレノス・霊魂の解剖学，平河出版社，1993.
45) Molière 著，鈴木力衛 訳：病は気から，岩波文庫，1970.
46) 大塚敬節：傷寒論解説，創元社，1966.
47) 吉田荘人：中国名医列伝，中央公論社，1992.
48) 八木剛平，田辺 英：日本精神病治療史，金原出版，2002.
49) 槇佐知子：日本の古代医術，文藝春秋，1999.
50) 槇佐知子：「医心方」巻1A・医学概論篇，筑摩書房，2011.
51) 槇佐知子：「医心方」巻2B・鍼灸篇II，筑摩書房，2008.
52) 槇佐知子：「医心方」巻4・美容篇，筑摩書房，1997.
53) Zilboorg G 著，神谷美恵子 訳：医学的心理学史，みすず書房，1958.
54) Schipperges H 著，大橋博司ほか 訳：中世の医学――治療と養生の文化史，人文書院，1988.
55) Schmitt W：中世の健康訓，Tellenbach H 著，木村 敏ほか 訳，精神医学治療批判――古代健康訓から現代医療まで，創造出版，1985，79-96頁.
56) 加藤茂孝：人類と感染症の歴史―未知なる恐怖を超えて，丸善出版，2013.
57) Epstein W 著，梶田 昭 訳：新約聖書とタルムードの医学，時空出版，1990.
58) Ackerknecht EH 著，石川 清，宇野正人 訳：ヨーロッパ臨床精神医学史，医学書院，1962.
59) 高橋義人：魔女とヨーロッパ，岩波書店，1995.
60) Schulte W 著，塩崎正勝 訳：病院精神医学の臨床，文光堂，1968.
61) Frances A 著，大野 裕 監修，青木 創 訳：〈正常〉を救え 精神医学を混乱させるDSM-5への警告，講談社，2013.
62) Jacobi J 編，大橋博司 訳：パラケルスス・自然の光，人文書院，1984.
63) 石坂哲夫：薬学の歴史，南山堂，1981.
64) 細見博志：翻訳 マックス・ノイブルガー著 自然治癒力学説史，1926，第2章 16，17世紀における自然治癒力説（上）．金沢大学つるま保健学会誌，26：139-154，2002.
65) 青木歳幸：江戸時代の医学・名医たちの300年，吉川弘文館，2012.
66) 立川昭二：養生訓の世界，日本放送出版協会，2001.
67) 貝原益軒 著，伊藤友信 訳：養生訓（全現代語訳），講談社，1982.
68) 青木歳幸：江戸時代からの医師のメッセージ．本郷，100：14-16，2012.
69) 辻 哲夫：日本の科学思想，中央公論社，1973.
70) 舘野正美：吉益東洞『古書医言』の研究――その書誌と医学思想，波古書院，2004.
71) 緒方富雄：日本におけるヒポクラテス賛美，日本医事新報社，1971.
72) 細見博志：翻訳 マックス・ノイブルガー著 自然治癒力学説史，1926，第2章 16，17世紀における自然治癒力説（下）．金沢大学外国語教育研究センター・言語文化論叢，8：169-201，2004.
73) Descartes R 著，谷川多佳子 訳：方法序説，岩波書店，1997.
74) 細見博志：翻訳 マックス・ノイブルガー著 自然治癒力学説史，1926，第3章 18世紀における自然治癒力説（四分の第一）．金沢大学外国語教育研究センター・言語文化論叢，9：133-164，2005.
75) Shapin S 著，川田 勝 訳：『科学革命』とは何だったのか――新しい歴史観の試み，白青舎，1998.

文献

1）後藤由夫：医学と医療・総括と展望，文光堂，1999.
2）古田 光，子安宣邦 編：日本思想史読本，東洋経済新報社，1979.
3）King L 著，舘野之男 監訳：医学思想の源流，西村書店，1989.
4）川喜田愛郎：近代医学の史的基盤（上，下），岩波書店，1977.
5）川喜田愛郎：病気とは何か——医学序説，筑摩書房，1970.
6）川喜田愛郎：医学思想史からみた精神医学（II）身体医学と精神医学．社会精神医学，4：57-66，1981.
7）梶田 昭：医学の歴史，講談社，2003.
8）Kendell RE: The distinction between mental and physical illeness. Br J Psychiatry, 178: 490-493, 2001.
9）American Psychiatric Association 著，髙橋三郎ほか訳：DSM-IV-TR 精神疾患の診断・統計マニュアル，医学書院，2002.
10）Prince M et al: No health without mental health. Lancet, 370: 859-877, 2007.
11）小川鼎三：医学の歴史，中央公論社，1964.
12）福沢諭吉：医術の進歩．福沢諭吉全集，第20巻，岩波書店，1963，272-274頁.
13）百島祐貴：ペニシリンはクシャミが生んだ大発見，平凡社，2010.
14）西尾幹二：戦争史観の転換——日本はどのように「侵略」されたのか．正論，平成26年12月号，産経新聞社，2014，232-245頁.
15）富士川 游：日本医学史・決定版，日新書院，1941.
16）富士川 游 著，小川鼎三 校注：日本医学史綱要1，平凡社，1974.
17）富士川 游，赤松金芳：世界医学史，学術書院，1947.
18）Jetter D 著，山本俊一 訳：西洋医学史ハンドブック，朝倉書店，1996.
19）神田橋條治：『現場からの治療論』という物語，岩崎学術出版社，2006.
20）神田橋條治：改訂・精神科養生のコツ，岩崎学術出版社，2009.
21）Monod J 著，渡辺 格，村上光彦 訳：偶然と必然，みすず書房，1972.
22）森山公夫：狂気の軌跡，岩崎学術出版社，1988.
23）岩田慶治：木が人になり，人が木になる，人文書館，2005.
24）大森荘蔵：知の構築とその呪縛，筑摩書房，1994.
25）酒井シズ：医学史への誘い，診療新社，2000.
26）Weiss B 著，山川紘矢，山川亜希子 訳：前世療法，PHP研究所，1991.
27）Thellier P 著，濱田野依，濱田裕子 訳：ルルドの癒しと奇跡，サンパウロ，2005.
28）Dossey L 著，大塚晃志郎 訳：祈る心は，治る力，日本教文社，2003.
29）Borg J, Andree B, Sonderstrom H: The serotonin system and spiritual experiences. Am J Psychiatry, 160: 1965-1969, 2003.
30）Moyers B 著，小野義邦 訳：こころと治癒力，草思社，1994.
31）大貫恵美子：日本人の病気観——象徴人類学的考察，岩波書店，1985.
32）実川幹朗：思想史のなかの臨床心理学——心を囲い込む近代，講談社，2004.
33）Bertalanffy Lv 著，長野 敬，太田邦昌 訳：一般システム理論，みすず書房，1973.
34）丸山敏秋：黄帝内経と中国古代医学，東京美術，1988.
35）傅 維康 著，川井正久 編訳：中国医学の歴史，東洋学術出版社，1997.
36）村上陽一郎：西欧近代科学——その自然観の歴史と構造，新曜社，1971.
37）大槻真一郎 編集・翻訳責任：ヒポクラテス全集 全3巻，エンタプライズ，1985-1988.
38）布施昌一：医師の歴史——その日本的特長，中央公論社，1979.
39）飯田廣夫：西洋医学史，金原出版，1981.
40）矢部一郎：西洋医学の歴史，恒和出版，1983.
41）細見博志：翻訳 マックス・ノイブルガー著 自然治癒力学説史，1926，序章，第1章．金沢大

な行

は行

ま行

や行

ら行

書籍索引

欧文

あ行

か行

さ行

た行

ま行

や行

ら行

わ行

人名索引

欧文

あ行

か行

さ行

た行

な行

は行

く

け

こ

さ

し

事項索引

あとがき

平成二一年五月二九日、私たちの畏友田辺 英君が四十一歳の若さで天に召された。防衛医科大学校講師に就任し、長年の念願であった「医学哲学」の途を歩み始めた矢先のことである。その後、奥様と五人の遺児のお住まいを訪れたとき、膨大な蔵書が遺されているのに目を見張ったが、彼が抱いていたであろう構想は私たちの想像を遥かに超えていた。ただ、その中に日本の医学史（富士川游）と西洋近代の医学史（川喜田愛郎）があり、この二つの医学史に沿って「医学思想史」が書けるのではないかという考えが浮かんだ。これが本書の前半の土台になっている。後半になって、話が当初に思ってもみなかった方向へと進んでしまったのは、超高齢化社会の到来をより身近に感ずるようになったためであるが、結局はこれも彼の導きによるのであろうと今では思っている。天国の田辺君に本書を捧げたい（本書の「アニミズム」や日本人の「スピリチュアリティ」について、カトリック教徒の彼はどう考えるであろうか）。

最後に、本書の企画から出版までご尽力くださった金原出版・編集部の大塚めぐみさんに厚く御礼申し上げる。

平成二九年三月

八木剛平・滝上紘之

著者紹介

八木剛平（やぎ　ごうへい）

【略歴】

1938 年　神奈川県生まれ
1962 年　慶應義塾大学医学部卒業
1963 年　慶應義塾大学病院にてインターン修了
慶應義塾大学医学部精神神経科助手
山梨・日下部病院（現・日下部記念病院）出向（医員）
1965 年　神奈川・皆川病院（現・けやきの森病院）出向（現・非常勤医師）
1979 年　東京都立大久保病院神経科医長
1986 年　慶應義塾大学医学部精神・神経科専任講師
1991 年　慶應義塾大学医学部精神・神経科助教授
2003 年　翠星ヒーリングセンター・おおぞらクリニック院長、慶應義塾大学医学部精神・神経科客員教授、2005〜2015 年非常勤講師、現在に至る

【主著、編・共著書を含む】

精神科 MOOK 増刊 1 精神科領域における薬物療法
精神分裂病の薬物治療学—ネオヒポクラティズムの提唱
現代精神医学定説批判—ネオヒポクラティズムの眺望
日本精神病治療史
手記から学ぶ統合失調症—精神医学の原点に還る
レジリアンス—現代精神医学の新しいパラダイム
レジリアンス—症候学・脳科学・治療学　(以上　金原出版)
精神病治療薬の原点—国外重要文献全訳集（金剛出版）
統合失調症の薬がわかる本（全家連、コンボ）
精神病治療の開発思想史—ネオヒポクラティズムの系譜（星和書店）

滝上紘之（たきうえ　ひろゆき）

【略歴】

1984 年　東京都生まれ
2008 年　慶應義塾大学医学部卒業
2010 年　国家公務員共済組合連合会立川病院初期臨床研修修了
2010 年　慶應義塾大学医学部精神・神経科学教室専修医
2015 年　慶應義塾大学大学院医学研究科単位取得退学
2015 年　社会福祉法人桜ヶ丘社会事業協会桜ヶ丘記念病院（医員）、現在に至る

医学思想史—精神科の視点から　定価(本体 4,000 円＋税)

2017 年 5 月 10 日　第 1 版第 1 刷発行

著　者　八木剛平《やぎごうへい》・滝上紘之《たきうえひろゆき》

発行者　福村 直樹

発行所　金原出版株式会社

〒113-0034 東京都文京区湯島 2-31-14
電話　編集 03 (3811) 7162
営業 03 (3811) 7184
FAX　03 (3813) 0288
振替　00120-4-151494
http://www.kanehara-shuppan.co.jp/

ISBN 978-4-307-15073-6　印刷：教文堂　製本：永瀬製本所